U0233501

● 丘石中医系列

中西医比较

——形上 形下 并重 互补

李致重◎著

山西科学技术出版社
山西出版传媒集团

图书在版编目（CIP）数据

中西医比较：形上 形下 并重 互补／李致重著. —太原：
山西科学技术出版社，2019.4

ISBN 978 - 7 - 5377 - 5856 - 7

Ⅰ. ①中… Ⅱ. ①李… Ⅲ. ①中西医学评论

Ⅳ. ①R2 - 031

中国版本图书馆 CIP 数据核字（2019）第 014489 号

中西医比较——形上 形下 并重 互补

ZHONG XI YI BIJIAO——XINGSHANG XINGXIA BINGZHONG HUBU

出 版 人：赵建伟

著 者：李致重

责 任 编 辑：杨兴华

封 面 设 计：杨宇光

出 版 发 行：山西出版传媒集团·山西科学技术出版社

地 址：太原市建设南路 21 号

邮 编：030012

编辑部电话：0351 - 4922078 邮箱：shanxikeji@ qq. com

发 行 电 话：0351 - 4922121

经 销：各地新华书店

印 刷：山西新华印业有限公司

网 址：www. sxkxjscbs. com

微 信：sxkjcbs

开 本：787mm×1092mm 1/16

印 张：21. 5

字 数：308 千字

版 次：2019 年 4 月第 1 版 2019 年 4 月第 1 次印刷

书 号：ISBN 978 - 7 - 5377 - 5856 - 7

定 价：42. 00 元

本社常年法律顾问：王葆柯

如发现印、装质量问题，影响阅读，请与印刷厂联系调换。

编者说明

关于藏象

藏字有两种读音：一读 cang，发二声，作隐藏、收藏、储藏讲。一读为 zang，有两种声调。一声的藏是一种草名，卑湿之地常见的藏、莨、蒹葭之类的杂草，故含有赃之意，比如"掩贼为藏"。四声的藏含意较广，储存东西的地方，宗教经典的道藏、大藏经，作为地名的西藏，皆用藏。中医学里"藏象"的藏，也是这一个字。《中华大字典》关于四声的藏字，解释更丰富，有匿也、怀也、蓄也、潜也、深也、隐也等等，这与中医学里隐于内而见于外的藏象概念，含义完全一致。

藏象中有藏、有府，也有气血阴阳的消长变化在其中。它是中医基础科学体系的首要范畴，相当于西医基础科学体系里的生理学。在《黄帝内经》、《伤寒杂病论》原著以及两千多年来出版印刷的种种版本中，皆使用藏象或者藏、府。而臟与腑二字，在中医文献中出现较晚，只是在后世中医繁体字出版物中，才有臟与腑二字。1964 年汉字《简化字总表》颁布、推行以后，臟字简化为脏字，遂出现了与西医解剖刀下的脏器使用同一个字的状况。

中医是形上性的医学，西医是形下性的医学，两种医学的概念范畴迥异。外行人往往容易把中医的藏象与西医的脏器相附会，而中医大专院校的教材中也普遍存在着藏象与脏器相附会的问题。为此，丘石中医系列关于藏象的讨论中，只用藏、府，不用脏（臟）、腑。

自　序

求同求异，不铸大错

我执教中医期间，2002 年率先开设了中西医比较一课。并作为香港浸会大学、香港中文大学、香港大学中医学院的公共课程，连续为六届学生进行了讲授。本书综合了 2005 年以后三年的讲稿、课堂答疑及近年来的部分补充资料，汇集而成。贯穿其中的基本想法，主要有以下几方面。

第一，回到文化原典。

这里的原典，不是原点，是要追溯到哲学、科学、中医、西医成熟时期的经典原始著作及其学术思想上来。我在相关著作中多次讲过：人类文化、科学的发展曾经出现过两次高峰。第一次高峰在春秋秦汉之际，第二次高峰在欧洲文艺复兴以来；第一次高峰以哲学的成熟为代表，第二次高峰以近代物理学、化学的成熟为代表。中医是哲学体系下的医学科学，西医是近代物理学、化学体系下的医学科学。因此，中医的原典是春秋秦汉时期的中国哲学和以《黄帝内经》《伤寒杂病论》为代表的经典医著；西医的原典是欧洲文艺复兴以来物理学、化学的成就和以西医基础理论为代表的解剖学、生理学、生物化学等。

两千多年以来的哲学及中医基础理论，欧洲文艺复兴以来的物理学、化学以及西医基础理论，各自在不同的环境和历史进程中，谱写了各自从源到流演进发展的历史。其中的源是根据，流是延伸；源是理论、流是应用；源是科学，流是技术。本书涉及不同类别和不同学科的诸多比较、研究，故以始于源头，守定原典自律。始于源头，以期本末分明；把握原典，以利纲举目张。

以中国哲学奠基的中医学原典，引领中华民族的防病治病事业两千多年。以近代物理学、化学奠基的西医基础理论，已经逐步发展为世界的主流医学。近百年来，随着以西方物理学、化学为代表的近代科学技术在中国广泛、深入地传播和普及，西医也逐步成为与中医并存并重的主流医学。在此期间，由于我们没有及时认真地研究东西方文化、哲学、科学、技术在中国的整合与重构，使包括中医学在内的整个中国传统文化，遇到了前所未有的冲击与困惑。

当今，中国是世界上唯一具有两种主流医学的国家。面对这一特定的现实，我们不仅要向时代回答什么是中医、中医是怎么来的，而且也要向时代回答什么是西医、西医是怎么来的。这是中西两种医学资源在中国合理配合、发展、管理、运用的基础问题，也是中医走向世界时我们要首先回答的关键问题。这是我们当初在中医大学教育里开设中西医比较这一课程时，已经想到的。

第二，同者求同存同。

东西方哲学的辉煌，都出现在春秋秦汉之际。历史上辉煌一时的埃及文明、两河文明，已经相继消亡。作为印度文明之首的佛学文化，自唐代以来已成为中华文化的重要组成部分。本书讨论的东西方哲学，其实主要是中国春秋秦汉时期的东方哲学和以苏格拉底、柏拉图、亚里士多德为代表的古希腊及罗马时期的西方哲学。

由于历史与地理的原因，东西方哲学之间的相互交流十分有限。一百多年来，中国文化连同哲学又处于自虐、自残的状态。因此东西方哲学之间的比较与交流，甚至还存在着一定的误解或隔膜。当代走在东西方哲学交流与比较前沿的，当属台北辅仁大学为首的一大批汇通中西的当代哲学大师。可以说，历史上东西方哲学在交流中的比较研究，首先是在他们的率领下展开的。1993 年《哲学大辞书》第一卷的出版，以及罗光、李震等哲学大师相关著作的不断问世，已经证明了这一点。

古往今来，同类学科之间交流、比较、研究的主体目标，是同者求同存同。每一位学者在自己的专业学习与进步上，其实也是这样。一个人在专业领域的学习和累积越广、越深，他在本学科领域的发展潜力便越大。

因为他在本学科知识广泛、深入的累积中，必然会发现专业领域里的种种差异或不同，于是头脑中的比较与思考，同样是在同者求同的愿望驱使下，一步一步地迈向高深，达到更高水平的存同。同理，诸多学者之间同者求同的学术交流、比较、研究，当然是同类学科在存同意义上发展、提高的最好方式。

在同类学科里，彼此之间的差异或不同，自然是局部的。在多数情况下，往往是不同文字及语言表述习惯的差异。经过修正文字、语言表述上的差异或不同，也便回归于求同存同的主体目标上来了。

应该说，东西方文化、哲学、科学之间，同类学科的交流、比较、研究，是人类共同的文化、哲学、科学发展普遍规律。东西方哲学之间的交流、比较、研究如此，不同国家、地区的物理学和化学之间交流、比较、研究也如此；现代医学（西医）之间的交流、比较、研究如此，中医学（包括其他传统医学）之间的交流、比较、研究也如此。往后中医学真正走向了世界，世界各国之间的中医学的交流、比较，当然也是如此。

第三，异者求异存异。

异者求异，是不同类别的学科之间，交流、比较、研究的主体，其根本目的无疑是存异。在维护国家、社会、团体、人与人之间和谐相处的彼此关系时，人们常说"求大同、存小异"。而"求大同、存小异"的目的在于大同，这与不同文化、科学领域的学术交流、比较、研究、发展，当然不可混淆。不同文化、科学领域应当强调"万紫千红总是春"，坚持"求同异、存异异，同固然好、异更可喜"的基本原则。

在人类文化、科学历史的长河中，形上性的哲学成熟在前，形下性的物理学、化学成熟在后。哲学与物理学、化学之间，各自有各自不同的发生、发展的历史轨迹。因此不能以哲学与物理学、化学各自不同的历史轨迹评判对方的是与非、优与劣、进与退。世界上没有人用物理学、化学的观念与方法，解释哲学的对立统一、质量互换、否定之否定等；也没有人用哲学的观念与方法，解释能量守恒定律、分子的合成与分解、铁的结构与功能等。中医与西医之间，亦应如此。

中医与西医相互区别的关键点，其实就是解剖还是不解剖。也就是说，一把解剖刀将人类医学分为形上性的中医与形下性的西医两大体系。中医没有解剖刀可用，从此走上了形而上的发展道路，眼前看到的是生命过程中表现在整体层次上的机体反应状态，即证候。于是中医在哲学的指引下，由证候向上探求而懂得了"天道之人""人道之人""个体化之人"的整体生命之人。从而形成了以藏象为核心的基础医学理论体系。西医有理想的解剖刀可用，从此走上了形而下的发展道路，眼前看到的是层层深入的人体局部的器官、组织、细胞、分子的结构与功能。于是在物理学、化学的指引下，把层层见到的结构与功能加以总结，形成了西医的基础理论体系。可以这样说，中西医各自的原理与特长的区别，各自存在、发展的方向与道路的区别，全在"一把解剖刀"用与不用这一个关键点上。

《大学》的"致知在格物""物格而后知至"，智慧地概括了人类科学发展的真实过程。人类一切知识的获得，皆始于"格物"，"格物"即分门别类地研究事物，而其中的"格"字，即严谨地度量、鉴别，并加以区分的意思。当人们将天地万物区分到细而又细、准而又准的极致时，人类对事物认识的新知识便由此产生了。所以分门之后而累积的别类知识，人们便称之为科学。由此可见，知识就是科学，科学就是分科之学，亦即分门别类的知识体系。

基于《大学》的明训，在中医与西医各自的学科定位上，非常需要严谨务实的格物致知的精神，尤其在"格"字上要狠下功夫。中医的从业者一定要明白，认识自我、守定自我、发展自我、不走弯路，这是中西医并存环境下，首当其冲的文化精神和科学态度。

在成熟的科学之间，用一类学科的观念与方法解释或改造另一类学科的知识体系，是对科学发展历史与规律的严重颠覆，是制造混乱的错误做法。毋庸讳言，当代中医学领域流行的中医西医化，严重背离了异者求异存异的原则。

第四，异亦可喜、不铸大错。

一百多年来，我们错误地将落后挨打的原因，归咎于中华民族传统文化的落后。由此我们患上了严重的民族文化自卑症，形成了空前的传统哲学贫困。我们一心要改变社会、经济、国防、科学的落后面貌，由此又产生了严重的近代科学主义。在民族文化自卑、传统哲学贫困、近代科学主义的交互作用下，进而产生了影响社会和谐的严重文化心理失衡现象。处于这一文化大背景的中医学，无可逃遁地陷于空前的文化心理失衡，置身于中西医结合名义下的中医西医化的怪圈之中。

20 世纪 80 年代改革开放以来，我国在近代科学技术与综合经济实力上逐步接近、赶上发达国家的水平。2012 年以来，实现中华民族伟大复兴的中国梦，将全面复兴传统文化提到前所未有的国家发展战略的高度上来。尽管我国人民十分重视中医学的复兴与发展，但从总体上看，中医学至今仍然沉溺在中医西医化的迷梦里。

2002 年，我在中西医比较的第一堂课上，对学生们讲过四句话："知此知彼，少走弯路，饱拥知识，健康成才。"这四句话在以后每一年讲授中西医比较的第一堂课上，都会重述一遍。"知此知彼"，是希望大家从源头上懂得中医，也认识西医。"少走弯路"，是希望大家不要误入中医西医化的歧途。"饱拥知识"，是指青年学子在校学习期间应当努力掌握完整的、系统的中医学知识结构体系。"健康成才"，是指大学培养的基本目标，也包括对当代中医大学课程设置的忧虑，以及开设中西医比较一课的愿望与目的。

1971 年，英国剑桥大学哲学博士，香港中文大学讲座教授陈之藩先生在其《不铸大错》一文中，专门讲述了英国剑桥大学成立于 1872 年的开温第士实验室。文中说："如果说我们这个时代是通讯时代，电子波方程是从开温第士开始的；如果说我们这个时代是电子时代，电子学说是从开温第士开始的；如果说我们这个时代是核子时代，核子分裂是从开温第士开始的。大到天上的波霎现象，小到 X 线下的结晶分析，细到细胞里的遗传号码，都是从开温第士开始的。世界上找不到一个类似的实验室在一百年间有如此的成绩。是的，从成立到现在不过整整一百年。"该研究所诺贝尔奖得主之多，也是人所共知的。

文中介绍到开温第士实验室成功经验时说："一个研究组织，也像一个人一样，成功的关键有二：第一是防止错误，第二是改正错误。""防止错误，需要远见；改正错误，需要勇气。一个人有远见又有勇气，自然容易成功；一个组织有远见又有勇气，自然容易成功。"因为"这个实验室是一个不铸大错的小熔炉"。

当今正值中医兴衰存废的关头，愿我们抓紧哲学补课，恪守文化底线，敬畏生命，忠于职守，努力在学术上预防犯错、改正错误、少走弯路、不铸大错。这也是贯穿于本书始终的宗旨。

目录

第一讲　中西医比较的必要性

在全国中医大专院校开设中西医比较这一门课程，香港浸会大学中医药学院是第一家。1998 年我们大学开办中医本科教育之初，当时的奠基教授杨维益先生主持全日制中医教育课程设计。那时，是他将这一课程列入教学计划的。我从 2002 年学校招收第二届学生开始到现在，连续六年承担着中西医比较课程的主讲。2005 年起，中西医比较一课成为香港大学、香港中文大学和香港浸会大学三家大学的中医学院共同修读的课程。三家中医学院的学生每年集中在浸会大学听课，现在是第三年了。

一、关于开设中西医比较一课的方法与目的

我从 20 世纪 80 年代初，开始了中医科学学、软科学研究，至今二十五年有余。所谓中医科学学，简单地说就是关于中医这一科学发展的科学；而中医软科学，一般来说指的是中医决策与管理的科学。可以说，我长期以来的研究领域，与中西医比较这一课程的内容十分接近，因为中医科学学、软科学研究，主要是以东西方历史、文化、哲学、科学的比较为基础，以中西医基础医学的比较为重点的。这正是中西医比较这一课程的着眼点或者立足点。

1. 以问题为中心，以启发式、开放性的授课方法为主

中西医比较毕竟是一门新开设的课程，从开课至今尚无定型的专门教材。为此，我们这一门课程的教学方法，与以往有一些不同。主要是突出了三个授课特点：以问题为中心、启发式、开放性。目的是希望大家多提意见、多动脑筋、多做思考，在思考的过程中了解中医、了解西医、进行

比较、把握异同。应该说，这是大学阶段最好的学习方式。

所谓以问题为中心的意思是，着重抓住十二个专题，作为这一课程讨论的主要问题。虽然这一课程至今尚无定型的教材，但是需要学习、讨论的内容却很多。这些专题有宏观方面的，也有微观方面的。宏观方面的将放在总论里来学习、讨论；微观方面的将放在各论部分学习、讨论。课程的内容涉及东西方哲学、科学、历史、文化和中西医药基础理论与临床诊疗等，所以围绕每一个问题，内容都是很丰富的。表面上看是十二个专题，但是其中有一些专题，看上去是一些普通的问题，实际上却是人们常常忽略的问题或经常出错的问题。另外有一些专题，是需要今后不断强化理解和深化研究的问题。甚至还有一些专题，今后需要许多人长期深入探讨、研究。所以这一课程学习与讨论专题，不是随便、轻易地提出来的。这一点，也顺便说明一下。

所谓启发式，因为这一课程涉及的知识领域广、内容多，而教学课时十分有限，所以只能抓住提纲，讲最主要的内容。而采取启发式的教学方式，一方面是尽量将基本观点、概念讲清楚；第二是尽量把思考问题的方法，包括读书学习的方法教给大家；第三是尽量把大学生的学习热情调动起来，以启发学习热情为动力，提高学习的效果。因此对于每一个专题，除了老师作为中心发言人外，更需要同学们课上、课下组织讨论。这叫"教学相长，共同参与，彼此启发"。

所谓开放性，不仅要安排同学们分组相互讨论，而且也有老师课堂答疑。答疑的问题不限于本课程讲授的专题之内的内容，专题之外的哲学、科学、历史，以及中西医基础理论、经典医著、临床经验等，只要同学们认为有必要，都可以提出来进行课堂答疑。在讨论与课堂答疑中，鼓励同学们对老师的观点或答疑的具体问题提出质疑和批评。古人说："学贵质疑"，在一个人的学习过程中，我认为这是最可贵的。所以希望大家能够发现问题、提出问题。如果有人在学习过程中不善于发现问题、提出问题，或者压根儿就没想到要提一些问题，这样的学生，我是不欢迎的。对我来说，大家提问的时候，往往是我的思维最活跃的时候。在这种情况下，我表达观点会更直截了当一些，针对性强一些。也许一句话就能够讲清楚的问题，要在平时由我一个人顺着讲稿讲，可能一个小时也未必能接触到同学们所关注的问题的症结上。该课程学时安排偏少是我一再要求大家多提问的原因之一。孔子说："学然后知不足，教然后知困。"

我的体会是，从以问题为中心、启发式、开放性这三方面而言，没有定型的教材，其实比起有定型的教材来，教学效果反而会更好。2005年，我的《中医复兴论》（繁体字增订版）和《中医形上识》相继出版，从此我们就以这两本书为参考教材。这当然是一个进步，也是中西医比较教学的收获，这两本书的一些章节，是在这一课程的教学启发下写的。这样一来，不论在专题结构上，还是在学术内容上，都觉得成熟了许多。

另外还有一些灵活的安排：或者针对未能形成共识的难题，下课后安排学生分头查阅资料；或者针对不同人的需要，因人而异地指定一些自我修读的图书。这既是带着问题学习，也是训练自学能力的一种形式。

特别需要一提的是，关于这一课程的期末考试，我们选择了开卷的方式。一直以来，我以为考核大学生的最好方式，是"提问题、判分数"。一门课讲完了，学生在课程范围内向老师提出若干个问题来，老师根据学生提出问题的角度、深浅，就可以清楚、准确地知道每一个学生掌握、理解知识的程度。在这种情况下判定的分数，我以为最真实。这种考试，对于激励学生主动学习、勤于思考，提升学生驾驭知识的能力，是一种好方式。这一次讲授中西医比较，我们要进行新的尝试。关于考试内容突出了两个方面：其一是最基本的重点概念，希望学生能强化理解、准确掌握；其二是最有代表性的问题，希望抓住核心、自我表述、鼓励发挥。可以说，考试的本身，也体现了以问为中心、启发式、开放性这三方面的特点。几年来，我觉得每一次讲授中西医比较的过程，同时也是跟大家共同学习的过程。每一年中西医比较的课堂上，都会有不少历届毕业的校友们列席旁听，不少人旁听过两三遍，有几个人旁听过四五遍。这种情况，对于教学相长、共同讨论、启发思维，将会更为有益。

2. 关于中西医比较一课讲授前的一些说明

人们常说，有比较才有鉴别。我们讲中西医比较这一课，比较是手段，鉴别是目的。通过比较中西医产生的文化、科学背景，比较中西医的本质属性和特点，最终目的是要在文化、科学多元的现实环境中，真正把握"中医我是谁""我是怎么来的"。中医的科学定位问题清楚了，中西两类医学的相互关系，自然而然也就清楚了。

在我看来，中医是中国哲学和系统科学孕育下的医学科学。这是一句结论性的话，在这里讲这一句话，是想提出一个需要大家思考的问题。我们在教学与科研实践中，常常会听到质疑中医缺乏现代科学实验方法这样的声音。如果我的说法没有原则性错误，那么则应该说中医与现代科学不属于同一类别的科学。进一步说，我们没有理由质疑中医为什么缺乏现代科学实验方法。因为哲学和系统科学的研究方法，与现代科学的实验方法当然不同，所以两类不同的科学研究方法的比较，是本课程的重点内容之一。中医是中国哲学和系统科学孕育下的医学科学，更是本课程通过比较，要说明的重点中的重点。假如有人心里着急，一定要提前问到中医的实验是什么？我这里也可以提前说一句，那就是以实践检验为前提的思维实验。因为哲学研究所遵循的就是这样一种实验，所以中医是医学领域里以思维实验为主要方法而形成的学术体系。这些方面，我们也将在以后的内容里逐步加以讨论。这里提到中医与哲学思维关系的意思，是因为大家以往对于中国古代哲学及相关传统文化接触较少，而在中西医比较一课中所涉及的哲学内容又比较多，所以大家一定要逐步地加强哲学方面的知识积累。鉴于大家以往哲学基础薄弱的原因，我们在讲课中尽量减少引经据典的表述，力争以深入浅出的表达方式，先把相关的基本道理讲清楚，为大家以后进一步学习、研究哲学原著，打下一个初步的基础。这一点也是正式讲课之前，需要附带说明的。

常常有人问我说："这些年你在香港先后讲授过中医'四大经典'和中医内科学、中国医学史，又开设了中西医比较和中医哲学导论两门新课，另外还有临床带教，你一个人讲了这么多门课，能不能谈谈你有什么感受呢？"我半开玩笑地说："'四大经典'我认为最好讲，中医内科学我以为最难讲，而我最爱讲的是中西医比较和中医哲学导论。因为当年我们从进入中医大门那一天开始，就把中医经典医著作为学习的重点，以后在四十多年的临床实践过程中，手头上也从来没有离开过经典。今天给学生讲，使我因此得到了重新复习的机会，心里高兴，当然不会感觉到难讲。而以中医内科学为代表的临床教材，就不同了。除了一部分内容在《伤寒杂病论》、《温病学》里已经讲过之外，主要的问题是这些教材里，把中医辨证论治的思维原则大大地淡化了，存在着严重经验化的趋势。所以讲过经典医著之后，照本宣科地再讲内科，总觉得心理上有负担，不愿意那么讲。至于讲中西医比较和中医哲学导论，前者是通过比较以确立中医的科学定位，它有助于我们把握'中医我是谁'；后者是通过中国哲学思想的学习以了解中医的文化科学背景，它有助于我们了解中医'我是怎么来的'。一方面有利于我的提高，一方面有利于开启同学们的哲学思维，所以我最爱讲。"

回顾我从事中医学术工作四十五年的经历和感受，令我们困惑最深而且长期解不开的难题，就是"中医我是谁""我是怎么来的"这两个最基本的问题。尤其是今天，与热心中医的下一代年轻人一起讨论共同感到困惑的学术问题，我的内心深处由衷地感到高兴。与此同时，我的心理年龄随着同学们变得年轻了！历史的经验表明，要想做一位好中医，就必须在理论与临床实践中，不断磨炼自己的理论思维。而磨炼自己理论思维的前提是，必须从中医理论的源头上，真正懂得"中医我是谁""我是怎么来的"这两个最基本的问题。我毕竟年过六十了，容易疲倦甚至懒惰，是自然之理。不过，每当讲授中西医比较的时候，我的思维就变得活跃，思考问题也尤其敏捷。今天把这一点个人"隐私"告诉大家，希望我们运用好这一课程短暂、有限的学时，取得我们预期的良好效果。

3. 中西医比较的六环节、两核心问题

中西医比较的着眼点，就是我们讲这门课，将从哪里着手的问题。在此之前，我们先将这门课的整体结构教给大家。

中西医比较这门课的整体结构，可以用六个环节、两个核心来概括。六个环节是，现状、历史、科学、定位、关系、使命。其中科学、定位，是六个环节之中的两个核心。

现状，就是现在的实际状况。前面所提到的中医学术上的科学定位模糊和下面要提到的中医事业上的种种悖论现象，都是对现状的一些概括。

在对现状的评估上，力求做到既要抓住重点，又要实事求是。这是第一讲讨论的重点。

历史，主要是与中西医产生、发展相关的历史和文化背景。有历史内涵的现状，才是有深刻含义的现实。所以，从历史、现状相联系的前提下认识现实，是中西医比较所把握的视角。这是第二、三讲讨论的重点。

科学，是从人类文化的整体出发，对科学出发点、含义和分类的讨论，以便在科学的整体框架上，探明中医的位置。这是中西医比较的核心之一，将在第四讲讨论。

定位，即中医学的科学定位。有比较，才有鉴别。在理解科学的整体框架的基础上，通过中医与西医在研究对象、研究方法、学术体系上的比较，来鉴别中医与西医各自的科学特征。这是中西医比较的又一核心，是第五至十讲要讨论的内容。

关系，即建立在中西医科学定位基础上的，中医与西医之间和而不同、共同繁荣、相互配合的医学格局。这将在第十一讲来讨论。

使命，即中医复兴，以及随之而来的人类医学革命，是当代中医和中华民族的共同责任。这是中西医比较的最后一讲，第十二讲要讨论的问题。

4. 从历史文化、哲学、科学比较起步

中西医比较从哪里起步呢？首先要从人类历史、文化的比较起步，为我们能够站在人类历史、文化的高度上，回过头来俯瞰中医和西医打下基础。

人们共同观察事物、讨论事物时，常常会有人说："不能只见树木，不见森林。"这句话的意思是：一个人走进深山老林而迷路，眼前尽是树木、荆棘，不知路在何方，不知东西南北。如果能够换一个位置，站到山顶上回头俯瞰让自己迷途的丛林，就豁然明白了。如果我们在中医与西医现成的圈子里讲两者的特点与关系，自然难免迷途之苦。所以要从人类历史、文化发展的长河中，从源到流，进行反思和回顾。以居高临下之势，来看中西医的特点与关系，这是我们做中西医比较的立足点。

中医形成于两千多年之前，必然与两千多年前的历史、文化特质有着

深厚的渊源；西医没有形成于两千多年之前，必然与两千多年前的历史、文化特质有着明显的差异。中医没有产生于西方文化圈，必有其中的原因；西医没有产生于东方文化圈，也必有其中的道理。中医在文艺复兴以来的近代科学技术兴盛时期，日趋衰落；西医在文艺复兴以来的近代科学技术兴盛时期，如日中天。所以应当说，医学科学的兴衰存亡，是一种文化现象。它必然与历史，特别是每一历史阶段的文化特质有着血肉的联系。因而对中医与西医进行比较时，首先要从东西方历史、文化发展的脉络进行比较。

回首往事，我们这一代中医，可谓是曲折坎坷的一代、负重累累的一代。与上一代的老师们相比，他们的国学基础，普遍比我们好；与三十岁左右的年轻中医们相比，国家、社会、民众乃至国际间对中医的关注与支持，远比我们年轻时好得多。可以说，从进入中医大门那一天起，我们就面临着中医的科学化、西化、改造、扬弃、批判、告别……所以不得不顶着历史、文化的压力，在夹缝中苦学、苦干，坚持临床、教学、研究、思考、抗争、维护不停步，逆流而上直到今天。不仅如此，我们的前半生经历了思想、政治、文化方面的多次运动，直接或间接地干扰着我们对中医的学习与研究。比如，社会上批判封建文化，道家、儒家、阴阳家、名家诸子方面的图书被尘封，学术交流也长期中断。社会上批判资产阶级文化，柏拉图、亚里士多德、圣奥古斯丁、圣多玛斯、笛卡尔、康德、黑格尔、叔本华、胡塞尔、本格森、杜威等人的哲学著作，翻译的版本甚少，而且还不易见到。社会上批判修正主义，20 世纪 60 年代以后，苏联与东欧诸国的哲学、科学文献，可读的十分有限。社会上公开提倡的哲学著作，不外马克思、恩格斯、列宁等少数几个人的书。而中医是哲学与系统科学孕育下的医学科学，需要研读古今的哲学著作，需要借鉴多方面的哲学思想。然而，我们长期处于中外历史、文化、哲学、科学断裂与隔绝的时代，我们也长期处于思想枯竭、信息闭塞、交流不便的环境。这是我们这一代中医们最大的遗憾和不幸。

与同一代许多同仁相比，我又是一个幸运者。随着 20 世纪 80 年代改革开放时期的到来，我即步入了中西医比较研究领域。尤其到香港工作的

中西医比较

形上 形下 并重 互补

七年，是我在东西方哲学上补课的七年，是我自主研究与思考、自由发表学术言论的七年。因此，我每次讲中西医比较，都感到格外兴奋。尤其每一次讲课中，大家提出问题与质疑，师生共同解惑与析疑，令我更为兴奋。

在中西医比较的研究中，我有一条深刻的体会，愿意拿出来与大家共同分享。我的体会是：在进行东西方历史、文化比较时，我们一定要从文化多元的理念出发，力求公正、宽容、相互包容、人我若一。用这样的态度，来对待我们所面临的各方面、各层次的比较。2002 年在香港浸会大学举办的"21 世纪中华文化世界论坛"上，其中两位国际著名教授对不同文化之间关系的表述既诙谐又深刻。一位是国内中国炎黄文化研究会的费孝通先生，他讲的是："各美其实，美人之美，美美与共，和而不同。"通俗地说，这就是热爱自己，尊重别人，共同繁荣，珍惜差异。另一位是美国威斯康星大学的周策纵先生，他的主张和说法是：不同文化之间不是"求同存同"，也不是"求同存异"，而是"求同异、存同异"，"同固欣然，异亦可喜"。两位教授的名言，是我们讲中西医比较时自始至终所遵循的准则。

5. 以基础医学层次的比较为重点

中医和西医，都包含着三个层次的知识。这三个层次由高到低的关系是：第一，基础理论（基础科学）；第二，临床医学（技术应用）；第三，临床经验。就这三方面来说，经验产生于认知的起始阶段，随着经验知识的不断积累和丰富，然后才有可能上升到技术或者科学层次。技术是由科学支配的，是在科学指导下的实践应用。在科学、技术支配下的经验，则是该学科的理论科学与应用技术支配下的娴熟的实践发挥。中医临床医生每一天的诊疗，都应该是这种娴熟的实践发挥，这是应用前人科学与技术的经验。这种应用前人科学与技术的经验，当然不是《黄帝内经》之前阶段的经验了。

张仲景的《伤寒杂病论》，是以《黄帝内经》的思想为基础的。所以张仲景在该书的原序里才敢说："虽未能尽愈诸病，庶可以见病知源，若能寻余所集，思过半矣。"这句话是他对《伤寒杂病论》很准确的评价。

但是我们千万不要忘记，在他这段话前面还有话："撰用《素问》《九卷》《八十一难》《阴阳大论》《胎胪药录》，并《平脉辨证》，为《伤寒杂病论》，合十六卷。"可见，没有《素问》《九卷》《八十一难》《阴阳大论》《胎胪药录》，他是写不出《伤寒杂病论》来的。当然，张仲景之所以能够写出《伤寒杂病论》，还有他自己的经验。所以原序里还说："余宗族素多，向余二百。建安纪年以来，犹未十稔，其死亡者，三分有二，伤寒十居其七。感往昔之沦丧，伤横夭之莫救，乃勤求古训，博采众方。"可以说，张仲景是被家庭的、民族的、社会的灾难逼着从经验走向科学，从而写成了《伤寒杂病论》的。所以我们要真正了解中医，先要懂得中医的核心在哪里。这核心，当然是在它的科学部分。我们这样讲，并非轻视或者歧视经验，而是以科学的态度，把整个中医知识体系的本末关系区分开。抓住根本，抓住源头，以本统末，从源到流，如此，中医的科学定位问题就容易讨论了。

6. 比较的目的是希望揭示中医源头两大难题

基于以上几方面讨论，摆在我们面前的中医两大源头性难题是"中医我是谁""我是怎么来的"。"我是谁"，是中医自我科学定位的问题，是中医的定义问题，亦即中医最根本的特点和属性问题。"怎么来的"，是中医的文化科学根基问题，也是中医产生的方法论、认识论问题。所以，"中医我是谁""我是怎么来的"两个问题，是我们学习中西医比较的核心难题。往后我们会用较大的篇幅，逐一深入讨论。

二、从中西医比较中自省

下面，我们将要讨论开设中西医比较这门课的必要性。为了启发同学们的思维，我们有意不以正面论证的方式，而是采取从反面提出问题的方式，就两个方面列举出若干问题来。这些问题，也是值得当代中医界自我反省的普遍性的问题。现将这些问题给大家列举出来，供大家共同讨论、思考。

1. 中医科学定位首当其冲

在人类文化、科学之林，中医和西医到底各自处于什么位置？或者换句话说，在人类科学的总体框架中，中医与西医各自到底镶嵌在哪里？这个问题是一百多年来，摆在医学家面前的首要问题。尤其对于中医而言，更是自身命运攸关的大问题。

我们这一代人，从早年学习中医的那一天起，就与中医发展的时代难题联系在了一起。尤其是 20 世纪 80 年代，我们有幸成为中国中医教育史上第一届研究生时，命运就将继承中医与发扬中医这两大任务，重重地压在我们的肩上。

有一次与一位西医的同事讨论时，他说："你们中医界，有一些问题首先需要你们自己好好地研究一下。比如，开办中医学院，学生是冲着'中医'两个字来的。你们在第一次面对新入学学生的欢迎会上，就应该把'中医'的含义向刚来的学生讲明白。但是中医学的定义，至今学术界莫衷一是。恐怕连你们的大学校长也不一定会像回答什么是数学、化学那样，用定义性的语言把什么是中医用一句话讲清楚。"

这件事，对我的触动很大。后来，我为之查阅了多种辞书、专著。关于对中医学的解释或说法很多，但多是流于口头的习惯说法，没有一种说法能够经得起逻辑学的推敲。比如，"中医是中华民族优秀传统文化中的瑰宝""中国医药学是一个伟大的宝库""中医是中华民族长期以来与疾病做斗争的经验结晶"等。除了堆砌空洞的溢美之词之外，一门学科至关重要的科学本质与属性，仅靠"瑰宝""宝库""经验总结"这一类语词，是无益于科学定位的！1982 年，《健康报》曾就"什么叫中医"展开过多次讨论，后来也是人言人殊，没有结论。现在又是三十多年过去了，中医学术上这一首要的问题，似乎仍然没有引起中医学术界高层的足够重视，说明这些情况并非杞人忧天。从中医自身而言，中医的科学定位问题，学术界必须紧抓不放才是。在这里我想顺便提问一下大家，你们至今学习中医已经四年了，在座的人有没有考虑过这个问题呢？你们有没有在其他辞书中，在其他名家的著作中，看到过经得起逻辑学推敲的中医学的定义呢？

"医学"这一概念，在当代的辞书中大体是这样解释的：医学是研究人的生命过程和防病治病的科学体系。大家不妨也查阅一下辞书，看看还有没有其他的解释。我相信，"医学"这一概念，不同版本的解释在语词上一定有出入，但基本意思应该是一致的。在医学这一概念里，至少包括了中医和西医这两种医学在内。显然，医学是中医和西医的上位概念；中医和西医是医学的下位概念。那么我们接着要问，什么叫中医？什么叫西医呢？

中医过去在中国，是独此一家，别无分店。一讲到医学，不言而喻，指的就是中医。我们到图书馆查一查，所有关于中医的古籍，都称之为医学，没有称作中医的。比如，张锡纯的《医学衷中参西录》《医学汇言》，就没有称之为"中医参西录""中医学汇言"。在只有西医而没有中医的其他国家、地区，讲到医学也是这样——西医在西方也是独此一家，别无分店，代表着医学的全部。因此关于中医与西医的定义问题，恐怕是长期以来，东西方共同忽视了的问题。如若不信，请大家回去也查一下辞书，包括欧美权威性的辞书，看看有没有关于"西医"的提法，有没有关于"西医"的定义。

西医的生物医学，是中西医比较这一课里与中医进行比较的重点。西医生物医学的定义，我们曾经请房伟略、陈海勇、李宇铭、吴梓新、李康铭、邵益彰等人查了多种国内外的辞书。至少在欧美权威性的医学辞书里，对西医生物医学的定义，至今仍然五花八门。

这就进一步明确地提示我们今天要进行中西医比较。什么叫中医？什么叫西医？这两个定义是我们必须回答的问题。这并非说今天讲这门课，具有什么开创性、前瞻性，而是我们讲中西医比较这一课无法回避的问题——我们必须从这一角度出发，来思考中西医的科学定位和相互关系。即使今天中西医的定义说不清楚，但我们至少要通过中西医比较，把中医和西医各自的特色与优势，起码应该说得更明白一些，更清楚一些。不解决这些问题，在香港推进中医那就难了，就心中无数了！这些问题，同样是内地中医界必须研究解决的问题。在座的人有没有想过，在中西医并存的中国，为什么偏偏要中医学界首先而且必须完成中医与西医两种医学的定义呢？很简单，因为中医已经生存无路了。中医为了生存，首先就要在中西医比较中来求证自己"是谁"。

读过逻辑学的人应当知道，定义是揭示概念内涵的逻辑方法。不过，讨论中医与西医的定义，不能像一般的解字、解词那样简单。既要考虑到各自学科的本质特点与属性，也要遵循学科定义的逻辑规则。

首先，按照下定义的方法，要注意以下三点。第一，每一个定义都是由三个部分构成的。即被定义项、定义项和定义联项。比如，在"人是理性动物"这一定义中，"人"是被定义项，"理性动物"是定义项，中间的"是"称之为定义联项。第二，定义一般由一个判断句来完成，以准确、精练地揭示概念的内涵为原则。第三，给概念下定义，可以从揭示概念所反映的属性和特征方面进行，也可以从揭示语词的含义方面进行。而给科学领域里某一个专门学科来下定义，应以前者为准。

其次，必须遵守定义的规则。第一，定义项中不能直接或间接地包括被定义项，否则，就犯了"循环定义"或"同语反复"的错误。比如，"西医是西方的医学"。如果将它也算作定义，那就犯了"循环定义"或"同语反复"的错误。第二，定义项的外延和被定义项的外延必须完全相同，否则就犯了"定义过宽"或"定义过窄"的错误。比如，"科学是人类智慧的结晶"这一定义，因为人类智慧的结晶也还包括哲学、文化、艺术等，所以这就是犯了"定义过宽"的毛病。比如，"人是要吃饭的动物"这一定义，因为所有的动物都要吃东西，这样讲就犯了"定义过窄"的错误。第三，定义项除非必要，一般不应包含否定概念。比如，"人不同于其他动物"这个说法没有错，但听起来总觉得别扭。第四，定义项不能包括含混的概念或语词。否则那还叫什么定义，那还要下什么定义呢？

再次，在专门学科的定义时还必须遵循以下规则：第一是研究对象。研究对象代表着一个学科的属性和特征，所以在科学领域里，绝大多数学科都是以研究对象而定义的。第二是研究方法。研究方法是决定科学发展的最活跃的因素，任何一门科学总是随着研究方法的发展而发展的。所以对专门学科定义的另一种形式，则是由研究对象与方法两方面要素结合起来进行。第三是知识体系。因为"科学是关于自然、社会、思维的知识体系"，所以衡量一个学科是否成熟，一方面要看它是否具有一整套表述本学科（而不是搬用其他学科）知识的概念、范畴体系；另一方面要看运用这些概念、范畴体系，是否正确地解释、解决了本学科研究对象赋予或要求解决的理论与实践问题；第三方面要看它经过实践和历史反复检验的可重复性。不具备以上三条，说明这个"学科"还没有达到可以定义的成熟程度，故还不能称之为独立存在的"学"。

以上关于学科定义的特点和逻辑学原则，还请大家多读一些哲学、逻辑学方面的书。这对于讨论和思考学科定义是非常必要的。为了便于理解，这里举出十个学科的定义，希望参照人们习惯上对中医学所做的一些解释，彼此加以比较，或许从中会有所领悟。

数学是研究现实世界中事物的空间形式和数量关系的科学。

化学是在分子、原子或离子等层次上研究物质的组成、结构、性质、变化及变化过程中的能量关系的科学。

自然地理是研究地球表面环境特征、分布情况及其发展变化规律的科学。

历史学是研究和阐述人类社会发展的具体过程及其规律的科学。

生物学是研究生物的结构、功能、发生和发展规律的科学。

人体解剖学是研究人体形态结构及其发生、发展规律的科学。

人体生理学是研究人体各种正常功能活动和变化规律的科学。

组织学亦即显微解剖学，是运用显微镜和切片、染色技术，研究生物体各种器官和组织的细胞形态及其联系的科学。

分子生物学是在分子水平上研究生物大分子（蛋白和核酸）的结构和功能，从而揭示生命现象规律的科学。

生物化学是研究细胞和有机体中存在的各种各样化学分子及它们所参与的化学反应的一门科学。

以上十门学科的定义，除了组织学、生物化学是以研究对象和研究方法复合定义之外，其余八门学科皆是以研究对象的本质属性和特征来定义的。在这里也请大家想一想，对你们学习的中医学与西医学，应当如何运用定义时的相关逻辑形式，做出揭示其本质属性和特征的定义呢？中医如果不研究自己的定义或者科学定位的问题，将如何在学科门类如林的今天，与其他学科之间相互进行对话和交流呢？

2. 中医科学定位模糊、混乱现象的举例

在中医与西医的科学特征与属性方面，过去的几十年来，我们听到过许多种不同的说法，现在列举出一些来，与大家分享。

第一，关于东方与西方。

有人说，中医是中国的医学、东方的医学，而西医是西方的医学。这一说法是否揭示了中医与西医的本质属性和特征呢？

东方、西方，多作为名词使用，是地理、空间的概念。在一些情况下，也作为类比或者形容词使用。

在我们所处的地球上，东方和西方的分界线是怎么划分的呢？上中学的时候地理课本里讲，地球上有一条由人确定的贯穿北极与南极的子午线。东方和西方是不是按照子午线来划分的呢？如果是，与子午线相对称的另一条线在哪里呢？

如果按地理课本上东半球与西半球的图来定位东方与西方，我们的中医形成、存在于东半球，这一点无可置疑。但是东方的很多国家与地区，中医至今并没有传到那里去。况且中国固然在东方，这不等于中国就是东方。在这一点上，西医也存在着同样的问题。

如果从政治、经济角度上讲，东方和西方这一说法，在中国近一百多年里，大家听得最多，也最关心。因为有欧美国家侵略中国那一段历史，这是从清代康熙、雍正、乾隆时期的盛世之后，中国人最清楚的一段记忆。我们习惯所讲的"西方国家"，泛指近代发达的国家，如美、英、法、日、澳等国家。日本和澳大利亚的地理位置，都不能算作西方。至于"西方国家首脑经济会议"，参加者有美、英、法、德、日、利、加七国，其中也有日本呀。

如果从文化和科学上讲，在这个地球上，真正文化的发源地，几乎都在北半球上，而且大多是集中在北纬30度线附近的一些文明古国。所以，文化和科学是不能按照东方和西方来划分的。假如一定要按区域来划分，也许分为南方与北方，会更令人信服一些。但是人们常说，文化、科学是没有国界的。既然国界挡不住文化科学的发展与传播，那么再抬出一个东方和西方的区域划分之说，又有什么意义呢！

在当代，随着科学历史的发展，尤其是随着通讯科技的发展，我们常常听到一个说法："地球变成了一个村庄。"此时此刻，我们在中国发出一份电子邮件，大洋彼岸乃至世界各国都可以收到。文化科学的现代传播方式，已经将区域概念打得粉碎。在这种情况下，我们还是执着于东方、西方不肯放下，岂不显得太过时、太保守了吗？科学技术只要对人类好，谁都可以学，都可以用，这是常理。文艺复兴以来，近代科学只是在欧美先行了一步，很快就传到了世界各地。中国由于清代后期的政治原因，在近代科学上的确落后了一段时间，但是 20 世纪 80 年代改革开放以来，在不长的时间内，我们的科学技术与国际间的差距迅速缩小。如此，文化多元已经成为全球性新时代的趋势，东西方文化分殊之争难道不应当尽快收场吗？

我们再来说中医。中医固然发源于东方，发源于东方的一个文化古国——中国。当今我们不是整天理直气壮地大喊"中医要走向世界"吗？尽管现在还在起步阶段，但是如果将来有一天中医真的从理论到技术、到经验，都被西方人全面接受了，你说中医还叫中医——中国的医学，那恐怕欠妥当了吧！摆在我们面前重要的时代责任是努力阐明中医与西医的本质属性和特征。用地理区域的概念看文化、讲科学、辨定义、论正名，是不合乎情理的。

本人不赞成用东西方的说法，来界定文化与科学的本质属性和特征，所以本人也不认同用中西之说，来界定我们今天比较的两种医学。这里需要特别加以说明的是，本书仍然以中西医比较为题，完全是出于人们长期以来约定俗成的习惯。我们今天讲中西医比较，也许正是希望并努力改变这一习惯，让人们从两种不同的医学科学的视角上重新命名，认真定义今天的中医与西医。

第二，关于传统与现代。

社会上常说，中医是传统医学，西医是现代医学。这一说法是否揭示了中医与西医的本质属性和特征呢？

传统与现代，在一般情况下属于时间性的概念。常用在形容历史的先后与古今、过去与现在。所谓中医是传统的、西医是现代的，这是按照时间的概念，来区分不同的医学的。这种区分在中国很普遍，在国外也不奇怪。

什么叫传统呢？所谓的传统，《辞海》的解释是：历史沿传而来的思想、道德、风俗、艺术、习惯、制度……这一解释既有时间性含义，也有空间性含义。其中"沿传而来的思想、道德、风俗、艺术、习惯、制度"，就明显包含着优秀、良好的正面意思。至少说，"传统"并不含有落后、过时的意思，它本身不是贬义词。"思想、道德、风俗、艺术、习惯、制度"等，今天的社会同样也包含着这些内容。只是历史沿传下来的，今天还有价值，还在为人们所用。那就有理由说，这些历史沿传下来的"思想、道德、风俗、艺术、习惯、制度"，也是现代的，也是符合现代价值标准的。所以，传统与现代这两个词，彼此并无贬义与褒义、现代与过时、先进与落后的意思。也就是说，历史沿传而来的这些思想、道德、风俗、艺术、习惯、制度，今天还有其有益的价值，它本身就把今天和传统，紧紧地结合在一起了。可见"传统"一词，本身就强调了历史与现实的辩证统一。我们没有理由仅从时间性的一个方面，片面曲解"传统"一词的真正含义。

简单地用进化论的观念来对待文化与科学，以为现代必然优于历史，今天必然超越过去，这是一种非常危险的现代思潮。以今天为标准质疑或否定历史，把传统与现代完全对立起来，将它们分裂成为互不联系的两张皮，这不是对历史的无知，就是对历史的破坏。如果把这种观点用来说明本质与属性完全不同的两种事物，那更是错上加错，是对历史辩证法的彻底背叛。

"传统"一词本来包含着历史与现实的统一。过去的，现在还在用，你说说，传统与现代的对立在哪里？人们口头上常常说真理是超时空的，科学是超时空的。这两句话，对于我们理解传统与现代，想必是有益的，或可说是必须的。

中国社会科学院前副院长李慎之在《李慎之文选》（续二）中有这样

一个比喻。一般认为，宇宙已经有 150 亿年的历史。"如果我们把这 150 亿年，浓缩为相当于地球上一年的 365 天，那么我们就可以看到：人类的出现是 12 月 31 日的下午 10 点 30 分；文化的出现是在此以后的最后 10 秒钟之内的事情；人类的重新汇合，并且作为一个整体而创造自己的历史不但刚刚开始，而且以宇宙尺度而言还不足一秒钟。"由此观之，把传统与现代截然分开，甚至将二者对立起来，那是人为的意志，那是违背人类发展的基本事实的，也是有失科学精神的。

可以说，拿时间概念来给一门学科下定义、做解释，恐怕全世界少有。这到底是因为近代中国政治、经济、军事、科学技术的落后而令国人忧心如焚，而产生的一种变态的"历史恐惧心理"呢？还是因为在现代、创新、发展、超越等口号的催促下令国人用心过急，而产生的一种奇怪的"过去厌恶症"呢？倘若这两种猜测或者不幸言中，或者有一定道理，那么，用传统来暗示中医落后，用现代来宣示西医先进，显然是不恰当的，甚至是荒诞的。为什么我们不能在中医与西医各自的本质与属性上，多下一些思考的工夫呢？

西方亚里士多德的《形而上学》一书，在过往的历史中也曾几度被人淡忘，几度遭受冷漠。据台北哲学家曾仰如在其《形上学》一书中提供的数据：在今天的美国，设有研究、传授亚里士多德和托马斯形上学思想的，大大小小的研究所有一千多家；按《托马斯学志》的报道，每年有五万多种书籍及二十五种以上刊物问世，以专门介绍此学说。对照中国对待优秀传统思想、文化的态度，既令人为之汗颜，也令人感到鼓舞——历史与传统，总是要顽强地还其本来面目的！

回过头看我们中医。国内各地现有中医高等院校三十一所，全国的老百姓看病，还是离不开中医。所以中国在医疗架构上，把中医和西医两者同时作为主流医学来对待。如果置中医、西医的本质与属性于不顾，一定要人为地将西医视之为现代的，实则是先进的，将中医视之为传统的，实则是落后的，那公平吗？符合实事求是的科学态度吗？从事中医西医化、中医现代化研究的人员，又该如何想，如何承担，或者如何担负什么样的责任呢？

第三，关于主流与非主流。

不论在国外还是在中国，当讲到中医和西医关系的时候，常常听到一种说法："西医是主流医学，中医是非主流医学。"这一说法是否符合中医与西医的本质属性和特征呢？据我看，如果在今天的美国，或者英国、法国，这样讲是可以理解的。但是把这话拿到今天的中国讲，就值得我们深思了。

众所周知，中华民族占全世界总人口的五分之一还要多。这个民族人数众多，与中医中药的作用应该不无关系。中国内地 13 亿多人的防病治病，靠的是中医与西医两种主流医学。《中华人民共和国宪法》明文规定"发展现代医药和中国传统医药"，国家的卫生工作方针也规定"中西医并重"。怎么可以闭着眼睛说哪个是主流，哪个是非主流呢？作为堂堂正正的一个中国人，为什么要把自己的医学，贬低在西医之后，说自己是非主流呢？

前面曾提到，中国的中医要堂堂正正走向世界，这也是现在香港常讲的努力目标。《香港特别行政区基本法》规定要"发展中西医药"。1998年以来在特别行政区特首的《施政报告》里几度提出要"把香港建成国际中医药中心"。诚可谓纲领明确，雄心勃勃了。其出发点和目标，就是要把中国的中医中药，从香港这一基地和桥梁，传播向世界各地。生活在今天的我们，应当有前瞻的眼光，应当立足于未来想一想：如果有一天，当我们的中医中药真的走向世界的时候，这主流与非主流之说，还是我们区别中医与西医的标准吗？

现在，人类医学的发展正面临着前所未有的一种新趋势：西医在自身的发展过程中，越来越清醒地看到了自身的局限性。早在 1977 年美国的科学家恩格尔就指出："今天，统治着西方医学疾病模型的是生物医学，这种模型已经成为一种文化上的至上命令，即它现在已经获得教条的地位。它认为疾病的一切行为现象，必须用物理和化学的原理来解释，这是还原论的办法。它认为任何不能如此解释的，必须从疾病范畴中清除出去，这是排外主义的办法。它把敢于向生物医学疾病模式这个终极真理提出疑问，并主张建立更为有用的模型的人，视为异端。"所以恩格尔明确提出：

西方的医学模式要变，要变成生物医学、心理医学、社会医学"三位一体"的综合性医学模式。与此同时，国外又普遍提出了回归自然、重视传统医学的理念。"自然疗法""替代医学""循证医学"……种种与西医的传统迥异，与中医观念相似的学说或疗法，在西方相继出现。尽管这些学说或疗法大体还处于经验的、医学雏形的水平，远不能与处于成熟科学水平的中医学相提并论，但是这种趋势，是值得我们中医工作者为之欣慰的。整整 30 年之后，美国国家食品药品管理机构在 2007 年 8 月的一份正式文档中进一步明确提出：传统医学不同于"自然疗法""替代医学"，有其"独特的医学体系与临床治疗体系"。所以我们相信，世界上有"独特的医学体系与临床治疗体系"的传统医学，正是我们中医。相信一股学习中医、弘扬中医、国际间合作研究中医的热潮，将在世界上一浪高过一浪。在这种情况下，中国人非要把自己国内的中医从主流医学降到非主流医学的地位，岂不显得孤陋寡闻、心胸狭隘了吗？岂不显得故步自封、不合潮流了吗？

我们期盼着中医走向世界，我们就有必要、有责任首先把中医与西医的本质属性和特征真正搞明白。1997 年在一次全国性的中医发展战略研讨会上，我提出"要超越战略，不要追赶战略"的观点。所谓超越战略，是立足于中医的历史传统，立足于中医内在的本质属性和特征，以中医为主体向前发展的指导思想。所谓追赶战略，是看到别人的西医在发展，急忙将自己的中医"西化"掉；看到别人想从中药里提取新药以自救，急忙将自己的中药"西化"掉；看到别人重视起自然疗法、替代疗法、循证医学了，急忙与别人争着说"我就是"。所以追赶战略，就是盲从的战略，自毁的战略。如果盲从于以往的主流和非主流之说，来界定西医和中医的学术地位，不是要煞住中医发展的未来，就是无视人类医学发展的大趋势而作茧自缚。对此，我们一定要认真思考。

第四，关于宏观与微观。

常常听到一些人讲：中医是宏观的医学，西医是微观的医学。这样说，抓住中医与西医的本质属性和特征了吗？

什么叫宏观，什么叫微观呢？按照物理学的划分，微观粒子，一般指

的是空间限度小于 10^{-7} 至 10^{-6} 厘米的粒子，包括分子、原子和各种基本粒子，均在这一空间限度之内。微观现象，一般指微观粒子和场在极其微小的空间范围内的各种现象。微观粒子和微观现象，总称为微观世界。物理学进入这一空间领域，经典物理学已不再适用。在物理中，宏观是与微观相对的名词。宏观物体，指的是空间限度大于 10^{-6} 至 10^{-4} 厘米的物体，是由极多的原子所组成的。凡是肉眼能见的物体，当然都是宏观物体的范畴。宏观现象，指宏观物体和场在宏观范围内的各种现象。

国内有名的科学家，也是国际公认的系统论创始人之一的钱学森，将整个世界分成了五个层次：宇观（光年计 1024 米以上）；胀观（光年计 10^{21} 米以内）；宏观（10^2 至 10^{-15} 米）；微观（10^{-15} 米以下）；渺观（10^{-34} 米以下）。按照这个标准，就是说，凡空间限度在 10^{-15} 厘米以下的粒子才叫微观。所以，不论从物理学的一般说法，还是按照钱学森的观点，西医生物医学里所讨论的分子、细胞及其以上领域的医学内容，无疑都属于宏观物体或者宏观现象。可见，现在西医对人的研究，还远远没有达到原子、微观粒子的层次。因此，"中医是宏观的医学，西医是微观的医学"，这个说法自然不能成立。按照钱学森的标准，10^2 至 10^{-15} 米空间限度之内为宏观世界，可以说中医与西医，都属宏观医学。而且从上述物理学观点看，在人类医学发展的未来，根本不存在微观医学的可能。

微观与宏观之说，社会学方面讲得最多，甚至多得让人不可捉摸。宏观经济学、微观经济学，就是一例。社会学方面的微观与宏观，是哲学意义的相对概念。而医学，尤其是西医则要求既具体又准确。如果说中医是宏观医学，用我们的话讲，即中医是研究整体层次上的机体反应状态的医学。或者说，中医在研究整体层次上人的时候，在试图解决人疾病问题的时候，总是把人放在天人相应的环境里，去考察、去了解、去认识。所以中医研究的人，不仅仅是个体意义上的整体的人，而且是与天地相应这一整体层次上的人。但是西医所研究的人，实际上是由局部叠加起来的人。严格地讲，是研究构成人的各个部分。从"整体大于部分之和的原理"来看，西医所研究的人尚在个体的整体层次之下。所以，用社会学中宏观或者微观的说法去解释说明中医和西医的区别，是难以定出适当标准的。所谓"中医是宏观的医学，西医是微观的医学"的说法，只能理解为在社会学习惯的影响之下的一种形容或者比喻而已。然而形容或者比喻，怎么能用来表达医学根本性的特征与属性呢？

其实，用微观与宏观之说来界定中医与西医，倒有一个分界线。这就是，到底打开或者不打开人体的整体结构。不打开，在整体的层次上研究机体反应状态，研究人的脉、舌、色、证。或者说，我们通过望、闻、问、切去了解人的生命现象，这是中医。如果打开人体结构，把他的器官拿出来，把他的心放在解剖台上，这就标志着离开中医而转入西医领域里去了。用不着解释，因为解剖台上的那个"心"，绝对不是"君主之官"的这个"心"。解剖刀第一步切下去，进入器官、组织层次；第二步切下去，进入细胞层次；第三步切下去，进入分子层次。这三个层次上的所见，与整体层次上的人越来越远。所以中医以整体为基本原则，西医以局部为基本原则。这里借用亚里士多德《物理学》的一条原理来讲：整体的层次上反应状态的人，即"原形"的人；器官、组织、细胞、分子层次上的人，即"原质"的人。原形与原质的分界线，就在于解剖与不解剖。用亚氏这一原理来代替习惯所谓的宏观和微观之说，应该说是对中西医本质与属性最准确的界定。这方面的详细内容，不是我们现在讨论的重点。现在所要指出的是，微观与宏观之说，是无法阐明中西医本质与属性的。

第五，关于实验与实践。

常常有人讲："西医是实验性的医学，中医不懂实验；中医是实践性医学，中医看病，开了方吃了药有效就行。"是这样吗？

从字面上看，"实验"这个词，《辞海》里与"观察"合并，叫"观察和实验"。"观察"，是有目的、有计划地观察现象的方法；"实验"，是为了阐明某种现象而创造特定条件，以观察变化和获得结果的过程。按照这一解释，实验和观察的意思大体是相同的，都含有"观察现象的方法"之意。在另一些辞书里，也有如下的解释："实验"是"为了检验某种科学理论或假设，而进行的某种操作或从事某种活动"。这就是说，实验是检验理论或假设的实践。综合起来，实验含有观察现象或者检验理论与假设两个方面的意思。至于"实验"与"实践"之间，共同之处是都强调了实际操作或活动；不同之处是"实验"突出地强调了它的目的性。就词意而言，"实验"与"实践"本来就不存在本质的差异。

任何一门科学的形成和发展的过程，都是从观察现象开始，接着提出假设，逐步上升为理论，然后在实践中不断完善。可以说，一切学科，都来自实验。若论不同学科之间的差别，不是有无实验的问题，而是各自实验的具体方式、方法、内容的不同。

这里举《伤寒论》为例，以资说明。《伤寒论》第六十四条说："发汗过多，其人叉手自冒心，心下悸，欲得按者，桂枝甘草汤主之。"第一百一十七条说："烧针令其汗，针处被寒，核起而赤者，必发奔豚，气从少腹上冲心者，灸其核上各一壮，与桂枝加桂汤，更加桂枝二两也。"这两条中，前条的"其人叉手自冒心"，显然比后条"气从少腹上冲心"的心悸动程度为之重。这不是"有目的、有计划地观察现象"而得来的判断吗？从中医病因病机的理论上看，前者是心阳虚的急危重证，故用四两桂枝、二两甘草，煎好之后一次顿服。后者是心阳虚兼外寒之证，其心阳虚明显比前一条为轻，故仅在桂枝汤的基础上加桂枝二两，并分三次服用，而非一次顿服。这是不是中医在临床实践中，联系病机理论，反复实验、检验的结果呢？我们可以理直气壮地回答：当然是的。

再以桂枝这一味药的用量为例：在桂枝甘草汤中，一次服下的桂枝为四两。而同样是汤剂，在麻黄升麻汤中一次服下的桂枝仅二铢，即一两的十二分之一。再从一次的口服量看，前方是后方一次服下桂枝药量的四十八倍。药量如此悬殊，是《伤寒论》辨证准确、用药精当的真实写照。中医按照病情的轻重、缓急，用药量变化如此之大的特点，是某些西药按体重千克数计算用药量的标准完全无法比拟的。谁能说这不是"从观察现象开始，接着提出假设，逐步上升为理论，然后在实践中不断完善"的学术发展过程呢？谁能说这不是"检验理论或假设的实践"过程呢？

当然，中医的这种实验，完全不同于西医的临床研究或实验室检查。彼此的差异，其实是"各自实验的具体方式、方法、内容的不同"，而不是有无实验的问题。其一，就方式、方法而言，在观察现象、上升为理论的实验里，或者检验理论的实验里，西医多是在实验室实践的过程中完成的，中医多是在临床实践的过程中完成的。其二，就观察现象到上升为理论而言，西医主要是以实验室结果为基础，由逻辑归纳而来的；中医主要是以研究者的观察、思维为基础，由逻辑演绎而来的。而观察—思维—演绎的过程，可以说是以思想（维）实验为主的学术活动过程。至于思想（维）实验的结果是否合理、正确，同样要经过"检验理论或假设的实践"来反复验证才能成立。

为什么现在会提出中医是非实验性医学、是实践的医学，西医才是实验医学呢？这方面的具体历史原因，我们将在以下章节进行仔细分析。我们的看法大体是因为今天我们处在西方的近代科学的包围之中，我们举目所看到的那些实验，大多数是在物理学、化学的基础上所设计的实验。在《黄帝内经》形成的那个时期，或者说在《周易》的那个时期，人们观察—思维—演绎的那一套学术研究的方式、方法，似乎被近代科学技术充斥了头脑的当代人疏远了、淡忘了、扭曲了，所以才生出"西医是实验的医学，中医是实践的医学"如此模糊不清的说法。是不是这样呢？请大家仔细想一想。

第六，关于科学与经验。

"中医是经验医学""中医就是经验，西医才是科学"。这些话，在社会上、医学界常常都可以听到。辨别这些说法的是与非，首先必须明确"科学"二字的含义。本书的第四讲专门讨论"科学的出发点、含义及其分类"问题，这里不进行论述。

简单地说，科学是关于自然、社会和人的大脑思维的知识体系。这里说的自然、社会和思维，把主观、客观世界的一切范畴，都包括在其中了。当代有一种潜在的习惯，只把研究自然界的学问当作科学，这是一个大偏见。按照亚里士多德的说法，科学就是知识。大家想一想，我们所在的香港大学、中文大学、浸会大学里，都有理学院、医学院、中医学院。如果说只有自然科学类学院是研究科学的，那么文学院、传播学院、商业管理学院、社会学院就不是传播和研究科学的了吗？谁能说他们所传播和研究的，不是系统的知识体系呢？谁能把我们大学的各个院系分为科学的与不科学的这样两大类呢？

经验和科学，都是知识。按照人们的习惯，知识可以分为三个层次。即讲科学理论知识的、讲技术应用知识的、讲经验知识的。经验在科学知识里，是层次最低的知识，它多以感性认识为主，尚未达到科学理论的高度。这方面的具体内容，我们将在第四讲详细讨论。

在这里，我想请大家思考另外一个问题：如果说中医就是经验，那就意味着中医没有科学，也没有技术。那么，《黄帝内经》里关于天人相应、整体系统、动态平衡等的观念和原则以及相关的所有内容，关于藏象学说以及五藏、六府、气血、营卫相互联系的所有观念、原则，以及具体理论细节，都不是科学，都不是知识体系了吗？在座的各位，辛辛苦苦学习中医四年了，从《中医基础理论》《中医诊断学》《方剂学》《中药学》，到《黄帝内经》《伤寒论》《金匮要略》《温病学》《针灸学》及内、外、妇、儿临床各科，都不是科学，都不是知识体系了吗？如果按照一些人说的那样，"中医是经验医学""中医就是经验"，那么中医学院开设的中医基础医学（药学）和经典医著这两方面课程，完全可以删除，甚至连开办中医大学教育，压根儿就是一种多余——请几位有临床经验的老先生，找几个想开几张中药方以为生计的青年人，把老先生心传口授的经验延续下去，既避免了劳民伤财，也继承了临床经验，这样岂不更好吗？这一点，特别提请大家仔细想一想。

其实，认为"中医是经验医学""中医就是经验"的人不在少数。有的位居社会高层，有的贵为学术权威，有的就在中医自己的大学殿堂之内。可见，科学地揭示中医与西医的本质属性和特征，势在必行，而且刻不容缓。

第七，客观与主观。

20世纪80年代以来，中医界口号喊得最响亮的，是实现中医的标准化、规范化。就其动机或原因而言，是人们以为"中医四诊不客观，诊断标准不客观"。

谈到客观，自然要提到主观。主观与客观，是哲学的一对范畴。有的辞书（如1979年出版的《辞海》）里对其有两种解释。其一，"主观指人的意识、精神；客观指人的意识以外的物质世界，或指认识的一切对象"。

其二，"客观指人的认识从实际出发，主观指人的认识不从实际出发，即主观性"。显而易见，《辞海》的前一个解释，讲的是主体与客体的含义。也就是说，它将主体与客体这一对概念，与这里讨论的主观与客观混淆在一起了。这是一个哲学常识上的大错误！或许因为这一哲学常识的错误，派生出"中医四诊不客观，诊断标准不客观"的非议。

在哲学认识论里，主体是指认识客体的主宰，即人；客体是指人所要认识的一切对象。因为人是理性动物，世界上唯独只有人才具有理性思维的能力，所以人才可能成为认识客体的主体。人作为认识的主体，他自身所具有的理性思维能力，有能善用和不能善用两个方面。能善用，能从客体的实际出发来认识客体，这叫客观；不能善用，不能从客体的实际出发来认识客体，这叫主观。如果把主体等同于主观，那就只强调了人不能善用自己理性思维的一面，而忽视了人能善用自己理性思维的另一面。人为地混淆了"能善用和不能善用"的界限，把"不能善用"无限放大，这无疑是一种危险——即一种将人的理性思维，等同于主观唯心主义的危险。关于"中医四诊不客观，诊断标准不客观"的非议，就是把中医的四诊和诊断与主观唯心主义相提并论了，这就大错而特错了。为此，下面再进行一点分析。

中医研究的人，着重于"生命过程中表现在整体层次上的机体反应状态，即证候"的人（在第五讲里，将着重讲解这方面内容）。证候是中医临床中以望、闻、问、切四诊所获知的。眼睛看到的、病人讲述的、耳朵听到的、鼻子闻到的、双手触摸到的，都是客观上无可怀疑的存在。按照列宁对"物质"所做的解释：人们通过感觉所感知的，不依赖人的感觉而存在的，能为人们的感觉所复写、摄影、反映的客观实在，都是"物质"。请大家注意，列宁在这里对"物质"本质特点所做的概括，核心就是四个字——客观实在。如此说来，证候为什么就不是实实在在的客观存在了呢？四诊为什么就不是实实在在的客观存在，不是在医生感觉系统里实实在在的复写、摄影、反映了呢？

在这个世界上，唯独人类是具有意识、思维能力的理性动物。所以在这个世界上，唯独人类才能够作为认识的主体，逐步、不断地认识客观事物。把主体混同为主观，就是把人类的理性思维能力等同于主观性，把由理性思维能力而形成的意识、精神等同于主观性的产物。而主观性，就是主观唯心主义。如此一步一步地说来，人类不就是天生的主观唯心的动物了吗？由此进而推之，在这个人类世界上，揭示客观事物本质特点和属性的科学知识，还可能产生吗？在这个人类世界上，还会有真理存在吗？

其实，主观与客观的问题，是人类在认识客观事物中，能否做到实事求是，从实际出发的问题，亦即一个人能否做到善用人类的理性思维能力的问题。所以，客观指的是人的认知态度和立场问题，而不是指一个学科的科学与不科学、可靠与不可靠的问题。我们开设这一门课，意在比较中医与西医两个学科之间的差异。这里要有正确地认知态度和立场，才能正确地认识中西医各自不同的本质特点和属性。请大家想一想，用认知态度来代替学科的本质特点和属性，岂不是文不对题了吗？

第八，关于结合与配合。

中医与西医之间的关系，究竟是结合，还是配合呢？

中西医结合，这个提法大家听得多了。它是怎么来的，这一个问题我们将在下一讲讨论。"结合"与"配合"，在中文语境中的差异不大，或者说是两个意思相近的词。但联系到中医与西医之间的关系，其差别就很大了。这里的"结合"，意思是要把中医与西医两者，以西医的原理为基础，统一为一个医学体系；这里的"配合"，意思在于强调中医与西医，是两个独立的医学理论体系，相互之间是合作与优势互补的关系，而不是以一者为基础把两个独立的医学体系结合为一个医学体系。

其实，不论讲"结合"还是"配合"，两者在学术上的共同课题是必须首先回答什么是中医、什么是西医。时至今日，在中医与西医这两种医学的定义上，既没有形成经得起科学检验的解释，又没有达到专家约定俗成的认识。因此，"中西医结合"这一提法至今人言人殊、各行其是。比如，有的把它解释为发展中医的重要途径；有的把它解释为与中医队伍和西医队伍并存的另外一支力量；有的把它解释为与中医学术和西医学术并存的另一门学科；有的把它解释为既懂中医又懂西医的医学工作者；有的把它解释为临床上的中药与西药合并使用；有的把它解释为用西医方法对中医学术的解释、验证和改造……然而这些说法，既不像前面讲的"结合"，也不像前面讲的"配合"。我在《中医复兴论》里曾比喻说，几十年来指意不清的中西医结合，好像一场"没有起跑线的田径赛"。所以无论如何，我们还是要从中医和西医的定义入手，比较中医和西医的本质特点和属性之后，才能讨论中医与西医之间到底是"结合"还是"配合"。所以讲中西医比较这一课程，阐明中医与西医之间的关系，是我们的目的之一。

从逻辑学讲，"概念是思维的细胞"。以上八方面关于中医科学定位模糊、混乱的现象，只不过是一部分举例而已。在中医学术领域这种不讲逻辑、概念不清、思维混乱的问题，却常常是左右着人们思维与行动的口号。而且，"概念不清干劲大，心中无数主义多"。这种在其他学科人不常见的问题，在中医学领域却习以为常。这难道不值得我们重视吗？

3. 中医事业的种种悖论

20 世纪 80 年代，当国内刚刚进入改革开放的时候，邓小平先生"科学技术是第一生产力"的一句名言，使当时在学术上苦苦挣扎的学子们，精神为之大振。也是从那时候起，我多次参与了国家中医发展规划、纲要和战略的论证、研讨和起草工作。在讨论相关规划、纲要、战略的时候，有两句话在人们口头上颇为流行。即"学术是事业的基础，科学是管理的根据"。对于这两句话，当时我们的具体理解是：中医自身内在的科学规律，是推进中医医疗、教育、科研等事业的基础；符合中医内在科学规律的、促进中医事业发展的管理科学，是改进中医管理水平的根据。

现在看来，二十多年前颇为流行的那两句话，直到今天并没有落到实处，有些方面甚至渐行渐远。其中最根本的原因，还是在"科学定位"这四个字上。准确地讲，重点是两个方面：其一，"什么是中医"，中医内在科学规律究竟是什么？至今我们没有交出科学根据确凿的答卷来。其二，"中医是怎么来的"，几千年历史凝成的中医管理的科学思想究竟是什么？至今我们同样没有交出有理有据的答卷来。因此在当代中医事业的医疗、教育、科研、管理等诸多方面，不可避免地存在着许许多多亟待解决的具有突出悖论性的问题。

"悖"，指违背、违反，如《礼记·中庸》说："道并行而不相悖。"另外，"悖"也指谬误，如《荀子·王霸》说："不能治近，又务治远；不能察明，又务见幽；不能当一，又务正百，是悖者也。"

"悖论"，是逻辑学上的一个名词，指一种在逻辑上自相矛盾的命题。即由命题的肯定，可以推出它是否定的；而由命题的否定，可以推出它是肯定的。悖论一般分为两类：一类是逻辑悖论，又称数学悖论、集合悖论，比如罗素悖论、康托尔悖论等；一类是语义悖论，又称认识悖论。它与思想、语言有关，涉及意义真假、定义或名称判定等范畴。这里所讲的中医事业中的种种悖论，属于语义悖论。

第一，当代中西医关系上的最大悖论。

半个世纪以来，在中医学术发展与事业管理上，自相矛盾的现象丛生。导致医疗、教学、科研、管理及中药开发、生产、经营中自相矛盾现象的根源，是 20 世纪 50 年代我国发展中医的既定方向，本身就是一个最大的悖论。它的实质是：从发展中医的愿望出发，走了一条中医西化的道路。从学术上看，中医界本身没有为《中华人民共和国宪法》（以下简称《宪法》）与全国卫生工作总方针进行科学论证，提出科学根据，这无疑是中医学术界的一大失职与缺憾。这一点，正是开设中西医比较一课的主要目的之一。

的确，中医基础理论研究滞后，是当今中医学术发展上最大的障碍。一方面，20 世纪初期的新文化运动以来，我国的近代科学全盘接收了西方的理论，我国的哲学意识形态全盘接收了苏联的理论，而中国传统的哲学思想几乎被全面批判和摒弃。这便从源头上将中医生存与发展的动脉血管，彻底地切断了。另一方面，从《宪法》与卫生工作总方针颁布以来，中医基础理论研究未能受到应有的重视，其中两个根本性的理论难题——中医的科学定位，中医与西医相互间的比较研究，这两方面至今收效甚微。我们常说：学术是事业的基础，科学是管理的根据。对两个根本性的理论问题界定模糊，势必大大削弱人们对《宪法》与卫生工作总方针权威性、严肃性的认识。这也使新形势下中医的行政管理，缺乏坚实、可靠的理论支撑。所以这一点，同样是开设中西医比较课程的必要性及其目的。

其实从理论的角度上看，长期困扰中医工作的悖论，本来就不是复杂的理论难题。可以说，它主要是由人为的习惯与偏见铸成的。英国哲学家罗吉·培根在他的《小著作》里说："人类在掌握真理方面，有四种主要障碍，即权威、习惯、偏见、虚夸。"事实告诉我们，罗吉·培根提到的"四种主要障碍"，在当代中医领域里，的确比比皆是。例如，一朝出名，事事权威，所有是非曲直，随意指点褒贬。又如，权威之言，唯命是从，朝立一旨，暮即成宗，明知不对，不说为佳。再如，身在医学之外，口向医学之内，自信"中医好，西医好，结合起来，一定更好"，以想象为科学，对中西医结合，宁信其名，不疑其实。还有，西医来自国外，中医源于本土，西医当然先进，中医必然落后，抱定成见，坚持不改。更有，以名利为取舍，不是其所是，不非其所非，或游谈无根，或以假为真……以上所举，都是横在我们面前的障碍。所以我们相信，只要人们克服习惯、偏见、虚夸的束缚，克服对个人权威盲目的依附，就能够理性地面对事实。因此，不需要复杂的理论研究，就可以对困扰中医的最大的悖论，进行正确的判断。这里重提罗吉·培根的权威、习惯、偏见、虚夸四种主要障碍，是因为我相信它们对揭示困扰中医最大的悖论，一定具有现实意义。

剖析中医发展方向和道路这一最大的悖论之后，下面所列举的，则属于中医医疗、教学、科研、管理及中药开发、生产、经营各个环节具体的悖论性现象了。认识和解决它们，或许要容易许多。

第二，亦西亦中的中医教育。

按照《宪法》"发展现代医药和我国传统医药"的规定，在中医教育上的首要问题，就是要按照中医的知识结构体系，搞好各类中医教育的课程设置。而在"亦西亦中"的中医教育中，课程设置上的悖论，却是当今中医院校在课程设置上最为普遍的问题。这其实是一百年前，从日本学来的"进口货"。

日本在明治维新之初，日本卫生局即部署了对汉医（即日本的中医）的改造。日本政府规定，汉医必须通过"西医七科"的考试之后，才能够重新获取执业医师的资格。20世纪初，余云岫把这一规定搬到了中国。20

世纪 50 年代，中国的卫生部也决定，命令中医教育必需加入大量的西医基础课。包括生理学、解剖学、微生物学、组织与胚胎学、寄生虫等。那个时候，西医还没有生物化学、分子生物学等新科目，如果有，想必也在加入之列。接着到 1956 年首批中医大学建立，从学生们进入大学的第一年起，就连续读了中医与西医两门基础医学课程。当年日本是为了消灭、改造中医，我们今天是为了培养"高级中医人才"。目的如此悬殊，为什么基础医学课程如此相似呢？

有解释说，中医教育上加入的西医基础课程，是"医学公共科目"，或者"医学科学科目"。言下之意，中医既然是医学，就应当加入西医基础课程。那么西医也是医学，该不该也加入中医基础课程呢？如果西医代表着"公共"，代表着"医学科学"，那就意味着中医算不上"医学科学"或者不科学，中医应当从属于西医的"公共"之下。

有解释说，中医是经验医学，所以要加入西医基础课内容。这就意味着中医不属于成熟的医学科学，只有临床经验，不存在以基础理论为核心的科学部分。这其实还是对中医学科学定位不明确，对其本质属性与特点认识不清的问题。从教育理论上讲，中医学自身的科学定位问题不解决，开办中医教育基本条件便不成熟。不论开设不开设中医基础理论课，不论加入多少西医基础课，都是盲目的，没有科学根据的。

有解释说，我们开办"中西医结合"专业，当然要大量安排西医方面的课程。众所周知，专业设置是以学科分类为基础与前提的。中医大学课程设置里，既有中医，又有西医，那为什么不能称之为中西医结合专业呢？如果说"中西结合医学"在中国已经形成或者已经成熟，那你就必须拿出完整的、与中医和西医不同的一整套"中西结合医学"的概念（范畴）体系来。李今庸先生针对这种情况批评说："老师堂上各讲各，偏要学生来结合。"这其实是对当代中医教育在课程设置上荒诞不经问题的有力鞭挞。其实这种情况，也是一种典型的悖论性问题。学生左耳朵听西医，右耳朵听中医，就像上午听物理，下午听化学一样。两个学科学到的，还是两个学科。既然没有人创造出"理化结合"专业的新名词来，为什么"中西医结合"专业在中医教育中就一定是合理、正确的呢？

当然，在中医本科教育中开设一部分西医的常识课，包括西医基础医学的内容，也是应当的。至于设置多少门类、讲授哪些内容、放在哪一学年来讲更为合理，这三个问题是应当仔细研究的。但是，双管齐下，比例相当，甚至"西多中少"，肯定是悖论性的做法。

第三，西体中用的中医科研。

当代中医领域的科研，大体有两类课题。按照中国中医科学院基础理论研究所前所长陆广莘先生的说法，称之为"中医研究"和"研究中医"。"中医研究"，就是符合中医自身的学术规律的思考和研究。"研究中医"，就是把中医学作为被研究者，沿着"西体中用"的老路，以西医的还原性研究方法对中医加以验证、解释、改造。如果认为中医学或者哲学是思想实验的成果，那么，用还原性的实验方法来研究中医就是方法上的错位。换一句话说，如果还原性方法可以解释中医的理论难题，那么，哲学也可以用还原性科学方法加以改造和解释了。当然这是笑话，是在世界上任何国家都找不到先例的。

我们习惯说：任何一个学科的发展，都是内在于自身传统的历史性演进。所谓"内在于自身传统"，就是按照自己传统的研究对象、研究方法进行研究；而"历史性演进"，就是随着人们智能知识的不断积累，符合中医自身特点的研究方法将不断有所进步。在这样的前提下寻求中医的自我更新与完善，对于中医的科学研究而言，就叫内在于中医自身传统的历史性的演进。用适合对象甲的研究方法，谋求对象乙的完善与发展，不符合研究对象与研究方法内在关系的基本原则，当然是行不通的。

为什么在中医这一门学科上，可以有两种不同的研究方法呢？既可以用属于自身的方法研究自身，也可以用非自身的方法研究自身呢？这其实也是一个悖论，一个自相矛盾的命题。

第四，经验层次的中医诊断规范。

20 世纪 80 年代以来，在国内开展的中医规范化与标准化工作，大体是把中医作为经验医学的前提下而进行的。

中医不是经验医学，它是一个理论体系成熟的医学科学。德国慕尼黑大学东亚文化研究所前所长，中医学家 M. 波克特先生早就说过：中医是成熟的科学，而且在两千多年前就达到了成熟科学的水平。我在中国中医科学院与奥地利维也纳大学哲学系跨文化科学研究中心费里兹·瓦尔纳教授交谈中，他也完全认同 M. 波克特先生的看法。但是，不少中国的中医不这样认为。

如果说中医是经验医学，以《黄帝内经》为基础的中医基础理论将不存在，或者不科学；如果中医不是经验医学，以《黄帝内经》为基础的中医基础理论的科学价值则不容否定。这也是流行于中医学上的又一个悖论。

我们说中医是成熟科学的有力证明，是中医在其理论的前提下，有一系列成功的临床技术体系。张仲景的《伤寒杂病论》、叶天士的《外感温热论》、吴鞠通的《温病条辨》，以及薛生白、王孟英等的相关学说，都是以《黄帝内经》为基础的，在技术发挥和临床应用方面的最好典范。这些临床技术体系的价值在于辨证论治，而辨证论治的理论基础，无一不源于《黄帝内经》。

固然，中医临床上经验的成分不少，而且往后仍将继续存在。但是，当中医的科学理论体系与临床技术体系形成之后，临床经验的成分便逐步降低。从另一个角度上看，每一位中医师的临床水平，都不可能完全相同。而且历史上许多中医，甚至毕其一生都没有走出经验医生的窠臼。这种情况，是人与人之间的差别，与中医自身的学术结构是两回事。不能因为有的人是经验医生，就说张仲景、叶天士、吴鞠通都是经验医生，就说中医学是经验医学。

把中医视为经验医学的最大弊端，表现在 20 世纪 80 年代兴起的中医临床诊断标准化、规范化的全过程。这种标准化、规范化，以感性认识层面上的证候（或者症状与体征）为基础，把建立在中医基础理论上的辨证论治的理论思维淡化了，甚至丢失了。按照这种标准化、规范化，临床应用时只需要看看相关症状全与不全，或者相关症状的相加或相减，就可以进行临床诊断了。比如，第六版《中医内科学》教材关于疾病的诊断，基本上是"按证分型"的形式。在罗列出一大堆症状之后，接下来一项，便是"证型"的名称。与第五版《中医内科学》相比，"辨证分析"一项被删掉了。"辨证分析"，正是辨证论治中理论思维的那一部分。删掉了辨证分析，就是删掉了中医临床辨证的理论思维；删掉了中医的理论思维，就是删掉了中医的科学内涵。我看见了、我摸到了，于是就说我完成中医的临床诊断了，这是丢掉头脑，留下感官的做法。这岂不是把整个中医从理论医学，倒退到《黄帝内经》之前的经验医学的水平上了吗？

《黄帝内经·至真要大论》里讲："必伏其所主，而先其所因。"就是说，要降伏令人最痛苦的疾病，先须察知产生疾病的病因病机。讲到辨证时还说："有者求之，无者求之。"这里的"有者求之"，是指依据其具体的脉证，求知其病因病机。而"无者求之"，是以初步认识的病机，再回到临床脉证上加以对应观察。如果初步病机应见的脉证不明显，则需要重新思考初步认识的病机是否准确。倘若按照第六版《中医内科学》教材所示，对"无者求之"所指的"无脉无证"的情况，又凭什么来分型、做诊断呢？

我在浸会大学执教期间，曾为两届三年级学生讲过《中医内科学》。我坚持使用第五版教材，不用第六版。学生从二年级起，学习《伤寒论》《金匮要略》，接受了中医辨证论治理论思维的训练。如果因临床教材的原因，让学生接着再陷于经验的窠臼，那真是一种误人子弟的倒退。面对"经验化的临床规范"所造成的这种后果，面对初入中医学术殿堂的年轻学生，思虑再三，于心不忍。既然给了我这个讲堂，我就有责任把自己学术研究上的真实体会，如实地告诉我们每一个学生。当然还有师生相长，我有错误的地方，更希望大家批评指正。

第五，日趋西化的中医临床。

中医与西医，其特色与优势各不相同，所以中医必须"姓中"。这一点，持反对意见者很少。但在实践中，中医"不中不西"的问题的确十分普遍。不中不西，就是悖论。

以香港为例：一方面，1840年至今香港医疗一直是"西医在朝、中医在野"的局面。全香港公立与私立两种西医的医院有40余家，至今竟无一所中医的医院。所以，政府欲推进中医发展，培养优秀中医人才与开设中医院，首当其冲。另一方面，香港的西医从业医生12000余人，注册的中医师和表列中医师约 8000 人，中西两支队伍基本相当。而香港每千人平均拥有中医 1. 2 人，内地为 0. 24 人，仅从人数来看，香港中医似已呈现出超饱和状态。为什么香港如此庞大的中医队伍，却撑不起中医在香港的半边天呢？我想这与自身队伍的专业水平偏低直接相关。再一方面，当前香港社会最为需要的，是年轻、优秀、原创型的高级中医临床专才。但是当今香港三家中医学院的学生培养目标，无一家符合当前香港的历史与社会需求。有的不西不中、亦西亦中，有的在教学人员的结构上已明显呈现出中医教师边缘化之势。教学队伍尚且中医不中，即使学生主观上希望成长为优秀的、原创型的高级中医临床专才，学生们的这种希望很难说不是奢望。如此状况，正是临床人才西化与社会民众需求的悖论性格局。

我国中医临床"日趋西化"的悖论性格局，主要是因为中医后继人才"中医不中"而造成的。要避免中医临床的"日趋西化"，必须有大批年轻的、优秀的、原创型的高级中医临床专才。香港不破除年轻、优秀、原创型的高级中医临床专才成长的瓶颈，未来香港的中医院也很难迈向成功之路。

第六，以西代中的行政管理。

前面讲过，中医事业的管理，必须以中医管理科学为基础。而提升中医管理科学水平，则必须以中医的科学原理为根据。当前中医管理的突出问题是：一方面因为中医对自身科学原理的表述，还未达到足以令"多数人理解"的程度；另一方面则因为社会上"近代科学主义"的思潮，仍然十分顽固。所谓近代科学主义，简单地说，即以近代物理学、化学的观念和方法，作为衡量一切科学之是非的至上信条和唯一标准的观念与做法。在这种情况下，中医管理上的"以西代中"，似乎既无可奈何，又难以避免。以西代中，就是又一种悖论。

比如，中医临床医疗事故的评判，至今仍然以评判西医的法规为依据。这是制约中医自主发展的首要问题。这一长期不变的事实，已足以说明在中医管理上"以西代中"的普遍性和顽固性。买米要论几斤几两，买布要论几尺几寸。如果一定要说买二尺米，买二斤布，这种事情还能行通嘛！

再如，我们的大学管理部门，要求大学教学人员在一定时间内，必须完成一定数量的科研论文。并要求在国际期刊上发表，方可视为达到了"国际标准"。而中医以中文发表在国内中医期刊上的论文，因为不是以英文发表在国外期刊上的，所以不在"国际标准"之列。这种悖论性规定，根据何在！

无可争议的事实有五：一是中医的原创地在中国，中医学术大本营也在中国。二是世界上除了中国之外的其他国家里，西医是唯一的主流医学，所以中国之外的其他国家不存在发表中医学术论文的权威期刊。三是从逻辑学上看，中医概念与西医概念的性质完全不同，一者为类比性概念，一者为具体性概念，所以国外词库里没有中医的相应概念，而且现在尚没有成功的翻译蓝本。四是依据以上三点，勉强发表在国际外文期刊上，达到所谓"国际标准"所谓中医药论文，只能是"似中而实西"的内容。五是改革开放以来，中国的中医们仍然把中国置身于"国际"范围之外。为什么不能以中医自身固有的标准，作为中医走向世界的国际标准呢？我们还有文化自信吗？

早在 20 世纪 80 年代，全国知名的任应秋教授曾将这种悖论现象称之为"教堂当寺院，神父管和尚"。"以西代中"这一状况不改变，中医学术发展的方向终将全面、无休止地被扭曲下去。

20 世纪 80 年代，作为中医教育史上的第一届研究生，国内热心中医的老前辈、老领导、老专家对我们关爱有加。这是我选择了中医科学学、软科学研究的主要原因。科学学、软科学研究，是十分严肃而又枯燥的研究。对科学学、软科学研究不了解的人，好像觉得你专门挑中医、西医的毛病，或者你刻意要抬高中医。其实这完全是误解。苗力田先生注解亚里士多德的《形而上学》时，在其前言中说："科学是目的的，技术是手段的。"意思是说：科学是非功利的，它是为了认识真理、把握真理，所进行的艰苦、复杂的劳动。技术是功利的，是为解决现实社会的需要，在科学理论前提下所进行的具体发挥。无论如何，当代中医的发展，亟须中医科学学、软科学研究。在中医科学学、软科学研究的基础上，才能逐步完善中医的管理科学，实现中医事业的科学管理。从这个意义上说，"教堂当寺院，神父管和尚"就是一个悖论，一个中医管理上的大悖论。

第七，关于铺轨与接轨的悖论。

从20世纪90年代初，国内在"现代化"口号下，向国外接轨、向世界接轨，迅速成了一种时尚的说法。于是，"中医要堂堂正正地走向世界"和"中医向世界接轨"，也成为中医事业上红极一时的口号。其实这两个口号，也代表了一种悖论。

我在《中医学走向世界的若干理论问题》里，专门讨论了接轨、改轨、铺轨这一类问题。它花费了我整整半年的时间，请大家不妨一读。这里先要补充说明一点，轨是列车赖以通行的基础，这里借轨道之说指的是中医基础理论。该文主要表述了三个观点：一是"接轨者无轨可接"——国外没有中医的基础理论，我们却用很大的人力、财力、物力，企图达到与国外西医基础理论对接，那是不可能的。二是"改轨者，自毁其轨"——中医如果企图通过改造自己的基础理论与国外西医对接，自己把自己的根基毁掉了、特色抹杀了，中医还存在吗？三是"铺轨也，任重道远"——即把中医的基础理论体系和辨证论治的临床技术体系，完完整整地传到世界各国去，这当然要做长期文化传播的巨大努力，却是中医走向世界的唯一正确途径。

早在公元7世纪，鉴真和尚东渡日本，几经坎坷，第六次终于取得了成功。他把中医学传到日本，这就是铺轨！于是在以后的一千多年里，中医成为日本的主流医学。使日本国民与中国人一样，共同享受着中医的福祉，以防病治病。看来，今天在中医走向世界的问题上，我们远不如鉴真和尚那样明智，那样坚贞，那样不屈不挠。

接轨与改轨，这种做法在香港同样司空见惯。2003年3月"非典"暴发期间，我们几番争取，希望走进西医医院里参与治疗。同时也有不少人主张引用循证医学的方法阐明"非典"，为西医所认可。可是，这种舍近求远、舍本逐末的研究，直到"非典"疫情流行终结，还没有研究出任何"成果"来。需要抢救病人生命的关键时刻耽误了，中医始终被置于抗击"非典"的主体战场之外。"非典"疫情中，香港死亡率17%，居全世界疫区之首。但这并未改变社会各界对中医的偏见，诚属遗憾之至。所以铺轨还是接轨，同样代表着香港中医界两种不同的观点、不同的方向。到底应该铺轨，还是应该接轨呢？这岂是不是自相矛盾的悖论吗？

第八，继承与发展相对立的悖论。

在内地，几乎在我们所经历过的半个世纪里，有一句不断重复的老话，至今还在重复。这就是"中医工作中一定要处理好继承与发扬的辩证关系"。

其实，继承与发扬的哲学含义，人人都明白——继承是发扬的基础，发扬是继承的目的。这二者本来就是一个统一体，没有处理不好关系的可能性——除非不愿意继承，不愿意发扬。

为什么我们总是处理不好继承和发扬的辩证关系呢？原来继承与发扬的本来含义，在中医工作上被人为地扭曲了——扭曲为"继承靠中医，发扬靠西医"了。这就变成了一个彻头彻尾的悖论，变成了在"中西医结合"漂亮口号隐藏下无法解开的自我矛盾。

物理学与化学，是近代科学的两个带头学科。二者之间的特点、属性，尽人皆知；二者之间的差异或区别，也无人不晓。没有人会讲出来继承靠物理学，发扬靠化学；或者继承靠化学，发扬靠物理学这样的话。这里我们试图把物理学与化学之间的这一例子，转到中西医关系上进行两个逻辑假设：

首先，如果人们习惯讲的"中医与西医是完全不同的两个学术理论体系"这句话是对的，那么，你就没有权利讲"继承靠中医，发扬靠西医"这样的糊涂话。如果习惯讲的这句话是不对的，那么，你就没有权利在大会、小会，以及报告、公文里把这句习惯讲的轻率话，当作口号一样经常讲、反复讲。

其次，如果"中西结合医学"体系已经形成宣称是确凿的事实，那么，你就没有理由再讲"继承靠中医，发扬靠西医"这样的糊涂话；而且你必须同时向学术界阐明，你是如何将中医与西医不同的两个医学理论体系结合为一的。如果连中医与西医的特点、属性、差异、区别还没有搞得尽人皆知、无人不晓，那么，你除了没有理由再讲"继承靠中医，发扬靠西医"这样的糊涂话之外，你更没有理由讲"中西结合医学"体系已经形成这样的空话、大话。

这里之所以做这两种逻辑假设，只是想表达一种提示：以悖论为基础讲悖论，只会越搞越悖论。

第九，经济大潮与学术腐败悖论。

20 世纪 80 年代以来，中医、中药工作中的拜金主义狂潮愈演愈烈。这里仅以中药为例，讲一点悖论现象，以供思考。

在中药方面，从"保健食品热""保健药品热"到中药新药的研究与开发，伪劣假冒产品充斥着整个市场。中国人自古以来认为"人为天地万物之灵"。所以在人民大众的救命医药上牟取任何不义之财，无异于草菅人命、谋财害命。孟子曾有明训："上下皆征利，其国危矣。"所以，生命与金钱冲突、经济大潮与学术腐败并行，是摆在当代中医药事业上的又一种悖论。

中药的伪劣假冒问题，主要有两类。一是原料、配方、生产工艺、质量控制等不合格；二是"科技伪劣假冒"品。即在研究思路、选题立项、成果鉴定、新药评审等环节上，严重背离中医药科学原则而推向社会的伪科学产品。所以，在科学名义下伪科学、假科学的泛滥，是数千年历史上少见的又一种悖论。

直到今天，学术界在"中药"和"西药"这两个最基本的概念上，尚未达成共识。而大喊大叫的"中药现代化"，其实就是"中药西药化"。所谓的"中药西药化"，只不过是西药化学提取的老方法、老路子，从原料中药材里提取西医所需要的有效化学成分。这是西药发展上的一条老路，本质上并无新意。这种老方法、老路子，对西医西药而言固然是有益而无害的。但对中医中药而言，走西药化学提取的老路，怎么摇身一变，就变成了"中药现代化"的新路了呢？这一变，岂不是正将中药的理论原则和使用方法，彻底异化了、丢掉了吗？这一变，岂不是"中药西药化"了吗？如此这般地变下去，中医理论与临床体系下的可用之药，还会有吗？

人常说，中医中药本为一家；医为药之理，药为医之用。中医、中药，被人搞得身首分离，正是这一悖论的实质。尚不彻底揭穿，那就意味着中医理论与临床学术体系，必将面临全方位的解体。

以上悖论现象，还可以举出许许多多……

4. 正本清源并不是奢望

以上所列举的中医学术定位模糊的问题和中医工作中的种种悖论现象，绝非有意揭短。应当看到，学术定位模糊和由此产生的种种悖论现象，已经持续近一百年了，近五十多年来尤其突出。它直接影响着三四代中医从业者，严重动摇了中医的科学信念与中医的健康发展。对此，我们千万不可等闲视之。在中国改革崛起的今天，欲实现中医的复兴，首先要实事求是、光明磊落、胸怀坦荡地进行自我反省，在学术上来一场彻底的正本清源。这不是自寻烦恼，也不是奢望，而是历史对当代中医学子的严峻考验。事实已经表明，总是讲"成绩是主要的"，结果总是见不到中医复兴、改革、更新的新气象。这正是学习中西医比较这一课的必要性、紧迫性所在。

爱因斯坦说得好："认识问题比解决问题更重要。"我们坦诚地列举中医在这一历史时期的问题，正是为了解决问题。而且，认识和解剖问题，就是解决问题、正本清源的开始。所以，希望从中西医比较这一课的开始，我们师生之间携起手来，共同走进中医的历史性反思。相信通过讲授这一课程，会启发大家从比较中认识中医的科学地位和价值。为此在这一次教学中，我愿意以一个中心发言人的身份，与大家平等地坐在一起讨论，尤其希望大家针对我讲的内容提出批评。我们应当做这一个时代中医队伍的苏格拉底。应当像苏格拉底那样，为了寻求真理，认真探讨、公开辩论；像苏格拉底那样，以毕生的精力和无畏的勇气，投身到中医自省中来，投身到中医复兴的历史使命中来。只要敢于自我解剖、敢于自我批评，在独立思考中善于提出问题，我们大家就一定会有真正的进步。

讲了中西医比较的必要性，还想送给青年学子们几句话："知此知彼，少走弯路，饱拥知识，健康成才。"

"知此知彼"，就是深刻地知道中医，也深刻地知道西医之后，才能在文化多元的时代环境里，真正、准确地把握中医的科学定位。如此，在今天的学习和今后的工作中，你们就会大大减少我们这一代人所遭遇的曲折和坎坷。"少走弯路"，就是节约了时间和精力；节约了时间和精力，就是拥有了青春和生命。鲁迅说过：耽误别人的时间等于谋财害命。我们从事医学工作的天职是扶危救困、保护生命。我们怎么能耽误继承我们事业的年轻一代的青春和生命啊！"饱拥知识"，指的是饱满地吸收中国传统文化中的哲学知识，吸收和理解博大精深的以中医基础理论为核心的中医学体系。而且有了健康的体魄和时间、精力，就可以更多地学习和研究中医的理论与临床知识，这就容易做到"饱拥知识"了。在知此知彼、少走弯路的情况下，就容易全面掌握中医学知识体系，成长为"饱拥知识"的原创型的优秀中医临床专才，则自然而然、水到渠成。这就是我理想中的"健康成才"。

这些年，我与内地的中医学子们打交道很多，这一方面的切身感受也多，因此愿意把这几句话送给大家。让我们携起手来，共同努力，相信我们这里所讲的，一定不是奢望！

第一讲最后，还有一些补充说明。我要毫不掩饰地告诉大家，我在西医方面，有一定的先天不足。我早期接受的是中医"师带徒"式的教育。从师之初，用了很长的时间和精力学习中医。进入临床工作之后，才补充学习了西医方面的一些基础知识。不过在此期间，有幸与热爱中医的西医师杨万成先生结为互学伙伴，并在临床急危重病的治疗上，取中西之长，相互配合，前后长达十二年之久。在实践中，对西医的了解加深了一些。1978 年攻读硕士学位期间，专业是仲景学说，基本不接触西医知识。后来在工作中，与刘铁林先生成为至交。他的西医功底扎实，才华不俗，亦曾翻译过三部俄文医学专著。所以执教中西医比较以来，几乎每一次回北京的休假，都变成了我们在西医方面的专题讨论。可以说，我在讲台上讲中西医比较，台后备课的其实是我与刘铁林先生二人。这门课程的专题结构，是我们二人商量设计的，中医方面由我做主，西医方面的一些主要观念和一些关键性的概念，由他审定。由于这门课现在安排的学时不多，西医方面他所做的一些准备，有一部分会跟大家见面，有一部分也只能暂时放下，以后再找机会讲。今天讲授中西医比较，这个实情，我必须告诉大家。

参考文章

1. 学习中西医比较一课的必读文章（共七篇）

（1）《中医复兴论》一书

第 1 节　论中医学的定义

第 2 节　證、证、症、候的沿革和证候定义的研究

第 3 节　论中西医的不可通约性

第 19 节　按照中药理论推进中药产业

（2）《医理求真》一书

第 16 节　中西医配合清议

第 19 节　从近代科学主义到伪科学

第 22 节　中医形上之思

2. 学习中西医比较一课的参考文章（共 22 篇）

（1）《中医复兴论》一书

第 7 节　中西医结合亟待定义

第 9 节　中医生存与发展的理性思考

第 12 节　困扰中医发展长达四十年的悖论

第 13 节　走出中医学术的百年困惑

第 14 节　影响中医发展的重大问题

第 15 节　日本汉方医学衰落轨迹

第 17 节　中药现代化和中医发展的若干问题

第 24 节　为中医教育诊脉处方

第 25 节　中医教育的三个重要环节

第 27 节　提高中医临床疗效的科学学思考

第 29 节　西化——中医科研的致命错误

第 30 节　中医走向世界的若干理说问题

（2）《医理求真》一书

第 7 节　SARS 防治的中医理性之思

（3）相关课外图书指引

课外读物主要包括两类：一类是中医经典医著，一类是中医方法论图书。鉴于现行中医本科课程设置上中医经典医著学时偏少，应当在中西医比较教学的同时，抓紧经典医著的复习与复读。复习与复读的内容，根据个人具体情况，自主安排。并建议把中医经典医著的复习与复读，今后年年皆应有所安排，坚持不辍，以不断加深对中医理论的研究与理解。

鉴于中医方法论的需要，青年中医工作者应当多读一些哲学、科学史与系统科学方面的著作。哲学方面，建议把冯友兰的《中国哲学简史》与曾仰如的《形上学》，作为哲学的入门读物，然后再逐步拓宽哲学学习内容。科学史方面，建议以丹皮尔（英）的《科学史及其与哲学和宗教》为主。系统科学方面，先从贝塔朗菲（美）、维纳（美）、申农（美）几位创始人的著作入手，在重点理解系统论、控制论、信息论一般原理的基础上，与阴阳五行学说相互印证，为中医所用。

这些内容，属于中医学方法论、认识论范畴。对于理解中医"是怎么来的"，对于从事中医的科学研究，都十分重要。这方面的学习，需要一个较长的过程，不是中西医比较一课所能完成的。谨此说明。

第二讲　人类文化科学的两次高峰

人类文明已经有五千多年的历史了。讲到文明，人们自然会联想到文化，联想到科学。因此，我们讲中西医之间的比较，同样需要从源头上讲起，从文化上讲起。尤其是两千年前就达到成熟科学水平的中医学，更需要回到它产生、成熟的历史源头上，才能看清它的文化渊源和历史的真实。现在人们谈到中医的发展，只强调说我手里有这些、那些现代化的方法，却把中医产生、成熟、两千年连续不断的历史忘记了，这是十分危险和荒唐的事情。所以第一讲我们讲了中西医比较的必要性之后，接下来将要从东西方文化、科学两方面，进行一些简要的历史回顾与比较。

一、人类文化的两次高峰

一百多年来，西方文化被裹挟在政治、军事、经济之中，以汹涌澎湃、势不可挡之势来到了中国。如何透过政治、军事、经济的压力，仅从文化的角度进行冷静、深入、系统的思考呢？历史已经证明，对中国人来说，这是一件极其不容易做到的事情。仅从"西学东渐"而言，中国近代一百多年来，应当称之为新的东西方文化整合时期。这一提法，是肯定的、毫无疑问的。但是这种新的东西方文化整合与重构，不是在和平友好的形势下以文化交流的公平方式进行的。这就使中国近代面临的文化整合，充满了曲折、坎坷、艰难、苦涩。事实上，在接连不断的以政治、军事、经济开路的"西学东渐"中，中国文化一直接连不断地处于被动之势。因此一次又一次错过了对东西方文化冷静、深入、系统的思考，以及在冷静、深入、系统思考基础上的历史性整合。也就是说，东西方文化在中国的相遇已经一百多年了，但是东西方文化在中华大地上的整合与重构，事实上并没有真正实现。现在我们讲中西医比较，首先要接受一百多年来的历史教训，不要离开以东西方文化比较为基础的整合与重构的主题。这里我们先从人类文化与科学的两次高峰讲起。

1. 文化的含意

在讲这两次高峰之前，我们需要先做一下词语解释，什么叫文化？

第一，先说"文"字。

我们谈文化，先要谈什么叫"文"。《说文解字》注解说："错划也，象交文，凡文之属皆从文。"这里的"错"，是从象形造字的角度上讲的，即笔画互相交错的意思。《说文解字》这一注解的意思是：汉字的创造，起始于象形。以交错的笔画而形成文字，用来表征事物，用来传达思想，这就是"文"字本来的含义。《说文解字注》"文"字下注："仓颉见鸟兽蹄远之迹，知分理之可相别异也，初造书契依类象形，故谓之文。"这是从"文"字的原意上讲的。《说文序》："依类象形故谓之文，其后形声相益即谓之字。"意思是，始于象形的叫文，由形与声相互组合演化而来叫字，于是有了文字这一词汇。所以人类发明文字，是为了用文字说明事物的多样性，表达事物本来的丰富多彩。因为人类观察认知实践中，需要认识的客体是错综复杂、千变万化、无限广泛的，所以在认知过程中，为了适应记忆、研究、交流、传播的需要，于是逐步创造出文字来。

中国文字的"六书"，即象形、指事、会意、形声、转注、假借。此六者的关系是文字的起始是象形，基础是象形、指事、会意，而后发展出形声、转注、假借，从而使中国文字成为人类文字的最优秀者。由此也可以看出，从认知的实践到文字的创造，就是一个由认知实践到知识的记忆、研究、交流、传播的极其复杂的文化过程。有了记忆、研究、交流、传播这一文字工具之后，才有可能动员起古往今来人类的每一分力量，共同参与到推动人类文化发展的文明活动中来。

"文"的引申意思很多。比如，彩色文错。《周易·系辞下》："物相杂，故曰文。"又如，文雅，常与"质""野"相对而称。《论语·雍也》："质胜文则野，文胜质则史。"再如，文章也。《玉篇·释名》："文者，会集众彩以成锦绣，合集众字以成辞义，如文绣然也。"另外，"文"的引申意思还有礼乐制度、法令条文、非武力的、美与善的……这些引申，无疑都是褒义的、积极向上的；无疑都是关于事物（包括思想）的正面概括。所以，都可以从"认知实践到知识的记忆、研究、交流、传播的极其复杂的文化过程"，来体会出上述引申的内涵。

第二，再说"文化"。

"化"，在这里是"转变成某种性质或状态"的意思。例如，绿化、电器化、大众化、现代化等。也含有全方位、多层次，或者彻底、广泛转变的意思。所以，"文化"一词在文字表面上说，就是知识记忆、研究、交流、传播的全方位、多层次，或者十分彻底、广泛的转变。简而言之，文化就是人类知识的文字化。这一解释，既简单，也明了，相信是"文化"一词最恰当的解释。

文化多用作名词，指由"认知实践到知识"的那种性质或状态。有时也作形容词用，形容对事物认识的升华。

文化一词与人类的关系，最为密切。可谓无时不有，无处不在。也许因为使用频率太高，要统一、准确地给文化下定义，似乎并非易事。如若不信，不妨提问一下在座的各位，答案恐怕是不及要领，人言人殊者居多。不过，还是有一个相对一致的说法。现代多数辞书的解释是，文化指人类社会历史实践过程中所创造的物质财富和精神财富的总和。泛指人类共有、共享的一切知识，包括文字语言知识本身。这些解释，与转变成知识化的某种性质或状态，其意思相近。所以，我还是觉得"文化就是人类知识的文字化"这一解释最好，既简单，又明了。讲到这里，从"文化就是人类知识的文字化"而言，文化之中当然包括了科学在内。或者说，科学是文化的一个组成部分。我们在这一讲里，讨论人类文化科学的两次高峰，也可以用人类文化的两次高峰来代替。

17 世纪，英国的笛卡尔将文化分为物质文化和精神文化。其实，物质文化就是人所创造的物质，它是在人的精神层次达到知识化的前提下才可能创造出来的。或者说，物质文化是人的精神知识化的延续。因此，物质文化和精神文化，二者不是并列关系。应当说，精神文化繁荣在前，物质文化繁荣在后。这一点，先请大家想一想，我们后面还要进一步讲。

第三，文化对象与文化态度。

文化既然是"人类社会历史实践过程中所创造的物质财富和精神财富的总和"，或者"人类共有、共享的一切知识"，那么文化是怎么来的呢？多数情况下人们会说，文化是人类创造的。这固然是对的，但是不全面。所谓不全面，是因为这个说法忽视了文化起源的对象问题。

人类社会历史实践过程中所面对的客观事物是错综复杂、千变万化、无限广泛的，所以研究、认识不同对象，便形成了种种不同的文化。换言之，不同的文化，起源于不同的对象，即对不同对象的观察、思考、研究。在这里，我们首先要对"客观事物"有一个正确的观念或态度。

所谓"客观事物"，用亚里士多德的说法，就是"万有"。万有的"万"，是言其多，多到无限。所以万有就是一切"有"，全部的"有"。这与《老子》所讲的"万物"，是一回事。人们首先必须承认，凡是人所感知到的一切客观事物，都是实实在在的"有"，都是不可偏废的存在。这才是人们对待文化对象应有的、起码的态度。

这里需要强调指出，凭着人类的认知能力，是不可能认识一切的客观事物的。比如，佛家说的眼、耳、鼻、舌、身、意"六根"，包括了人类认知客观事物的感性与理性两方面能力。而这两方面认知能力，只能认知一切客观事物中的一部分。而且这部分，只是很小的一部分。因为有相当多的事物，是我们眼、耳、鼻、舌、身、意所不能及的。宇宙有多大，谁也说不清楚。人类从来没有走出过太阳系，连真正离开地球到太阳系别星球也做不到。宇宙有多大，银河系以外还有多少个银河系，不是人类的眼、耳、鼻、舌、身、意所能认知的。即使人类有更高级的望远镜、显微镜，或者别的什么工具，也看不到无限大、无限小。因此，在讨论文化的时候，以下观念与态度，值得牢记。

首先，就文化起源的对象而言，人类文化的对象仅仅是一切客观事物中的一小部分，而且这一小部分是一点一滴逐步拓宽的。这一点一滴、一小部分的客观事物，就是人类文化研究的对象。把研究一点一滴、一小部分的客观事物获得的知识积累起来，便成了文化。所以人类要尊重文化的累积，尊重文化累积的历史，因为这是文化未来发展的基石。

其二，就文化知识发展而言，人类的知识永远是对客观事物里一小部分的认识。人类要想理性地享受文化产品带来的福祉，那就必须承认自己的卑微，就必须克服人性的狂妄。要懂得，人性的狂妄，犹如毒害文化产品的鸦片。对文化的扭曲或破坏，往往也是出于人性的狂妄。

其三，不同的文化知识，起源于不同的文化对象。在通常情况下，人类面前有多少可定义的研究对象，就会逐步形成多少种科学。没有明确研究对象的科学，世界是不存在的。忽视了文化起源的不同对象，必然会混淆了不同文化的界限及其特点。不认识这一点，人类必将会毁坏"多元文化、和而不同"的自然格局。

讲到这里我们就可以说，摆在我们面前的形上学、哲学、科学、技术、经验、历史、政治、经济、军事、文学、艺术等，都是人类关于不同领域、不同对象研究而来的文化知识。尽管这些文化知识常常会令人感到骄傲，但是就客观存在的天地万事万物来说，总还是一小部分。下面的讨论，将从人们既有的形上学、哲学、科学、技术、经验、历史、政治、经济、军事、文学、艺术等文化知识，来讨论文化总体的分类问题。

2. 两次文化高峰的提出

为什么我们讲两次文化高峰，而不说三次呢？两次文化高峰产生于什么时候？为什么会产生？推动文化高峰形成的代表人物有哪些人？两次文化高峰的实质与区别在哪里呢？这是本节要着重讨论的问题。

第一，关于文化高峰的含义。

20 世纪上半叶，有人说几千年来人类文化的发展，就好像一只雄兔跳跃了两次。一次是在两千多年前，一次是在欧洲的文艺复兴以来。

这个比喻，很像中国人常说的长江后浪推前浪，川流不息向东方。然而在滔滔东去中，惊人的洪峰总是不多见的——"一只雄兔跳跃了两次"，也就像惊人的洪峰出现过两次一样。两千多年前，大体相当于中国的春秋至秦汉那一段时期，是中国五千年文化史中第一个鼎盛时期，即第一次文化高峰。第二次文化高峰从欧洲的文艺复兴进入萌芽阶段，经过两百年的奠基与准备，成功于牛顿那个时代。而进入鼎盛阶段，是 18 世纪以后的事情。一直到今天，仍然处于第二次文化高峰普及与发展阶段。

《科学史及其与哲学和宗教的关系》的作者，丹皮尔先生（英）的说法是："人类历史上有三个学术发展最惊人的时期，即希腊的极盛时期、文艺复兴时期与我们这个世纪。"他说的前面两个时期，与我们上面讲的意思基本一致。丹皮尔先生的《科学史》一书出版于 1929 年，他所说的"我们这个世纪"，当然指的是刚刚过去的 20 世纪。对于 20 世纪文化科学的发展，往后历史将有什么样的评价，现在讲还为时过早。

20 世纪 80 年代，美国社会学家阿尔温·托夫勒有一本畅销书，书名叫《第三次浪潮》，不知道在座的有没有人看过这本书。当时中国正处于改革开放的初期，《第三次浪潮》在国内非常受欢迎；在知识阶层，可以说尽人皆知。按照《第三次浪潮》的看法，他讲的"第一次浪潮文明"，也称"农业革命阶段"，相当于我国的春秋秦汉时期，或者西方的古希腊时期。"第二次浪潮文明"，也称"工业革命阶段"，即欧洲文艺复兴以来。"第三次浪潮文明"，也称"新技术革命阶段"，即他所出书的这个时期。"第三次浪潮文明"最突出的象征，是在系统论、信息论、控制论推动下的，"以综合为主要倾向"的"新技术革命"的到来。阿尔温·托夫勒的说法，与丹皮尔的说法在时间划分上有相似之处。从文化科学的基本内容上如何看，还是留给以后的历史进行评价为好。本书讨论中西医比较，对两次文化高峰进行相关比较，是我们不能不关注的。

第二，传统文化观念的自我失误。

2003 年 11 月 18 日，在北京香山召开了一次全国性的"中医基础理论发展研讨会"。这次会议，也叫"第 219 次香山会议"。国内自 1949 年以来，凡讨论国家重大科学技术发展的会议，不少在北京西郊的香山召开，习称"香山会议"。这是新中国成立 50 多年来第一次因为中医基础理论问题，召开的一次高层学术研讨会。会议上我进行了一个简短的发言，主要讲了三点看法：一是我们研究中医基础理论发展的问题，首先要研究并回答中医基础理论的核心是什么，与西医基础理论有什么区别；二是要回答中医基础理论是怎么来的，与中华民族优秀的传统文化的具体血肉联系是什么；三是要真正认识中国传统文化，先需摆正我们对中国传统文化的态度。记得当时有一段话，我讲得有一点冲动，大概的意思是：半个世纪以来，我们这一代人在对待中华民族传统文化上有一个心理误区，而且常常表现得口是心非。从小学受教育起几乎人人都知道中华民族有五千年的文明史。实际上面对民族传统文化时却往往在内心偷偷地除了一个二。把中华民族五千年的文明史，变成了两千五百年。与此同时，往往自以为是地把公元前五世纪上下那一次文化高峰时期，歪曲为中华民族文化初始的起点。而且通过"偷偷地除了一个二"，把公元前五世纪上下的文化高峰时期原始化，一说起春秋战国，就好像进入了蒙昧的古代。这一历史观念和态度，大错而特错。20世纪以来在"全面反传统""全盘西化"的意识支配下，一次一次批判孔孟、批判老庄，就是证明！几十年来中医界在《黄帝内经》《伤寒杂病论》上阳奉阴违、口是心非的态度，同样也是证明！

在我们今天讨论人类文化两次高峰的时候，值得我们思考的是，作为世界文明古国后代的我们，在对待自己优秀传统文化的观念和态度上，远远不像西方学者那样理性和成熟。距今两千五百年上下的春秋秦汉时期，是中国文化的第一次高峰，绝不是开始，绝不是起源。在这一至关重要的问题上，我们要认真反省，不可盲从，不可疏忽。下面我们就此做一些简要的分析。

3. 第一次文化高峰的时间与巨人

两千多年前，不论东方还是西方，都出现过许多伟大的哲人。应该说，人类文化的第一次高峰，是锤炼哲学的高峰，是哲学成功的高峰。或者可以说，哲学是第一次文化高峰的主体。在当代，不论东方还是西方，如果讨论哲学，都不约而同地回到了那一个时期。在这里，我要再一次补充说明：在前一讲里，我们说过，学术发展上其实无所谓东方和西方的。因为一百多年来的习惯，本着不影响内容实质的原则，我们仍然沿用"东方""西方"这样的表述。另外，这里讲的东方，主要指中国。

第一，第一次高峰在中国。

《周易》是中国最早的经典之一，讲中国哲学，当然要从《周易》说起。它出现于春秋之前，非一时一人所作，先有《易经》，至战国时期补充了《易传》，两部分相合，成为后世所见的《周易》这一版本。对于

《周易》的易，素有"一易三意"之说：一曰简易，言其包逻的哲理深邃，为万物运动变化的总原理；把握总原理以面对万物，即可达到执简驭繁、一通百通的效力。二曰不易，是说《周易》之道，超越时空，千载不变，万古长存，故曰不易。三曰变易，言其变化运动不居。即指《周易》观察研究的对象，是万事万物不断运动变化着的"象"；"象"不断运动变化着，故曰变易。"象"是生生不息的，故《周易·系辞》说："生生之谓易。"这一点很重要，是哲学研究对象的基本特点。因为《周易》的哲学内容，包括了本体论、辩证法、人生哲学、政治哲学等方面。所以，其后诸子百家，多宗其理，尊《周易》为哲学经典之首。

在这里，我们参照台北辅仁大学黎建球先生《中国百位哲学家》一书，列举继《周易》之后，从战国至西汉那一时期的代表性哲人，简要窥视一下当时中国哲学的大概。

老子（生卒年月不详），姓李，名耳，字伯阳，谥曰聃。春秋时代的陈国人。《道德经》五千余言为他所写，为道家学说之奠基人。

孔子（前551—前479），名丘，字仲尼。为儒学之祖，其《论语》（为后来四书之一）影响深远。曾修《诗》《书》，订《礼》《乐》，赞《周易》，制《春秋》，为后世的典范。

曾子（前505—前436），名参，字子舆。为孔子之传人，著《孝经》及《礼记》内《曾不问》一篇。总结孔子之言为《大学》（为后来四书之一）。

子思（前483—前402），姓孔，名伋，为孔子之孙。著《中庸》，为后来四书之一。

孟子（约前372—前289），名轲，儒学之大成者，著《孟子》，为后来四书之一。

荀子（约前313—前238），名况。儒学代表人物之一，有《荀子集解》于世。

列子（约前500），名御寇。道家学说代表人物之一，有《列子》流传于世。

杨朱（生卒年不详），字子居。道家学说代表人物之一，其思想散见于《孟子》《韩非子》《庄子》《列子》中。

庄子（约前369—前286），名周。道家学说代表人物之一，有《庄子》流传于世。

墨子（约前468—前376），名翟。墨家学说之代表，有《墨子》流传于世。

宋钘（生卒年不详）。墨子之传人，兼通老子，其思想散见于《孟子》《韩非子》《庄子》《荀子》的书中。

管子（？—前645），名夷吾，字仲。法家之鼻祖，有《管子》流传于世。

申不害（约前385—前337）。法家代表人物之一，其学说见《荀子·解蔽》及《韩非子》。

商鞅（约前390—前338），姓公孙，名鞅。其著述见《汉书·艺文志》。

慎到（约前395—约前315）。法家兼道家学人，其著述见《四部丛刊本》（江阴缪荃氏香籍的藏本）。

韩非子（前280—前233）。融儒、道、法于一身，有《韩非子》流传于世。

田骈（生卒年不详），齐国人，游稷下，号天口骈。袭道家学说，其思想散见于《吕氏春秋》《淮南子》《庄子》《荀子》《尹文子》《战国策》中。

邓析（前545—前501），郑国人。名家代表人物之一，兼通法家，其著述《无厚》《转辞》二篇，收于《百子全书》之中。

尹文子（约前360—前280），战国人。先务道家，再务名家，后务法家，有《尹文子》流传于世。

惠施（约前370—约前310），宋国人。名家代表人物之一，其思想散见于《荀子》《吕氏春秋》《淮南子》《庄子》。

公孙龙（约前320—前250），字子秉，赵国人。先务儒学，后为名家代表人物之一，著有《公孙龙子》流传于世。

孙武（生卒年不详），字长卿，齐国人。以兵、法见长，并有兵圣之称，有《孙子·兵法》流传于世。

吴起（？—前381），卫国人。曾从师于曾参，善用兵，有《吴子》流传于世。

邹衍（约前305—前240），齐国人。曾为燕国召王之师，为阴阳家之创始人，著有《邹子》《邹子终始》，皆佚亡。

刘安（前179—前122），汉高祖之孙。有《淮南子》流传于世。

贾谊（前200—前168年）。有《新书》流传于世。

董仲舒（前179—前104），西汉人。阴阳家代表人物之一，著有《董子文集》《春秋繁露》。

司马迁（约前145或前135—？），字子长。学易、习道，有《史记》流传于世，涉及文学、历史、哲学、政治、经济诸多方面。

刘向（约前77—前6），字子政。通诸子万家，著有《洪范五行传》《新序》《说苑》《列女传》等。

杨雄（前53—前18），字子云。博览而多识，好古而乐道，模仿《易经》而著《太玄》，模仿《论语》而著《法言》。

讲到这里，我们必须提到释迦牟尼。印度的释迦牟尼与孔子是同一个时代人。他出家修佛，成为佛祖；他更是东方最有影响力的伟大哲人和人类第一次文化高峰的伟大旗帜和舵手。他的思想后来发展为佛教思想，同时也是哲学理论。孙中山先生曾说："佛学是哲学之母，研究佛学可补科学之偏。"唐代以后"儒、释、道三教合一"观念的出现，也可以从孙中山的这句话里得到领悟。"三教合一"既说明佛学在哲学上推动了中国儒家、道家哲学思想的发展，也说明中国儒家、道家哲学与佛学有着同样的普世性、开放性和包容性。佛学传入中国，对先秦以后中国哲学发展史而言，其影响最为深远。先秦以后，中国哲学大多是对道、儒之学的诠释，而佛学意义却是互补性的推动。这一方面，读一些先秦以后的哲学著作，相信不难明白。

以上列举的《周易》及其后的三十位大哲诸子和佛陀释迦牟尼，他们都是公元前的人。基于以上大概的陈述，可以做以下几点重复和概括：

一是第一次文化高峰的时间跨度。从《周易》后三十位大哲诸子和佛陀，上溯到《周易》出现的年代，前后时间将近一千年。这就是说第一次文化高峰从准备到高峰时间跨度为一千年左右。

二是第一次文化高峰的鼎盛时期，也就是第一次文化高峰时期，应为老子、孔子以后的四五百年间。

三是第一次文化高峰的核心，即中国哲学的思想体系里本体论、认识论、人生观、世界观、自然观、伦理学，几乎无所不有。不能因为百家诸子各有所长而在整体上忽视了中国哲学体系的完整性。

四是中国哲学的代表，即道家、儒家、阴阳家、名家、墨家、法家，共六家。刘向的儿子刘歆在司马迁的基础上，增加了纵横家、杂家、农家、小说家，合起来共为十家。足见中国哲学已经延伸到多种学科之中，指导着社会、自然、农学、医学、文学等科学的发展。

五是佛学传入中国之后，丰富了中国哲学的内容，与道家和儒家关系尤为密切。唐代以后的"儒、释、道三教合一"，是中国哲学巨大普世性、开放性、包容性的例证，也是成熟的哲学的具体证明。

六是中国哲学体系的成熟与完善。春秋秦汉后，中国哲学的发展基本上是刘歆十家框架内的自我成熟与完善，没有出现本质性的变化。足见中国春秋秦汉之际是中国第一次文化高峰时期的论断，是完全有道理的。

第二，第一次高峰在西方。

前面说过，"人类文化的第一次高峰，是锤炼哲学的高峰，是哲学成功的高峰。故哲学是第一次文化高峰的主体"。希腊、罗马是西方文化的摇篮，所以讨论"第一次高峰在西方"这一问题，自然要围绕那一时期希腊、罗马的哲学发展来展开。

大体在中国春秋与战国前半期，西方的哲学还处于萌芽阶段。西方在同一时期没有出现像《周易》那样的一本书。这本书历时百年之久，凝聚了许多人的心血，经过反复锤炼；这本书包括了本体论、辩证法、人生哲学、政治哲学等诸多哲学内容；这本书事实上已经达到超越时空、千载不变、执简驭繁的高度；这本书牢牢抓住万事万物不断运动变化着的"象"，作为其观察研究的对象；这本书以其哲学与占卜的双重形式，几乎受到历代朝野上下的关注，汇成了正反相兼的推动力量……所以，尽管西方哲学的研究也可以追溯到公元前 7 世纪，但是直到苏格拉底、柏拉图、亚里士多德"三哲"之前，西方早期的哲学研究，没有一位可与中国同时期诸子那样的哲人比眉齐肩。这里我们参照台北辅仁大学邬昆如先生《西方百位哲学家》一书，简单列举"三哲"前早期的一些人物，以供参考。

据《西方百位哲学家》的排序，在苏格拉底之前有一定哲学思考的人物共十四位，他们是：泰勒斯（约前 624—约前 547）、亚诺芝曼德（约前 610—约前 546）、亚诺西姆内斯（前 585—前 528）、毕达哥拉斯（前 580—前 500 年）、赫拉克利特（约前 540—约前 480 与 470 之间）、色诺芬尼（约前 565—约前 473）、帕米尼德斯（前 540—前 470 年）、齐诺（生卒年不详）、梅里索斯（前 480—前 400 年）、恩培多克勒（前 495—约前 435）、德谟克里特（约前 460—约前 370）、亚那萨哥拉斯（约前 500—前 428 年）、普罗塔哥拉（前 481—约前 411 年）、格尔齐亚斯（前 483—前 375 年）。这些人物中，多数人没有著作，只留下了一些零散的、不成体系的思想片段；有的虽有著作，或呼应者寡、相继亡佚，或各执一隅、互不连贯。所以除了在哲学史上留有一些片段资料外，谈不上成熟的建树或哲学体系。

在西方哲学上最早留下辉煌成就的，也就是苏格拉底、柏拉图、亚里士多德三位伟大的哲人了。

苏格拉底（前 469—前 399）颇像中国的孔子——述而不作。他有典型的在街头巷尾与人交谈、辩论的习惯，却未留下任何著作。在他的弟子柏拉图早期的著作里，记载了苏格拉底的部分思想。他给后世留下最为宝贵的，是他为真理交谈、辩论的高昂激情和不遗余力地奋斗精神。直到被迫害致死那一刻，他仍然从容地告诉他的弟子：不要忘记献给神灵一只公鸡——因为苏格拉底曾经欠下神灵一只公鸡，而当政者强加给他的罪名正是"不敬神灵"。这是一位追求真理的斗士死前留给当政者的莫大讽刺。至于完整、成功的哲学思想体系，也成为苏格拉底留给历史的不可改变的遗憾。

何怀宏先生在他的《一个行动中的哲学家——苏格拉底之死谈起》一文（见《在北大听讲座之九》）中说："西方文化的源头主要有两个。以城市来说，一个是雅典，一个是耶路撒冷。或者说，有两个人处在开端，一个是苏格拉底，一个是耶稣。"苏格拉底代表了古希腊理性主义的文化，耶稣代表了基督教启示的文化。苏格拉底所代表文化方向和为真理而献身的文化态度，对西方第一次文化高峰的到来，无疑是巨大的推动。

柏拉图一生著有三十五篇对话录，除了《辩护》及其他一些书信外，全部都用"对话"的辩论方式写成。柏拉图思想成熟阶段的大作有：《飨宴》《费东》《理想国》《特亚特陀斯》《费特罗斯》等。老年阶段的大作有：《诡辩》《政治家篇》《费例波斯》《弟迈阿斯》《克利弟河斯》《法律篇》。其中，《理想国》最负盛名。

柏拉图不论在哲学、政治、文学、教育等领域，都对整个西方历史产生了巨大的影响。柏拉图开创了西方的教育，他一手创办的学园，一共延续了九百多年。正如邬昆如先生所说："柏拉图的哲学体系，铺设了西洋思考之路。在纵的体系中，包括知人、知物、知天。在横的体系中，注意到人生的三度：前世、今生、来世。虽然二元论的设立，不见得非常完善。但是把'人'安置在宇宙的核心，同时赐予人'超越'的能力，进入'完人'的境界，是哲学到达极峰的象征。"

亚里士多德最大的贡献，是他领先建立了一个百科全书式的思想体系。他是第一个以科学方法汇聚了各种学科，然后再加以分门别类的思想家。他的著作甚丰，进入成熟阶段以后，他的著作可以按成书顺序排为：逻辑——物理——形上学——伦理学——艺术。

亚里士多德的逻辑著作：《工具书》（包括"范畴""论注解""分析前论""分析后论""论题""论诡辩派之漫驾"前后6个部分）。

形上学著作：《自然哲学》（亦称《物理学》）《形上学》（亦称《第一哲学》《形而上学》）。

自然科学著作：《论天》《论生灭》《论气象》《动物史》《论动物之部分》《论动物起源》《论动物变化》《论动物繁殖》《论灵魂》。

伦理及政治著作：《系统伦理学》《古伦理学》《大伦理学》《论政治》。

语言学著作：《演说术》《论诗歌》。

关于亚里士多德，有人说他是一位百科全书的作者，有人说他是人类最伟大的思想家，有人说希腊哲学发展到顶峰时，他是西方最有体系、最能贯通现实与理想，最有影响力的哲学大师。这些评价，应该都不算过分。从苏格拉底到柏拉图，再到亚里士多德，一百多年间三位哲学大师"师生三人行"式的接连出现，的确是人类文化史上绝无仅有的一大奇迹。我更愿意这样概括亚里士多德：亚里士多德是在他之前近三百多年的西方哲学准备阶段之后，经过他们师生三人爬陡坡式的最后冲刺，最终以他为代表，达到文化顶峰的一位集大成者。他的成功不只是哲学发展的成功，而且是以哲学为基础的，或者与哲学密切相关的一类科学发展的成功。这一类学科，称之为哲学类科学，我以为最恰当。

陈嘉映教授在其《科学的始祖——哲学》一文（见《在北大听讲座之九》）中所说："只要这一个专业够古老，一打开哲学史，就会发现这门科学或学科的创始人是亚里士多德。在亚里士多德的时候，希腊的哲学精神和科学成就，可以说达到了顶峰。"美国当代哲学家撒慕尔·伊诺克·斯通普夫在其《西方哲学史》一书中，对亚里士多德的《形而上学》评论说："智慧与科学家们所拥有的知识是相似的。他们由对某些事物的观察开始，然后重复这些感性经验，最终通过思考经验对象的原因而超越感性经验。有多少可定义的研究领域就有多少科学。亚里士多德研究了它们中的许多种，包括物理学、伦理学、政治学和美学。除了这些特殊的科学，还存在着另一门科学——第一哲学，我们现在称之为形而上学。它超越了其他科学的对象，而考虑关于真正实在的知识。"这里我们要强调一句：斯通普夫的评论，对于我们理解经验与科学、科学与哲学的关系，有着特殊的重要意义，值得我们深思。

亚里士多德死后一千年，中世纪著名的哲学家托马斯·阿奎那研究并诠释了他的《形而上学》。托马斯·阿奎那的研究表明，亚里士多德事实上已经把西方文化的两个主要源头，成功地连接在一起了——古希腊理性主义的文化和基督教启示的文化。他的这一成功，才使西方迈上第一次文化高峰。

第三，哲学与天然之物。

基于上述，就第一次人类文化高峰的历史跨度而言，从准备到高峰，前后差不多一千年。中国的春秋时期到西汉末年，约七八百年，相当于从古罗马、古希腊、古巴比伦，到耶稣降生的那一个时期。那时候，虽然文明古国之间的文化交往有限，文化发展的方式也有一定的差异，但是文明古国之间的文化发展步伐却十分接近。其中有一个多为人们所忽视的原因，即前面所提到的文化对象问题。那时候，不论东方还是西方，人们所面对的观察或研究对象，主要是天然生成和存在的事物——简称为"天然之物"。

讲到这里，需要特别强调说明：哲学面对的，是自然而然的"天然之物"。在哲学里，"天然之物"与"人造之物"或"人造之器"的区别，是首先要加以澄清的。这里取"天然"二字的用意，即由天而然，而非由人而然。而这些"天然之物"的生成和存在，按中国传统的观念，是由天地或自然之道而决定的。在西方的传统观念里，则是上帝决定的，而不是由人的意志和能力决定的。

哲学面对的"天然之物"是运动、变化着的。人们的感官时时刻刻所感知的，是各种各样独立存在的天然之物运动、变化着的现象（状态）及其过程。而各种各样独立存在的运动、变化着的现象（状态）及其过程，《周易》将其总括为"变异"，故说"生生之谓易"；亚里士多德的《物理学》将其总括为"生成"或者"变动"。

东西方哲学的研究对象是相同的。"天然之物"，即亚里士多德"形质论"里所讲的万事万物的"原形"。在亚氏的"形质论"里，"原形"是现实，"原质"是潜能；"原形"决定"原质"，"原质"是构成"原形"的材料。哲学家见到的是"原形"，哲学家意识中的是"原质"。在东方的哲学里，"天然之物"属阳，是可见到的现实；构成"天然之物"的材料属阴，是不可见的潜能；可见亚氏的"形质论"与中国的"阴阳论"是完全相通的；属阳的"天然之物"与可见的"原形"，是东西方哲学完全相同的研究对象。

东西方哲学的研究对象相同，成功之处也相同。二者都是在认识"天然之物"或"原形"的本质上获得了成功，共同促成了人类第一次文化高峰。从而也将人类认识构成"天然之物"的材料或"原质"的任务，留给了人类第二次文化高峰。

以上这四点，是我们从东西方比较的角度看待人类第一次文化高峰时，千万不可忽视的核心问题。

4. 第二次高峰的动力、过程和开路先锋

前面我们说过，人类文化的第一次高峰，是锤炼哲学和哲学成功的高峰，是观察和研究以天然生成和存在为研究对象的"天然之物"的高峰。所以在哲学以外的领域，在研究、探索"人造之器"方面，人类不可避免地存在着不足，并把这一不足自然而然地留给了后代。因此，人类文化的第二次高峰，应当是、也必然是锤炼分析或还原方法的高峰，是以"天然之物"的"原质"为研究对象，求得人们所能够掌控的新材料，由此步入"人造之器"的高峰。我们在这一节的开头，先将这一核心观点讲出来，然后再进行简要的讨论。中国人应当明白，人类迈入"人造之器"这一步，西方明显地走在了中国乃至东方前面。

第一，文艺复兴的动力。

13 世纪以后，西欧学术发展有一段停顿时期。导致学术发展停顿的社会原因，一方面是由于那一时期政教合一的体制；另一方面是由于百年的多战争，加之黑死病的流行，带来了经济衰退与社会紊乱。持续的经济与社会原因，打乱了人们安定的生活和正常的学术研究。那一时期之后，随着社会情况的好转，学术上逐渐出现了一些复兴的细流。这些细流很快地汇合起来，形成了文艺复兴的洪流。

文艺复兴精神的首先出现，在最早受到摧残的意大利，也与该国的种种特点有关。意大利是欧洲历史上重要的文化中心；中世纪社会紊乱时，意大利北部城市里居住着许多上流的知识界人士；这些人始终深深地怀念和热爱着当年罗马的文学古籍。随着社会情况的好转，加之人们居住条件相对集中的优点，为这些闲散的、自由的上层知识人士提供了学术交流的方便。丹皮尔在他的《科学史》中说："文艺复兴绝不限于文学。由许多因素结合起来，造成了一次空前的知识发酵，虽然文学是最早而且最重要的一个因素。"他还说："人文主义者毕竟为科学的、未来的振兴铺平了道路，并且在开阔人们的心胸方面起了主要作用。只有心胸开阔了，才有可能建立科学。"

这里的"许多因素",应该概括为五个方面:一是社会情况的好转,是重要的客观因素。二是学术自由,是文化发展必要的内在条件和动力源泉。三是"闲散"的个体思考,是脑力劳动与知识生产的基本特征。四是上层知识分子居住相对集中,为学者相互间的学术交流提供了方便。五是人文精神或者哲学思想帮助学术研究者铺平了求知的心路。

这五者中,前一条是外在的,后四条是内在的。而作为内在因素的最后一条,则尤其重要。这就是丹皮尔所说的"只有心胸开阔了,才有可能建立科学"的意义所在。人文使人的"心胸开阔"了,学术研究者的思想便首先复活了。有了学术研究者思想的复活,自然就会引发知识发酵,并产生出学术成果。这是我们从文艺复兴,或者第二次人类文化高峰的到来,应当领悟到的启示。

其实,第一次人类文化高峰形成的因素,同样也是这五条。由此还可以联想到,任何一个学科的进步,事实上都离不开这五条。这里讨论推动文化发展的因素或动力,不论外在的,还是内在的,还需要多方面相辅相成,综合统一。最终能够促成研究者思想的复活、活跃,文化科学便自然而然地走向繁荣了。

面对一百多年来中医学术定位模糊、悖论丛生的局面,这里的讨论,值得我们深思。

第二,文艺复兴的先驱与开路先锋。

有了文化发展的上述动力之后,有无带领潮流的巨人,也是一个至关重要的方面。这一时期有两位人物,值得人们牢记:一位是被丹皮尔称为"文艺复兴的先驱"的彼特拉克,另一位是被丹皮尔称为"文艺复兴的开路先锋"的列奥纳多·达·芬奇。

丹皮尔称,彼特拉克"竭力要恢复要求理想自由的古典思想的真精神"。在他的倡导下,人们对古典文献的兴趣不断增加,许多希腊人从东方纷纷来到意大利,用现代语言向人们讲授古语和古典文献。所以,第一次文化高峰时期的哲学和科学的语言,在西方重新受到人们的推崇。在这种情况下,比哲学和科学语言更为重要的,是其中所孕育的自由、独立的学术精神。这种精神一旦回到学术界来,就迅速成为全面推动各种学术研究的巨大力量。这就为新思想、新创造的出现奠定了良好的基础。可见彼特拉克作为先驱而言，他所发挥的作用，主要是古希腊时期人文精神的复活方面。

丹皮尔称，列奥纳多·达·芬奇是一位多才多艺的巨人式的天才。"他对各种知识无不研究，对于各种艺术无不擅长。他是画家、雕塑家、工程师、建筑师、物理学家、生物学家、哲学家，而且在每一学科他都登峰造极，在世界历史上可能没有人有过这样的记录。"不但如此，列奥纳多·达·芬奇更大的历史作用，还在于多才多艺孕育下的巨人式的洞察力和创造力——他既以一位伟大思想家的持平态度，接受了基本的基督教义；他又以一位对多学科基本原理全面把握的人，看到了下一步文化科学发展的方向。正像丹皮尔说的那样，以前的文化科学主要是"亚里士多德或托马斯·阿奎那的演绎"，往后将要发展的文化科学则主要是"从自然界而来的归纳"。"演绎"和"归纳"，代表着两次文化高峰在科学研究方法论上的两种典型特点。列奥纳多·达·芬奇就是这样一个人，一个在第一次文化高峰转向第二次文化高峰的路口上，承前启后、继往开来的伟大巨人。如果说，在一个具体学科上的成功需要的是精明、敏锐、技巧的话，那么在文化转向的路口上，则必须有列奥纳多·达·芬奇这样一个历史性人物——既是多才多艺、精明、敏锐的科学家、艺术家，又是高瞻远瞩的思想家、战略家。所以，把列奥纳多·达·芬奇称之为承前启后、继往开来的伟人，丝毫不过分。

作为人类第二次文化高峰的见证者和受惠者的我们，不应该忘记历史，尤其不应该忘记人类第二次文化高峰的开创者。欧洲文艺复兴时代文学方面的前驱彼特拉克和学科方面的开路先锋列奥纳多·达·芬奇，他们的历史贡献，远远超过了其后任何一位在具体学科上成功的科学家。

第三，第二次高峰的奠基者。

欧洲文艺复兴，原本是欲复兴罗马时代的人文。人类第二次文化高峰尽管至今沿用文艺复兴之说，但其发展的主流却是近代还原性的科学技术。这种情况并非前后矛盾，反而更说明了一条大道理，即彼特拉克"竭力要恢复要求理想自由的古典思想的真精神"，是推动学术发展不可忽视的动力。

彼特拉克和列奥纳多·达·芬奇之后，15—17世纪欧洲相继出现了一批天文学、物理学、数学、化学及医学方面的科学、哲学家，可谓第二次文化高峰的奠基人物。比如，尼古拉·哥白尼、弗朗西斯·培根、约翰·刻卜勒、伽利略、笛卡尔、波义耳。另外在医学方面有让·费内尔、维萨留斯、哈维、撒克托留斯等。

尼古拉·哥白尼是波兰天文学家、数学家，是日心说（即地动说）的创始人。哥白尼最大的成功是以科学的日心说否定了在西方长达一千多年的地心说。由于日心说经历了长期的挫折才为人们所接受，所以它不仅是科学上的一大创见，而且在一定程度上影响了人们的思想和信仰。与其说哥白尼在天文学上引起了一场革命，不如说哥白尼在一般科学思想上引起了一场革命。他于1543年出版了《天体运行论》，随着开普勒的行星三定律和牛顿的万有引力定律的出现，日心说进一步有了更加稳固的科学基础。

弗朗西斯·培根是一位为归纳科学确定了哲学根据的人。他在科学研究上独到的建树不多，却提出一种新的实验方法理论——归纳法。亚里士多德或托马斯·阿奎那的演绎法，与培根的归纳法截然不同。培根的归纳法后经英国经验主义的推广和运用，成为文艺复兴以后自然科学领域普遍采用的方法。培根如此概括他的科学归纳法："当各种技术的实验被收集起来，经过了消化，而被提升到一个人的知识和判断面前时……我们就可以借助于我们所谓用文字记载下来的那种经验，发现许多对于人的生活与情况有用的新的事物。"培根这里讲的实验，即近代科学技术中普遍采取的分析、还原性实验。也就是把事物整体先分割为若干组成部分，然后对各个部分逐一加以研究的实验，或者从事物整体中抽出某一方面的一种现象，对其加以研究的实验。通过在实验中一次又一次的提升，最后归纳出一种新的见解或认识。用培根的说法来讲："最后上升到最普遍的公理，我们才可能对科学抱着好的希望。"培根认为，这种归纳的"道路并不是平坦的，而是时上时下的；先上升到公理，然后下降到工作"。这就是我们今天常讲的"在理论与实践中不断提升"的意思。

然而，培根不知道他的归纳法并不适用于哲学，也不能代替演绎法。他在《新工具》一书中质疑亚里士多德说："《物理学》中除了逻辑的语言之外，你几乎听不到什么别的东西；在他的《形而上学》中，他又在一种更庄严的名义之下……重新把这种逻辑语言处理了一次。"培根还质疑亚氏著作中的概念"都是不健全的"，他说："实体、性质、活动、遭受、本质本身就不是健全的概念；轻和重、疏和密、燥和湿、产生和消灭、引力和斥力、元素、质料（即原质）、形式（即原形）等更不是健全概念。它们都是幻想的、没有明确定义的。"在这里，他用归纳方法下"具体概念"的特点，非议亚氏演绎方法下"类比概念"的不健全，当然是不妥当的。人类认识一切事物的逻辑方法，不是从综合到演绎（综合—演绎），就是从分析到归纳（分析—归纳）。弗朗西斯·培根怎么能用他所倡导的归纳法，非议或代替与之截然不同的演绎法呢？

约翰尼斯·开普勒是德国天文学家和数学家。他分析第谷·布拉赫的观察资料，发现行星沿着椭圆的轨道运行，用数学方法归纳和证明出行星运行三定律。开普勒的这三个定律，也为牛顿发现万有引力定律打下了基础。除此之外，他在天文学上的贡献，还有恒星星表的编制和大气折射的计算等。

伽利略是一位伟大的天文学家和物理学家。他发明了温度计、天文望远镜，研究了自由落体问题，这些贡献人所共知。伽利略的思想，一方面接近开普勒；另一方面接近牛顿。他提出世界是物质的，事物是由最小的物质粒子构成的。这种粒子是不可再分的，从物理学上说它是原子，从数学上说它是质点，从哲学上说它是单子。伽利略曾经这样说："当我设想一件物质或一个有形体的物质时，我立即觉得或必须设想按它的本性，它是有界限、有形状的，和旁的东西比较起来是大还是小，处在什么地方和什么时间，在运动还是静止，与其他物体接触还是分离，是单个、少数还是多数……总之，无论怎样，我不能想象一个物体不具有这些条件。但是关于白或红、苦或甜、有声或无声、香或臭，我却不觉得我的心被迫承认这些情况是与物体一定有关系的；如果感观不传达，也许推理与想象始终不会达到这些。"由此可见，伽利略把亚里士多德"万有""一切有"观念里的"白或红、苦或甜、有声或无声、香或臭"等，总之是这一类实实在在的"有"，全部排斥在物质范畴之外了。

对此，丹皮尔评论说："在这里，伽利略也离开了他的同代人心目中的自然画面。在普通人看来，色、声、味、臭、热、冷等特性是非常实在的，在伽利略看来，这些特性只不过是观察者心目中的感觉而已，是原子的排列和运动引起的，而原子的排列或运动本身又服从于不变的数学上的必然性。"伽利略应当知道，被他忽视了的色、声、味、臭、热、冷等，是人的感官所感知的。当这一些存在的客观实在性被他的原子的排列、数学的方法所排斥之后，人类的感官从此就可以不要了吗？所以丹皮尔接着批评说："有些二元论的和唯物主义的哲学，十分肯定地是由这里产生出来的。这样做的结果，也许就和法国百科全书派陷入同样的错误中：把一行科学和整个科学的关系，把整个科学同形而上学实在问题的关系，弄错了。"丹皮尔这里所说的"有些二元论的和唯物主义的"，起码包括接下来要讨论的笛卡尔在内。因为伽利略这一思想，对文艺复兴以来自然科学领域里的影响很大，甚至可以视之为机械原子论的源头。

笛卡尔是一位数学家、哲学家。笛卡儿第一个提出彻底的二元论，把灵与肉、心与物，鲜明地区别开来。他因为这种哲学二元论思想，被称为"近代西方哲学之父"，对后来产生了普遍的影响。

笛卡尔的"二元"，颇有一点主体与客体影子。按照亚里士多德的学说，灵与肉、心与物，在"万有"观念之下是同一的——二者皆属于"有"。不过也是一元的——二者皆归于同一个"万有"之中。在认知领域里，因为"人是理性动物"，故人的理性就像笛卡尔所说的"灵"与"心"一样，是不可忽视的认知主体。自然在这里，"肉"或者"物"也便是认知领域的客体了。笛卡尔在《形而上学的沉思》里说："我思想，所以我存在。"而且，"对于我来说，没有一件东西比我的心灵更容易认识了。"那么同理，对于笛卡尔来说，他感到最难认识的就是"肉"或者"物"了。所以"肉"或者"物"，才是他认知领域里的客体。笛卡尔在该书中还说："物质性东西的本质是广延的。"他说的"广延"，就是指物质长、宽、高的那种量，是可变的。所以他在《哲学原理》一书中肯定地说："地和天是同样一种物质造成的；即使有无穷多的世界，这些世界也只是由这一种物质造成的。由此可见，不可能有好些个世界，因为我们明明白白地理解到，物质的本性仅仅在于它是一个广延的东西，它把可能有的这些其他世界存在的一切可以想象的空间都占满了。我们无法在自己的心里发现任何别的物质观念。"由此可见，在笛卡尔的物质观念之下，整个宇宙变成了一架可以用数学方式去解释的巨大机器。连生命也被视为机械装置。这一点，笛卡尔的《动物是机器》一书，就是证明。

通过以上分析我们不难看出：一方面，笛卡尔所说的物质，其实就是亚里士多德"形质论"里的原质。而原形与原质，在笛卡儿哲学里被简化为一了，最终只留下了原质。另一方面，哲学是研究"天然之物"的，而"天然之物"的呈现就是万物的原形。在笛卡尔那里，原形不提了，而只有与原质异名同类的物质。如此，笛卡尔的哲学变成了近代科学观念下的真正"婢女"。或者说，从笛卡尔开始，哲学被物质化、"科学化"了。第一次人类文化高峰中成熟的哲学，随着第二次人类文化高峰的临近，其本质便被扭曲了。而就研究对象而言，整个第二次人类文化高峰，实质上成为以物质（亦即原质）为核心的文化高峰了。

丹皮儿在介绍笛卡尔之后总结说："笛卡尔在他二元论的一个方面，才是真正哲学上的唯物主义者，因为他的观念中，物体与质点绝对不带一点生命。"不过，笛卡尔的唯物主义，与以后作为社会意识形态的唯物主义不完全相同。恰当地说，他是"自然唯物主义"，或者"唯物质科学主义"。至于有说法认为笛卡尔是"近代西方哲学之父"。我以为有两点必须强调：其一，其中"近代"一词，当指从欧洲文艺复兴开始，到今天的近五百年来。其二，笛卡尔的"哲学之父"，称之为"物质科学之父"也许更为准确。

波义耳是英国化学家、物理学家。1659年他用实验阐明了气压升降原理，并发现著名的气体定律（波义耳—马略特定律）。他在化学方面将惯用的定性实验归纳为一个系统，初次引入化学分析的名称，开始了分析化学的研究。1661年写了《怀疑的化学家》一书。书中批判了点金术士的荒谬，也告别了亚里士多德的关于"元素"的旧观念。他在起初曾借用点金术士的表述习惯，对元素提出了一个谨慎的解释："也许、不妨、姑且承认，我们可以把凝结物所提供或组成的凝结物的那些相互截然有别的物质，称为这些凝结物的元素或原质，而不致造成多大的不便。"后来，他直接将元素定义为"未能分解的物质"，使化学开始了在科学的基础上的研究。一个世纪之后，波义耳的这些见解为拉瓦锡所采纳，成为现代化学的基础。

在第二次文化高峰的奠基阶段，西方的医学也迅速发展。人体解剖从13世纪的盖伦及蒙迪诺之后，一直没有什么进步。15世纪以后解剖学与生理学的真正进步，是从让·费内尔开始的。他是医生，也是哲学家、数学家。1542年发表了《物理奥秘》。维萨留斯于1534年发表了《人体结构论》。他不以盖伦、蒙迪诺的学说为依据，解剖水平有很大提高。在骨、脉、腹、脑各器官的研究上尤其出色。哈维做过医生，也办过教育。他于1628年出版了《心血运动论》，1651年又出版了《动物的生殖》，把生理学研究带入了观察与实验的道路。这些进步在今天看来，都是微不足道的。但是在第二次文化高峰奠基阶段的16、17世纪，却是令人难以想象的进步。所以它对于以后西方医学的发展，同样起到了重要的奠基的作用。

第四，关于牛顿的核心作用。

艾萨克·牛顿，英国人，是世界上最有名的物理学家，更是人类第二次文化高峰的核心人物。他像我们前面讲到的"从苏格拉底到柏拉图，再到亚里士多德，一百多年间三位哲学大师'师生三人行'式的接连出现，是人类文化史上绝无仅有的一个奇迹"一样，也是一个奇迹。不过，牛顿是在我们前面所讲的诸多奠基者的基础之上，在人类第二次文化高峰经历了长期准备之后而出现的伟大人物。

牛顿在伽利略等人研究的基础上，成功地建立了作为经典力学基础的牛顿运动三定律。他发展了开普勒等人的研究，发现了万有引力定律。由于他建立了经典力学的基本体系，人们常把经典力学称为"牛顿力学"。

在光学方面，他致力于色的现象和光的本性的研究，1666年发现了白光是由不同颜色（即不同波长）的光构成，成为光谱分析的基础，并制作了牛顿色盘。关于光的本性，他与同时代的惠更斯不同，主张光的微粒说，并于1704年出版了《光学》一书。

在热学方面，他确定了冷却定律。

在天文学方面，他于1671年创制了反光望远镜，初步考察了行星运行规律，解释潮汐现象，预言地球不是正球体，并由此说明岁差现象等。

在数学方面，他在前人研究的基础上，提出了"流数法"，和莱布尼茨一道并称为微积分的创始人，此外他还建立了二项式定理。

在炼金术和化学上，他所花费的时间，比花在使他成名的物理学上的，可能还要多一些。他一生没有留下自己化学研究的书，其中的原因人们无法考证。但从他的《光学》一书，以及他逝世后遗稿上的记录，他对化学的见解远远超过当时的化学家。

他的《自然哲学的数学原理》一书于1687年全部出版，包括对物体运动理论和万有引力理论的讨论。

在哲学上，丹皮儿是这样说的："牛顿工作的两个最大的结果是证明地上的力学也能用于星球；从自然科学的大厦中排除掉不必要的哲学成见。"他接受西方传统的哲学思想，但在物理学研究上他接受的是伽利略、笛卡尔的观点。就他所从事的科学研究而言，可以说他也有明显的"自然唯物主义""机械唯物主义"，或者"唯物质科学主义"的鲜明倾向。例如，他承认时间、空间的客观存在，但把时间、空间看作是和运动着的物质相脱离的、相互没有关系的，因而提出了所谓绝对时间和绝对空间的观点。在科学研究方法上，他是分析—归纳法或者还原论的忠实奉行者。这些观点与方法，以他科学巨人的影响力，成为第二次文化高峰以来机械唯物主义盛行的基础。

人类第二次文化的真正高峰，是在牛顿以后。从牛顿逝世的1727年算起，到今天只不过三百年左右。这三百年里，在征服自然、改造自然的口号声中，以"人造之器"为主要象征的物质财富，令人类兴奋不已。当代的我们，十分幸运地生活在这样一个时期，一个人类第二次文化的真正高峰时期。我们是"桃花源中人"，这其中的文化进步，就不必要在课堂上多讲了。

第五，第二次文化高峰的两点启示。

第一点是，关于我们所在的这个时代。1929年丹皮尔所说的"我们这个世纪"，指的是 20 世纪。他虽然没有明确提出 20 世纪是又一次文化高峰，但他的确表明了与欧洲文艺复兴以来的第二次人类文化高峰的不同。如前所述，第二次人类文化高峰在科学上的基本标志，是人类在物理学、化学、数学三大基础科学领域空前的进步。从牛顿以后到 20 世纪前 30 年的二百多年里，人们在物理学、化学、数学所奠基的分析（还原）性科学方法的累积和运用上，达到了一个新的成熟的水平。因此，20 世纪是人们把分析（还原）性科学方法，应用在技术方面取得巨大成功的时期。科学是技术的根据，技术是科学的延伸——技术不能混同于科学，更不能以技术代替科学。所以丹皮尔把 20 世纪前 30 年看到的应用技术的进步视之为又一次高峰，未必恰当。

至于阿尔温·托夫勒说的"第三次浪潮文明"或者"新技术革命"，其实指的是系统论、信息论、控制论推动下所出现的"以综合为主要倾向"的新趋势——即综合性科学或者综合—演绎方法再兴起。从本质上看，托夫勒说的"第三次浪潮文明"，并不是人类第三次文化高峰。需要我们清醒认识的是：在分析—归纳方法占主流的当代，加上综合—演绎方法再兴起，这种新趋势就意味着历史对我们的启示。我以为这一启示是人类应当站在文化科学多元共存、共同繁荣的高度，把两次文化高峰的成果和谐地组合在我们这个时代，以造福人类。

第二点是，关于中国与第二次文化高峰。英国的李约瑟先生在他的《中国科学技术史》一书中，对于近代科学为什么没有出现在中国，疑惑不解。我以为，令李约瑟先生疑惑不解的原因有二：一方面因为中国第一次文化高峰的巨大成功；另一方面因为中国历史上没有出现过欧洲中世纪那种长时期的文化衰落。

第一次文化高峰时期的中国传统文化，富有"经世利用"的特长。秦汉之后，支撑中国文化的哲学思想主要是儒、释、道。在这些哲学思想下，所形成的政治、经济、军事、农学及人文、艺术、医学等方面的文化科学，维系了中国在世界上长达一千六百多年的强盛。有数据显示，在这样长的时期里，中国的经济在世界上一直处于领先地位，每年的国内生产总值，几乎占到全世界的三分之一以上。历史上中国虽然经历了频繁的改朝换代，但是秦汉以来文化传统、政治格局始终一脉相承，没有出现欧洲中世纪那样的文化、科学、经济、社会的大衰落。正是因为经济、文化的这种大背景，所以就不容易激发起欧洲文艺复兴那样的大变革。若从中华民族的文化素质上看，中国历史上既然有火药、造纸术、印刷术、指南针等发明，中华民族就不会没有达·芬奇、哥白尼、伽利略和牛顿那样的巨人。

清代康雍乾盛世之后的一百多年来，中国的文化陷入了空前的大衰落。尤其 20 世纪以来持续的经济衰落、文化积弱、战争连绵、社会动荡，确实有一些像欧洲的中世纪。这种社会环境，自然孕育着欧洲文艺复兴那样的动力。刚过去四十多年的文化大革命，使中国处于崩溃的边缘，却立即引发了中国当代改革开放，就是最好的证明。因此有理由认为，李约瑟对中国在人类第二次文化高峰以来的近代科技落后的质疑，其实只是历史意义上的时间差问题。中国近代的落后挨打，换来的必然是崛起的活力。只要有社会稳定、学术自由、生活温饱的条件，这种活力就会变成无穷的文化科学创造力。改革开放，迅速缩小了中国与发达国家的差距，就是为未来全面复兴高速度的准备和积累。这一历史的辩证法，中国人应当明白，当代的中医工作者更应当明白。

二、人类两次文化高峰的对比

人类文化变革的历史以千年计，一个人的寿命仅数十年。从这个意义上看，人必然是卑微的，也必然是缺少记忆的。一定时代的人往往只熟悉个人专业范畴的知识，或者那一个时代所流行的那一部分文化。对于全面的、历史的从人类文化多元和数千年文化变迁的角度，明智地对待不同文化之间的关系，几乎是每一代人共同的难题。尤其是受进化论、现代化、古不如今、今必胜昔等思想意识的影响，对第一次人类文化高峰的忽视，几乎成为当代一种普遍性的文化流行病。这种情况，就是在举世闻名的剑桥大学里，也同样存在。这一点，我们从陈之藩教授的一次学术报告里，受到了启发。

1. 陈之藩的剑桥感悟

陈之藩生于 1925 年，出身于书香门第，中国传统文化功底坚实。他先在当时的北洋大学学习电机，后因胡适先生的赏识，资助他赴美留学。毕业后曾在宾夕法尼亚大学任教，以后又到英国的剑桥大学攻读哲学博士学位。20 世纪 70 年代以来在香港中文大学电机系担任讲座教授。在近代科学方面，先生曾出版了《系统导论》（英文版）一书。他长于诗文，散文尤其突出，先后出版过多册散文集。诚可谓学贯中西、文理并茂。在他清新、明快、优美、流畅的语言之中，洋溢着深邃的哲学思想。我在香港工作以来，读过他不少书，从他的诗文中获得了不少哲学的启示。1976 年 12 月，先生曾在台中的中兴大学做过一次题为"知识与智能"的演讲，后来收录在他名为《一星如月》的一本散文集里。演讲以诗一般的语言讨论了关于"两类文化"的提出、特点，以及人们对"两类文化"应当持有的态度。这次演讲对于我们这里讨论、认识两次文化高峰的特点颇有益处。故择要如下。

英国剑桥大学 1871 年成立开温第士实验室以来，有许多很有名的教授，先后在其中工作。由于开温第士实验室接二连三地涌现出许多位诺贝尔奖获得者，在世界上享有盛誉。20 世纪 20 年代，有一位从事研究 X 射线的科学家司诺就曾经提出"两种文化"之说。

陈先生在该文中说："'两种文化'这一个名词的诞生，可以说相当偶然。因为大物理学家卢森福德、大数学家哈代，在二三十年代时，是闻名遐迩的人物。但他们在剑桥大学里常常觉得文学、哲学、艺术系的教授群跟其他数学、物理的教授群不太一样，好像这两群教授彼此互相瞧不起。卢森福德曾自豪地说：'现在是原子时代的潮流，而这个潮流就是我'……司诺当时是开温第士实验室的一名助手，他的感触是：也许文、艺、哲等是一种文化，而科学是另一种文化！而这两类文化有着基本的不同，有着不能相通的地方。"其实，剑桥教授们提出的"两种文化"的现象，几乎是近代世界上所有综合性大学里的共同的事实。不就是文科和理科两类专业的关系嘛！这种原本不值得大惊小怪的事情，一经世界知名大学理科的教授们作为新发现似的郑重地提出来了，倒令人对近代大学里理科专业的

中西医 比较

形上 形下 并重 互补

教授们对文科专业的隔膜，由衷地感到了诧然。

陈先生尽管没有明确提出"人类两次文化高峰"的观点，但是他对"两类文化"的看法，显然比卢森福德和司诺高明许多。先生认为："我们乍看起来，文、艺、哲的知识与科学（本人注：陈先生这里讲的科学，当是数、理、化基础上的近代科学，即还原性科学）的知识，在中学里是不同名称的功课，在大学里是不同名称的院系，在社会上是不同名称的部门，但其为学术，其为知识，好像是相同的。"从陈先生"好像是相同的"一句，让人产生出两种感觉：所谓"相同"，是从"知识"一词上看，文科、理科都是知识；所谓"好像"，是从"科学"一词上看，让人显然感到大学里重理轻文的意味来。相信那时候剑桥大学文科专业的教授们，不会认为理科知识不是科学；而理科大学的教授们，不见得认为"原子时代的潮流"下，文科专业也必不可少。否则，便不会惊奇地生出"两类文化"的看法来。我们今天在座的同学们，乃至当今所有的人都不要忽视这种感觉。不论香港大学，还是香港中文大学、浸会大学，都是综合性大学，作为各大学的中医学院，尤其需要我们以"人类文化两次高峰"的视野，仔细回味一下这种感觉。

陈先生毕竟是"学贯中西、文理并茂"的学者。所以先生在"两种文化"的理解上，至今对我们仍然颇有启迪。演讲中说："可是仔细一想，你就会产生一种异样的感觉。为什么柏拉图我们拿起来就可以看，就一直在引用；为什么阿基米德我们只说他那个原理，再没有什么别的传下来了？为什么希腊的人文、制度、史诗至今为人所引用；而希腊的化学、物理则仅是一些名词，其余均不堪入目了？为什么莎士比亚几乎每句话都被世人反复诵读，而中世纪的炼金术几乎完全不为人所知了？为什么三千年前庄子的寓言为人所乐道；而三十年前的化学元素只九十二种已落伍得一塌糊涂了？就是一个普通家庭中，解释一首杜甫的诗，子女要请益于父母；而算一题新数学，父母要请教子女？一言以蔽之，有些知识好像是变得很少，是越老越值钱；有些知识却是变得很快，变得很多，是越新越可贵。我们可以慢慢感受出来，真的文、艺、哲的性质，与科学（本人注：当然还是近代科学）的性质有所不同。"为什么有些知识越老越值钱？为什么有些知识越新越可贵？先生没有正面回答这两个问题，他只是借用哈佛大学的布瑞顿的说法，把两种文化知识定格为"一种是积累性的知识，一种是非积累性的知识"。这里说的"积累性"，指尚在逐步发展、完善之中的意思。实际上是人类第二次文化高峰以来以物理学、化学为基础的近代科学、技术。"非积累性"，指历史上已经成熟，似乎发展空间不大的意思。实际上是第一次文化高峰所积淀下来的以哲学领头的科学、技术。所以，先生接着补充说："我们回顾过去三百年，可以说累积性的知识累积得很快，而过去的三千年，非累积性的知识累积得很慢，而快与慢，并不能以之为判断优劣的标准。"这一句话，先生是站在"人类文化两次高峰"的视野上讲的。不论三百年还是三千年，也不论累积得快还是慢，都不是判断文化优劣的标准。

　　谈到对两种文化应持的态度，先生说："一个公平的文化学者，必须冷静地正视与辨认累积性与非累积性知识，去追踪它们相互间的关系，去研讨它们对人类行为的影响。这两种知识各有其重要性，是自不待言的。""知识不论是累积性的，或非累积性的，都能产生巨大的影响。累积性知识不能剥夺非累积性的知识发言的权利，正如非累积性的知识不能剥夺累积性的知识发言的权利。因为就学术本身而论，各人干各人的事，没有资格批评对方。"先生既没有从深远的历史角度分析产生两种文化知识的原因，也没有从更广阔的空间层面讨论两种文化知识的本质区别。这一点是我们可以理解的。但是他对两种文化属性的公正态度的确值得我们学习。

　　先生在评论两种文化的时候，已经对近代的科学潮流下所表现的种种缺少理智的做法进行了很深刻地批评。他的原话是："人类是很可怜的，人类的今天尤其可怜。19 世纪盲目乐观的梦破了，20 世纪初期天真进步的梦也破了，天上的天堂变成地上的天堂的梦也破了。幸福指日可待、平等指日可期的梦也破了。大家在累积性与非累积性的知识中获取灵感、吸取教训，是无可厚非的。但是不能不以谨慎与诚实的态度，小心仔细地验证与努力。"先生呼吁的"小心仔细地验证与努力"，用今天的话来讲，即对人类文化的两次高峰进行深入、认真的反思。先生所列举的近代美梦的破灭，正是对近代人们忽视人类文化的两次高峰，忽视了两类文化共存和共同繁荣的谴责。所以陈先生最后说："目前最可怕的，也是历史上空前可怕的，是以高喊的声音压下自己的空虚；明是自己一无所有，一无所知，却偏作解人，横眉怒目要发挥'正义'的火气，剥夺了别人发言的权利，弄得大乱的天下更紊乱，不堪的时代更加不堪。"先生的这一段话，真可谓入木三分、发人深省。时间虽然过去三十年了，陈之藩先生在台中的中兴大学所做的演讲，对于我们今天讨论的问题，仍然有深刻的意义。今天流行的中医西医化，难道不是这样吗？

陈之藩先生所写的英国剑桥大学的现代科学家关于"两种文化"的感受，今天看来尚处于自发、朴素的层面。这种自发、朴素的感受，与我们这里讲的"两次文化高峰"还差半步。其实这个问题早在中国的《周易》里，已经给我们讲得很清楚、很明白了。尤其对两种文化产生的思想基础及其文化特质，讲得更清楚、更明白。

2. 《周易》的经典性概括

为了说明人类两次文化高峰的思想基础及其文化特质，这里对《周易·系辞》上第十二讲的"形而上者为之道，形而下者为之器"这两句话，进行一些分析。在分析这两句话之前，我们应当尽量回到周易那个时代的人文环境，包括语言环境之中。因为只有这样，才可能更真实、更准确地理解其本来的内涵。

第一，关于"形"的含义。

"形而上者为之道，形之下者为之器"，这两句话的第一个字，都是同一个"形"。在这里，"形"究竟是什么意思呢？下面我们从五个方面加以分析。

首先是"形"与"象"。东汉的许慎在其《说文解字》里对"形"的解释是"形者象也"。段玉裁在《说文解字注》注解说："各本作象形也，今依韵会本正，象，当作像，谓像似可见者也。"段玉裁并引《周易》原话注解说："在天成象，在地成形，分称之实可互称也。"这就是说，"形"和"象"这两个字可以互称，即可以互相解释。同时也说明，"形"和"象"这两个字，在周易那个时期的含义是相通的。

从人们认知的角度上讲，"形"是外在的客观事物；"象"是外在的客观事物在人们感官上的反映。比如，这里有一把椅子，椅子则是客观存在的"形"；椅子被人看到、触摸到了，反映在感官上的椅子则是"象"。在人们依据自己的感官感知客观事物的过程中，如果人没有感官方面的缺陷，也没有意识方面的障碍，更没有使用令感官延长的仪器参与到其中，那么"形"和"象"在人们的认知上是统一的。这就是为什么周易那个时期，"形"和"象"这两个字可以互称；为什么《说文解字》里，既用"象"来解释"形"，也用"形"来解释"象"的道理。既然"形"和"象"指意相同，这也说明在周易那个时期，人们是在认知的主体与客体相统一的前提下，讨论、研究并认知问题的。

二是"形"和"象"的引申。"形"和"象"指意相同，所以便由此组成了"形象""象形"这两个词。后来，在"形象""象形"的基础上，在不失"形"和"象"二字原意的情况下，又逐步引申出不少同义词、近义词来。比如，形体、形状、形态、情形、形容、相貌、现象、征象、表象、意象等。这一类词汇，也常常出现在后世对周易及相关经典的注释中。这是我们理解"形"和"象"时，需要说明的。

随着时代的沿革，人们在与"形""象"二字含义相近的文字，如候、证、态、息等字的基础上，又引申出许多与上述词汇意思相近或者相似，而所在的专业不同的名词来。比如，天文、气象、天象、水文、气候、证候、物候、生态、信息等。这也是后世在讨论周易及相关经典派生的具体学科的历史过程中不可忽视的问题。因此在这里，我们也附带加以说明。

三是"天然之形"。《周易》里讲的"形"和"象"，是对万事万物的描述。而《周易》讨论的万事万物，基本上是自然而然，未经人加工改造的事物。因而与"人造之器"显然有别。所以，我们将自然而然存在的万事万物，称之为"天然之形"。以别于由人的能力制造的形下之器。比如，高山、流水、白云、蓝天，是"形"；花草树木、鸟兽鱼虫，也是"形"。

四是"形"和"象"的变易。万事万物的"形"和"象"，都是在运动变化着的。《周易》说的"生生之谓易"，就是这一意思。从"生生之谓易"进一步讲，生命有狭义的生命和广义的生命。狭义的生命，指的是生物界（包括植物、动物、人）的生命；广义的生命，指自然、社会、思维领域里一切运动变化着的事物——只要人们观察、研究的是运动变化的过程，都可以视之为广义的生命。

由此我们完全有理由说：哲学本身应当称为生命哲学，或者最高层次的生命科学。这与本格森和罗光的观点是完全一致的。

由此我们还可以结论性地讲：中国的周易是研究生命的学问。凡以周易的哲学思想为基础的其他生命科学，包括政治、经济、军事、中医等，皆是以"形"和"象"为其研究对象的生命科学。

五是"六根"与"天然之形"。按照周易的思想，在自然、社会、思维各个领域里，通过人的感官所感知到的一切，都属于"天然之形"。这里借用佛学的表述形式来讲，凡是通过人的眼、耳、鼻、舌、身、意（即"六根"）所感知到的色、声、香、味、触、法，此六者全属于"天然之形"。这里要特别强调一个问题：在人们的习惯里把色、声、香、味、触，理解为"天然之形"比较容易，而把思想、法则理解为"天然之形"则十分不易。这可能与近代唯物论所倡导的"物质第一性，精神第二性""精神是物质的副产品"这一影响有关。我们这里试举一个例子：我在这里说话，同学们在听，同学们听后在思考，思考之后有种种不同的理解，同学们再由不同的理解提出种种不同的问题来……这一过程中环环相扣的思维运动，岂不是完完全全、自然而然存在的客观实在吗？所以，由"意"而来的"法"是客观实在，它当然也是"天然之形"。这与自然、社会领域的"天然之形"的区别在于，由"意"而来的"法"是地地道道的思维领域的"天然之形"。这一点，尤其值得每一个中医用心思考。

第二，"道"和"形上"的含义。

"道"，在《说文解字》里，它的原意是"所行道也"。指的是人所走道路。后来在文字学发展中逐渐形成了许多引申意，比如，合理、正当、理想、方法、通达、法则、规律、本原、本体、治理、行为规范、伦理标准、政治主张、思想体系、世界观、人生观等，皆可以称之为"道"。

"道"在中国哲学或形上学里，更是一个核心概念。我们这里从两个方面进行一些说明。

一是本体论意义的"道"。本体论的哲学含义，即研究关于事物本源、本性的理论问题。首先从本体论角度提出"道"的，还是《周易》。比如，"一阴一阳谓之道""形而上者谓之道"等。而对"道"论述最完整、最权威的，在中国哲学中莫过于老子。在老子的《道德经》中，"道"先后一共出现过六十九次，都是从"道生万物"的本体论角度来定义"道"的。也就是说，"道"是万事万物生成、变化、消亡的总原理、大本原。我们在这里就不一一举例了。老子以后，中国的哲学巨匠大多是从本体论的高度对待"道"的。比如，庄子在其《大宗师篇》中对"道"是这样说的："未有天地，自古以固存……生天生地。在太极之先而不为高，在六极之下而不为深，先天地生而不为久，长于上古而不为老。"《管子·内业篇》里说："冥冥乎不见其形，淫淫乎与我俱生，不见其形，不闻其声，而序其成，谓之道。"《韩非子·解老篇》里说："道者，万物之所以然也，万理之所以稽也。"又在《韩非子·主道篇》里说："道者，万物之始，是非之纪也。"王夫之在其《正蒙·太和篇》注说："道者，天地人物之通理，即所谓太极也。"他们笔下的"道"，与《周易》《道德经》里的含义，都是一致的。

台北哲学家李震的《中外形上学比较研究》一书，在通俗地说明"道是生成万物的大原理"的同时，并围绕道的本体论含义，反复揭示了道的六个特性。即根本性、先在性、普遍性、内在性、超越性、模拟性。这里不再细述。冯友兰的看法也相同，他在《中国哲学简史》里也说：《老子》书中大部分论述的是试图显示宇宙万物变化的法则。在这些道家看来，事物虽然千变万化，但在各种变化的底层，事物演变的法则并不改变。这些法则是关于宇宙论的，亦即本体论的，是"名可名，非常名"的。"凡'无以命名的'必定是形而上的。道家所说的'道'和'德'便属于这一类概念。"

这里还需要补充说明一个问题。中文《圣经·若望福音》开头第一句指出："太初有道，道在天主，道就是天主；太初，道就在天主。万物由道而成，万物非道而不成。"胡适先生在他的《中国哲学史大纲》里也特别提到这一段话。这一段话真绝妙——其中一个"道"字，令人无比高兴地看到了将人类第一次文化高峰从东西方文化的源头处接轨。大家知道，西方文化的根基是基督文化，东方文化是以儒、道、释为代表的先秦诸子奠基的文化。这一个"道"字，其实仅仅是表征思想的一个文字符号而已，"道"字背后真正的核心是《圣经》之"道"和老子之"道"在万事万物由来的本体或本源上，是契合的、相通的。相信这不是翻译者的创造与发挥，而是《圣经》的"道"与老子的"道"，从本质上讲，都是万事万物生成的本源。

二是认识论意义的"道"。认识论是关于人类认识万事万物方式、方法的理论问题。人们认识万事万物的过程中，所认识到的万事万物"之所以产生、之所以变化、之所以消亡"的总规律、总原理，也称之为万事万物内在的"道"。比如，天道、地道、人道、生命之道、伦理之道，以及各物之所以是各种的内在的总规律、总原理等。以上所举的，皆属于认识论意义上的"道"。

基于上述，"道"有两层含义。从本体论的角度讲，道是总原理、大本原；从认识论角度讲，道是总规律、总原理。这二者是相通的，彼此并不矛盾。下面我们讲的"形上"，基本上是站在本体论的角度讨论的。

三是"形上"的含义。"形上"亦即"形而上"，意思是由"形"出发，向上追寻。追寻什么呢？就是要寻求"形"之所以产生、之所以变化、之所以消亡的原因。因为由"形"出发，抓住了"形"之所以产生、之所以变化、之所以消亡的原因，也就是抓住了"形"这一天然之物的总原理和总规律，亦即"道"。这种向上追寻其道，就叫"形而上"，或者叫"形而上的认识路线"。台北的哲学家邬昆如先生借孔子"下学而上达"之意，将形而上的认识路线称之为"向上攀爬"。这一说法把"形而上"解释得惟妙惟肖，更为传神。

人们面对世界上的一切"天然之物"，天字第一号的认识路线就是向上攀爬的"形而上"。尤其在"形下"认识方法尚不发达的周易时代，形而上几乎是人们唯一的选择。人们的哲学思想源于这一认识路线，在哲学基础上的许多科学也是如此。比如，研究历史和生物进化，人们绝对不能用分析的方法将变化的历史过程切断。研究天文、气象、水文，人们永远没有能力采用解剖分析的方法将天体、地球、海洋切开，只能走形而上的认识路线。研究政治、经济、军事、生态、物候等，人们更必须从"形"或"象"入手，舍此则别无他途。研究生物、动物和人，在人们尚缺乏理想的解剖分析方法的时候，则只能从"形"或"象"入手，以把握其形而上的本质。可以说，人类第一次文化高峰时期，认识事物的路线、方法，基本上是向上攀爬的形而上。

中医在临床上，就是按照"形而上者谓之道"的思维路线，对疾病进行诊断的。这一方面，我们将在各论中详细论述。

第三，"器"和"形下"的含义。

"形下"，即"形而下"。其意思是由形出发，向下探索。探索什么呢？探索构成"形"的各个部分或者原质。"形"本来是"天然之形"，它由天而然地产生，是自然而然地存在的独立、整体的事物。把"天然之形"肢解、拆散，往下探索部分及其构成的质料，所以叫"形而下"，或者叫形而下的认识路线。比如，把青蛙解剖开，活着的青蛙不存在了；接下去研究它的肌肉、骨骼、心脏、血管，获得了对青蛙各个部分的解剖知识。又如，把树木砍倒，它的生命不存在了；去掉枝叶，除掉树皮，获得了人类制造器具的木材。这两个例子，就是形而下的认识过程。人类按照自己的要求先进行设计，砍倒树木获得木材，再用木材制造出各种器具，有目的的"形而下"的过程就是这样。把"往下探索部分及其构成的质料"，与制成"人造之器"联系起来讲，即"形而下者谓之器"的全部含义。

"器"，《说文解字》的解释是"皿也"。指的是供盛饭食而使用的盘、碗、盆、碟等器具，后世逐渐引申为供人们日常使用的所有用器。清代段玉裁《说文解字注》在补充注解"器"字时说："有所盛曰器，无所盛曰械。"以后人们常把这两个字合为一个词，称为"器械"。这是"器"字含义的扩大。又因为"械"在《说文解字》里的注解是"桎梏也"，所以从段玉裁的补注里我们可以领悟到——凡"器"皆出于人之手。因此本书将"器"统称为"人造之器"，究其文字学的根据，就在这里。

从第二次文化高峰准备阶段起，"器"字的应用范畴急剧膨胀。所有名目繁多的"人造之器"，都在"器"字的囊括范围之中。不必说古代的石器、陶器、铁器、铜器为器，也不必说后来用木材所做的诸多用具，单看现代化的汽车、火车、飞机、参天的高楼大厦、名贵的家用电器、一代又一代的机器人……这一切都是器。可以说，当代的人，几乎被自己所制造的器紧紧地包围起来了。在精美的"人造之器"的包围之中，人不免会得意忘形。陈之藩先生所说的"天上的天堂变成地上的天堂"，就是对人很好地提醒。须知，"人造之器"再精美，它还是"器"，还是"形而下"者。这一点，永远变不了。

第四，关于"形"与"器"的理解。

把"形"与"器"同人类两次文化高峰联系起来看：《周易》所讲的"形"，即"天然之形"，是人类第一次文化高峰研究的重点对象；《周易》所讲的"器"，即"人造之器"，是人类第二次文化高峰成功的主要领域。从古到今，"形"与"器"每时每刻摆在每一个人的面前。就哲学、科学的研究对象而言，一代又一代的哲学家、科学家所面对的，也是这两方面。这两个方面都是客观实在的，但双方不可相互取代。为此对于双方的区别，需要进一步加以概括。

一是两类研究对象。"天然之形"与"人造之器"最基本的区别是，一者由天而然，一者由人而成。"天然之形"是哲学和哲学直接孕育下的综合性科学研究的对象。比如，历史、政治、经济、军事、天文、气象、人文、环境生态、中医等领域。"人造之器"是物理学、化学直接孕育下的分析性科学研究的对象。比如，机械、电讯、材料、食品、建筑、交通、运输等领域。

二是生命与非生命。我们在前面"关于'形'"一文里，已经讨论了广义生命与狭义生命的问题，这里仅对生命与非生命的不同，进行一些说明。

据《周易·系辞》"以制器者尚其象"之说，"人造之器"的形或象，是人所赋予的。所以器的生与灭，全部操控在人的手里。固然，按照"生生之谓易""生命在于变易"的观念，一切客观实在都可以视为生命。但是就像人造的一张桌子一样，或不几天被拆散烧掉，或加以油漆长期保存——它的生与灭、存与废，完全决定于人。在人的眼里，它就是一件非生命的东西而已。"天然之形"则不同，不论高山平原、江河湖海，还是生物、动物乃至人类，都是广义或狭义的生命。生物、动物乃至人类，可以依据其状态的变易对其本质进行探索；高山平原、江河湖海，只要没有人的干扰与偏见，也可以依据其状态的变易对其本质加以研究。所以，"天然之形"与"人造之器"虽然都有"形"有"象"，但是一者是生命的，一者是非生命的。

三是拆散与不拆散。"天然之物"存在的条件，是不拆散原形。制成"人造之器"的条件，是必须先拆散原形以获取材料。比如，生物、动物被解剖、拆散了，所看到的组成部分是原质，而不再是本来的生物或动物。而不拆散其他事物的原形，就不能从其他事物中获取必要的材料，也就不能制成"人造之器"。

第五，关于形上与形下的理解。

"形上"与"形下"，是对于人类的理性思维而言的。它们既代表着两种相反的理性思维的方向或路线，也代表着两种完全不同的理性思维的方式或方法。形成这两种思维的原因，不是人的主观意志，而是"形"与"器"两类不同的客观实在。所以，摆在人们面前有两类不同的客观实在，这就决定了世界上必然有两种不同的思维路线和方法。

近年来我在中西医比较研究过程中，重读了东西方科学发展史，而且作为补课，修读了上百种西方哲学著作。令我感受最深而且遗憾最大的，是近代人们对哲学、科学研究对象的疏忽和遗忘。尤其不少哲学家忘记了万事万物是哲学研究的对象，忘记了万事万物之理是哲学研究的目的，更令人不可理解，不能原谅。近代西方不少哲学家大讲："哲学的中心任务就是通过语言分析来澄清概念""哲学的目的是对思想的逻辑澄清。"这种忘记了哲学研究的对象和目的，局限于同语言与逻辑来澄清概念、澄清思想的哲学研究，实则是把研究对象与研究方法之间的本末关系严重颠倒了。从而使近代哲学的研究，陷入了歧途。为此，尽管我们前面在"道和形上""器和形下"两文里，对形上与形下两种思路有所讨论，但是我们这里仍然有必要进一步加以说明和强调。

一是对形上的补充说明。人们着手研究某一"天然之物"，假设人们没有办法解剖它，或者不必要、不允许、不可能进行解剖分析时，人们就必须从整体上来研究它。所谓整体上，就是《周易》的"形"，或者亚里士多德的"原形"。所谓研究，就是从"原形"发生、发展、变化、衰亡的过程，认识它"之所以产生、之所以变化、之所以消亡"的原理或规律。这种形而上的研究，大体是按照这样的步骤进行的：第一步，尽可能综合地、全面地掌握该"原形"不同环节上变化、运动着的状态及其特征。第二步，这时候人们要尽可能以系统论的观念与方法，将这些状态及其特征，切实地视为一个相互联系的、相互作用的整体系统。第三步，由此进而追溯到本体论的高度，考察天地万物生存、变化的总原理或总规律，以及该"原形"的内在联系和关系。也就是天地"大道"，与该"原形"的"小道"相互间的联系和关系。而这种联系和关系，事实上是通过更高一级层次的综合，以类比方法所认识的该"原形"与周围事物的共同属性。第四步，这种"共同属性"，即总原理、总规律，与此时此刻该"原形"自身原理、规律的契合。再以这一契合为基础，进一步形成对该"原形"此时此刻具体、准确的理性判断。第五步，人们还需要自我检验。所谓自我检验，就是把人们对该"原形"此时此刻具体、准确的理性判断，回归到第一步——与该"原形"不同环节上变化、运动着的状态及其特征加以对照，以检验理性判断的客观实在性。

以上关于形而上研究的五个步骤，即是在"天人合一"的观念下，认识具体事物本质的思路与方法。亦即综合、系统性的研究思路与方法。这是人类第一次文化高峰所形成的形而上的研究思路与方法。是人们研究和认识人文、社会、历史、政治、经济、天文、气象、生态等领域的问题时，最普遍的研究思路与方法。中医临床上的辨证论治，即始终遵循和实践着这一研究思路与方法。这方面的内容，我们将在后面部分再讨论。

二是对形下的补充说明。人们欲研究和制造某一种"形下之器"，与认识"天然之形"的目的完全不同。因为研究对象和目的变了，研究的思路和方法也就随之不同了。形而下的研究，大体是按照这样的步骤进行的：第一步，首先是调整研究思路，从形上转入形下。这就是从制造这一"器"的结构材料入手。用亚里士多德、托马斯的理论来说，即是从获取"原质"入手。第二步，人们需要用解剖、分析的方法，或称之为还原性的方法，从"天然之形"中获取制造"器"所需要的材料。除了近代的物理方法、化学方法外，也包括从"天然之形"中直接获取材料。第三，人们或模仿"天然之形"，或按照自己的需要，设计出用自己所获取的材料而制造的种种"人造之器"来。

以上关于形而下研究的三个步骤，是人类第二次文化高峰所形成的形而下的研究思路与方法。亦即分析、还原性的研究思路与方法。它已成为以物理学、化学为代表的近代科学、技术领域里最普遍的研究思路与方法。西医的生物医学，至今遵循和实践着这一研究思路与方法。这方面的内容，我们也将在各论部分再讨论。

由此可见，形上与形下两种思维路线，是朝着两个相反的方向而延伸的。而且，这是"形"或者"器"两类不同研究对象所决定、所需要的，与人类的愿望或意志无关。而形上与形下两种理性思维路线和方法，相互之间必然不能相互取代。在认知或研究实践中，只能是，而且永远是相互并存的关系。

本文讨论至此，我们可以得出以下肯定的结论："形而上者谓之道，形而下者谓之器"这一句话的意义是不朽的。早在两千五百年前，《周易》的作者基于对天、地、人关系的深刻认识，就已经准确地揭示了"形"和"器"、"形上"和"形下"之间的辩证关系。它指导着第一次人类文化高峰的成功，也预示了第二次人类文化高峰的到来及其特征。对于今天的人来说，这一句话对多元文化共存的文明时代，同样具有现实的指导价值。这一句话对陶醉在器的时代而变得思维狭隘、目光短浅人们，更是一剂适时、对症的清醒剂。不论面对过去还是面对未来，一切从事哲学、科学研究的人，尤其要明白这一句话所揭示的公理性大道理。

3.《形而上学》的异曲而同工

撒穆尔·伊诺克·斯通普夫和詹姆斯·菲泽在其《西方哲学史》中指出："亚里士多德的《形而上学》在相当大的程度上是他的逻辑学观点和他对生物学的兴趣的结果。"我们在前面已经多次提到他，并引用过他的一些观点及个别名词。这里先简要介绍一下亚里士多德的《形而上学》。

第一，关于《形而上学》的简略说明。

中国的早期，并没有"哲学"和"形而上学"（亦有称"形上学"）这两个名词。日本学者西周于明治 6 年时，将西文的"爱智"译为"哲学"。同时也取"形而上者谓之道"里的意思，把"后物理学"译为中文的"形而上学"。

亚里士多德的《形而上学》，在西文中原称为《第一哲学》，或《智慧》，或是《神学》。这里的神，指神明，与中医"心主神明"之说意思相似。故《神学》，即神而明之的学问。这里《智慧》，与心智、意识的意思相同。亚氏身后由他的学生整理《亚里士多德全集》时，并没有沿用亚氏所定的《第一哲学》，而是把它编在"物理学之后的书"。于是又有了《后物理学》的书名。进一步把《第一哲学》与《后物理学》联系起来看，亚氏的《物理学》其实就是《第二哲学》。后来，《物理学》又被称为《自然哲学》。

亚里士多德早年写过许多自然科学、伦理政治学方面的书。例如，前面讲到的《论天》《论生灭》《论气象》《动物史》《论动物之部分》《论动物之变》《系统伦理学》《论政治》等即是。在当时，这些科学都是以运动着的事物、物体为对象，以感官得来的认识为基础，从种种变化的现象中抽象而来的知识体系。因为从"天然之物"的形象而集成，所以都离不开一个"动"字，因而这些知识体系都属于哲学类的科学。在亚氏看来，科学与哲学的区别是：科学是分门别类的个别学问，哲学才是各类学问的总汇。在哲学里，《物理学》与《形而上学》的区别是：《物理学》（或《自然哲学》）是从自然科学、政治伦理学抽象而成的一般性哲学原则；《形而上学》则是在《物理学》之上进一步揭示的本体论原理。所以哲学家沈清松先生说："《形而上学》一书所展示的，是人类理性对待事物最普遍的面相与最终极的原因的探索。"台北辅仁大学曾仰如先生在其编写的《形上学》教材中也指出："形上学是一切学问的基础。"并在该书的自序里引著名史学家吉森的话说："世界上真正伟大的形上学家仅三人，即柏拉图、亚里士多德及托马斯。"他们既强调了《形而上学》是亚里士多德集大成的思想体系的冠冕，也说明《形而上学》一书极其艰深难懂的特点。

　　《形而上学》是以实在论为基础的，"有"是其中最基本、最核心的观念。"有"具有"存有""实在""实有"的意思。《形而上学》里"有"的定义是"任何不是无者皆是有""凡存在或者能存在之物皆是有"。可以说，宇宙间一切具有时间、空间特性的事物，都是存有、实在、实有，也都是有。大而言之，举凡现在的、未来的，有生命的、无生命的，有限的、无限的，物质的、非物质的，实际的、理想的，看到的、想到的，自主体的、依附体的，人们感知的、尚未感知的，这一切具有时间、空间特性的存在，都包括在"有"的观念之内。细而言之：人是有，张三、李四、王五也全是有；花是有，梅花、菊花、桃花也全是有；房屋是有，楼房、平房、草房也是有；行为是有，善行、恶行、美行、丑行也是有。这一切都是个别、特殊的有，彼此间在各自不同的存在方式及不同的性质上各有区别。但是从存有、实在、实有的意义上讲，彼此都相同、无差异，都是这里反复强调的一切的"有"，彼此也都是形而上学研究的对象。所以，形而上学研究的不是具体、个别的实在，它研究的是所有实在的共同点，以及共同点所拥有的特性。正像亚里士多德在其《形而上学》中所说的：这是一本"万有之有及其特性之学"，关于一切的"有"的学问。这里把一切的"有"理解清楚之后，围绕一切的"有"而来的《形而上学》，也就容易理解其真意了。

　　国内能见到的《形而上学》中文译本极少，最早见到的是 1959 年吴寿彭先生的译本。2000 年之后，才相继见到由李真、苗力田翻译的两种《形而上学》繁体中文译本。应当指出，没有多种西文的基础和充足、可靠的参考资料，《形而上学》这本书的确很难读得通。幸运的是，当代中国的台湾，研究《形而上学》的哲学家不少。我是在香港读了他们编著的多种教材和参考资料之后，并拿着手头收藏的三个不同的中文译本的《形而上学》相互比照，这才使三十多年的努力成为现实，终于将《形而上学》通读了下来。按照曾仰如先生编写的《形上学》一书，他对于亚氏的《形而上学》主要介绍了三个部分的内容：第一部分，是形上学的意义和重要性。主要介绍了一些基本概念和框架性内容。第二部分，是关于"存有"（简称"有"）的特性。主要说明了存有的单一性；实现存有单一性的第一原理（即矛盾律、同一律、排中律）；存有的真实性；存有的完善无缺性；存有的美性。第三部分，是重点说明现实与潜能原理的。主要介绍了现实与潜能二原理的研究；现实与潜能二原理的应用。现实与潜能二原理的应用，这一部分的内容最多。其中包括物的"一"与"多"的问题；本质与存在的问题；原形与原质的问题；自主体与依附体的问题；因果律及因果关系问题等。这三个部分，大体概括了亚里士多德《形而上学》的基本精神与内容。

曾仰如先生在其导论中还指出："学问之巩固性、普遍有效性、合理性及确实性，全基于形上学。是以，形上学一被忽略、藐视，学术的进步及真理的揭发就无形中大受阻碍，人类的推理能力也普遍趋于薄弱，知识界也将变得混乱不堪，各学科所研究的对象、范围也认不清，因而在学术界里常有越俎代庖之事的发生。"李震先生在其《中外形上学比较研究（下）》中也指出："在希腊哲学中，就如中国的大易哲学中一样，自始哲学就与形上学分不开……到了近代，这位'皇后'的遭遇一落千丈，受到许多误解、轻视、讥嘲和无情的打击……只要人类的求知心不死，只要人类打破砂锅问到底或寻根的精神仍在，形上学必然会继续生存下去。"邬昆如先生在其《哲学入门》的《结论》一章中，对哲学与形上学的关系概括说："哲学的思想进路是依序从知识论作为入门，进入形上学的体，落实到伦理学的用。"又说："哲学的体是形上学，是探讨宇宙和人生的原理、原则。"这些观点对于久违了，或者不了解《形而上学》的人来说，一定是十分有益的。

第二，关于"形质论"的相关概念。

"形质论"即关于原形与原质的学说。它是亚里士多德现实与潜能原理应用于实践的主要部分，在哲学史上占有相当重要的地位。它也是本书重要的理论基础之一，对认识人类文化两次高峰及其关系尤其具有重要的指导价值。为了大家学习的方便，也为了本书接下来讨论相关问题的需要，这里根据亚里士多德、托马斯·阿奎那，以及台湾的几位对形上学多有研究的哲学家著作，把亚氏形质论的相关概念，简略介绍如下。

一是关于"变动"。所有的哲学知识都始于感官，故变动的观念是人们的感官在观察事物的过程中感觉出来的。因为事物的变动，于是又产生了现实与潜能二观念。比如，从一块大理石到一尊雕像，大理石是潜能，雕像是现实，这其中一步一步地雕刻加工，就是变动。又如，从鸡蛋到小鸡，鸡蛋是潜能，小鸡是现实，这其中一天一天的孵化过程，就是变动。所以托马斯对变动的定义是："从潜能到现实的过程。"台北哲学家罗光先生在其《生命哲学》一书指出："生命为继续的内在变易，继续由能到成。"他用的"变易"二字取意于《周易》，这是中国人的用语，与《形而上学》的变动，意思完全一致。罗光先生说的"能"即潜能；"成"即现实的完成，指的也是现实。变动是形上学中一个极其重要的观念，没有变动，现实与潜能二原理将无从谈起。

二是关于现实与潜能。前面说变动是"从潜能到现实的过程"。所以，现实，表示变动的终点、事物（事情）的完成。即表示目前的实有，或事物（事情）的成全。潜能，表示能够变为事实、能够实现的，但目前尚未实现，尚未成为事实的。或者说，现实是变动的结束、完成；潜能是变动的起源、开始。世界上的一切事物，都处于从潜能到现实的变化之中，就像从大理石到雕像，从鸡蛋到小鸡一样——故将现实与潜能，称为事物变化的二原理。但是从人们的认知而言，人们的感官首先感知到的是现实，然后才从现实与潜能二原理进一步知道了潜能的存在。

三是对原形与原质的理解。现实与潜能二原理是世界上的一切事物变化的共同原理，用这一原理来看具体事物，亚里士多德在《形而上学》第七卷，总结出了原形（也译作"形式"）与原质（也译作"质料"）的学说，亦称"形质论"。"形质论"的主要内容是：原质与原形直接结合而构成事物的完整特性；原质是潜能，原形是现实；原质执行原形的限制，存在于原形之中；原形是具体事物成全的现实，其任务是使事物趋于成熟。亚氏对原形的定义是"原质的第一现实及与原质一起构成物之本质"。意思是一方面，原形与原质两个方面共同构成了某一事物之本质，世界上没有无原形的原质，也没有无原质的原形；另一方面，原形是现实，原质是潜能，原质是在原形的限定之下，才成为事物特定现实的。所以曾仰如进一步解释说："原形使原质定型或趋向成熟，是物的类别的决定因素。"又说："物之为一种物或另一种物，是由原形来决定的。"就像狗之所以是狗，猫之所以是猫一样，"原形使原质成为某种特定之物，故是限定的根源"。亚氏对原质的定义是从否定的角度上讲，原质"不是任何物，也不是任何依附体如质量，且没有固定的物形"；从否定的角度上讲，原质"是物之所来源的基本及第一主体"。意思是说原质不是原形意义上的某一种事物，它是没有自己固定的形态而有待变化为某种事物的材料；同时原质与原形共同构成某一事物的本质，它只是构成该事物本质的一个方面。

四是关于存在与本质。存在，是一种事物因之而存在的现实。即指事物的客观实在性。任何一种事物的存在，都是有其特定原因、道理的。为此亚氏对本质的解释是："其物之所以是该物而别于他物之理。"托马斯对本质的解释是："本质者，乃决定一物属于其一种或某类之因素也"。由此可知，存在是人们感官所接触的事物的现象，而本质才是现象的根源或原因。形而上学的目的，就是要透过现象，认识藏在现象背后的超经验的本质。这里提到的现象，当然是客观存在，即原形在人们感官的反映。

第三，《形而上学》与《周易》异曲而同工。

以上简略地介绍了"形质论"相关概念，把这些概念与《周易》"形而上者谓之道，形而下者谓之器"加以比较，不难发现二者之间的异曲同工之妙。下面我们可以从四个方面再做一些对应的分析。

一是"变"的必然性。不论《形而上学》里的变动，还是《周易》里的变易，本质上是完全相同的。因为不论东方还是西方，"变"这一普遍观念绝非出自空想，而是依据人们对万事万物变动不居、生生不息的观察经验世界而建立起来的。只要学者们面对着万事万物发生、变化、衰亡的过程，那么"变"就是在学者观念里的必然反映。倘若人们感官里没有感觉到"天然之物"的变，这就意味着人们所面对的是混沌状态，一个什么也没有的无极的世界。无极即太极，在什么也没有的状态里，当然不存在人对任何事物的认识。由于先秦时期《周易》与《形而上学》所研究的根本对象都是"天然之物"，所以不论东方还是西方，"变"的观念也当然是一致的。

二是阴阳与现实、潜能的一致性。变动是"从潜能到现实的过程"。

这就像《周易》"太极生两仪"的意思一样。这里的"生"，即变动、变易。由变而来的"太极生两仪"的阴阳，其实与潜能、现实的观念基本是相同的。彼此的差异仅仅是表述上的角度不同而已，并没有本质的差别。只是前者直接从"有名而无形"的观念上讲，后者则借着事物而讲观念。《周易》的变易之前，是不动的太极状态。因为没有变易，则人们什么感觉都没有；由太极到阴阳两仪这种观念的变化，就是因为人们面对的事物在变易。先秦时期是中国哲学的黄金时代，那时候，阴阳已经发展为成熟的哲学观念。阴阳并不是两个已经完成的具体事物，而是事物生成、变化的两种原理。其中的阳是主动的、积极的、刚健的、现实的、限定的原理，它的功能是生成万物；其中的阴是承受的、消极的、柔顺的、潜能的、被限定的原理，它的作用是凝合万物。《黄帝内经·阴阳应象大论》里说："阴在内，阳之守也；阳在外，阴之使也。"《生气通天论》里又说："阴者，藏精而起亟也；阳者，卫外而为固也。"对于中国人而言，用这两句话来理解亚里士多德潜能与现实的关系，可能比起反复研读形而上学的哲学家们的注释来，收益或效果会更好、更快一些。

李震先生在其《中外形上学比较研究》（上）指出："阴阳观念很接近希腊形上学中潜能与现实两观念。初期希腊哲学家面对经验世界所感到的最大困惑，也是万物的变动不居。历经数百年的争论，到柏拉图和亚里士多德提出现实与潜能的形上原理，变化与多样性问题才得到圆满的解释。中国哲学对阴阳两观念的阐释与发挥，在理的严谨性方面和条理性上，不如西方哲学；但在活泼生动方面，显然又超过了西方哲学。二者可以相互参考，取长补短，这就是当代中国学者应该努力的方向。"李震先生这一段话，对于日益加深的中西方思想的沟通，对于透过语言形式的差异而努力寻求内在的思想，具有重要的指导意义。

三是以阳为主导的阴阳与形质论。中国哲学里阴阳的关系，不是相互对立的关系，也不是简单的并列关系，而是以阳为主导的相互依存关系。"以阳为主导"，这一点《黄帝内经》讲得也很准确、恰当。比如，《阴阳应象大论》里说："阴静阳躁，阳生阴长，阳杀阴藏，阳化气，阴成形。"说明阴阳之间，阳是变动的，因为有了变动，才显现出阴阳来；也说明阴阳之间，阳是主导的，因为有了阳，才显现出阴阳的相互依存来。又如，《生气通天论》里说："阴阳之要，阳秘乃固""阳气者若天与日，失其所则折寿而不彰"。讲到一天之内的阴阳变化时又说："平旦人气生，日中阳气隆，日而阳气已虚，气门乃闭。"这里将阳为主导的观念，讲得更为透彻。可以说，以阳为主导的原则，是从阳的消长进退来体会，来推及阴的长消退进的。在《形而上学》里，人们直接面对的是现实、原形。在这种情况下，潜能、原质人们不可直接感知，只能以现实、原形为基础来推论。可见中国哲学与《形而上学》，在这一观念上极为相似。或者可以如此相互印证：现实与潜能的关系，是以阳为主导的相互依存关系；原形与原质的关系，更是这种以阳为主导的相互依存关系。《形而上学》里反复强调，原形是限定的根源、存在的根源、行动的根源，都是东西方在这一观念上异曲同工的写照。

四是现实、原形、存在与《周易》的"天然之形"。《形而上学》的现实与潜能、原形与原质、存在与本质这一类范畴里，现实、原形、存在此三者，讲的都是与"天然之形"同样的客观实在，都是形而上学的研究对象。潜能、原质、本质此三者中，本质是形而上学所要探求的任务。而潜能与原质二者，虽然在《形而上学》承认其客观实在性，但是那就像"以阳为主导的相互依存关系"一样，是在"不可直接感知"前提下的推论。对于《形而上学》来说，有了这一点就已经足够了。而对潜能与原质进行"形而下"的深入研究，那是人类第二次文化高峰的任务。这一点也是《形而上学》与中国哲学的异曲同工之处。我们在《＜周易＞的经典性概括》一文里，已经进行了详细的说明，这里不再赘述。

基于以上的讨论，我们可以得出以下结论。

首先，《周易》是中国春秋时代的《形而上学》，《形而上学》是古罗马时代的《周易》。《周易》与《形而上学》所揭示的原理是基本相通的。在这一前提下，比较、研究以《周易》与《形而上学》为基础的东西方哲学，对于促进东西方哲学在整合与重构道路上的共同发展，是十分有益的。

其次，《周易》《形而上学》基础上的东西方哲学，不能代替形而下的近代科学。同理，形而下的近代科学也不能代替《周易》《形而上学》基础上的东西方哲学。

第三，基于上述，东西方形上性的科学与形下性的科学之间，必然不能相互代替。

第四，基于以上三条，中医是形上性的医学科学，西医是形下性的医学科学。所以中医与西医之间，也必然是不能相互代替的。如果说以上《周易》与《形而上学》比较的意义在于求同，那么我们的中西医比较一课的意义不是求同，而是求异。寻求中医与西医在本质属性上的根本差异就是我们开设中西医比较一课的真正意义。

第三讲　中西医交融的近代医学史略

中国近代正处在一个中西方文化交汇的时期，这个时期也正是中国进行的一场东西方文化组合与重构的过程。

如何把东西方文化在中国进行一场组合与重构，这对于中国当代的文化发展是非常重要的。中医作为中国优秀传统文化中的瑰宝，在这个文化组合与重构的过程中，必然有很多喜怒哀乐。历史就是这样，既是一次文化重组，也是一种文化选择。在这个文化选择过程中，我们用一种什么样的文化心态，用什么样的方法与思维去对待不同文化之间的关系，这是一件重要的事情。

我们上一次讲课，提到了陈之藩先生，提到非累积性的文化知识与累积性的文化知识。陈之藩先生对非累积性的文化知识是这样表述的："有些知识好像变得慢，而且是越古越值钱；有些知识变得快、变得多，而且是越新越可贵。"这种表述正好可以表明，在这次文化重组过程中我们所面对的，是不同文化之间的差异。今天讲中西医交融的近代医学史略，就是要把中医在这次文化重组过程中的状况进行一些回顾。就像西方科学家培根所说"读史使人明智"。不懂历史，就不懂今天，就不会懂得未来。

一、影响中国近代文化的历史回顾

我们讲影响中国近代文化的历史，首先需要从历史上进行一些整体回顾，因为近代中国文化的历史与中国历史紧密相关。中国人回顾这段历史，往往会有一些悲哀与辛酸。

讲到近代历史，自然而然地会出现一个时间划分点，那就是 1840 年的鸦片战争。在 1840 年之前，中国经过了一段很长时间的兴旺发达时期，从东汉开始，一直到 1840 年的这个阶段，中国经济在世界上领先了 1600 年，而且没有任何一年，西方任何一个国家超过中国。其实，经济是这样，文化更是这样。东汉之后，中国在全世界持续领先的 1600 年之中，国内经济生产总值最高的时候，占到全世界生产总值的 40% 以上。康熙、雍正、乾隆年间，中国经历了一百多年的盛世。19 世纪以后，中国与世界相比，处在了一个衰弱的时段。而在这个时期，西方正处在近代科学演变为近代技术快速繁荣的过程中。

随着近代技术的不断发展，西方的社会、经济、军事都在不断地增强。上一次我们谈到，当年欧洲文艺复兴的主要目的，是要复兴欧洲的传统文化。这在客观上给科学发展提供了一个宽松的环境，于是才有了近代科学。欧洲文艺复兴之后，到 18 世纪和 19 世纪的时候，西方逐步把近代科学演变为可供社会使用的、能解决现实问题的技术。这个时期，西方在技术上远远超过了中国。按照美国近代社会学家阿尔温·托夫勒的说法，欧洲社会发展处在工业革命的阶段，而中国仍然是农业革命阶段。近代技术上明显的强弱差距，成为引发鸦片战争的主要原因。

鸦片战争结束后，1842 年中国与英国签订了《南京条约》，这一年是道光二十二年。1844 年又与美国签订了《望厦条约》，与法国签订了《黄埔条约》。紧接着，日、俄、荷相继侵略中国。到 1856 年第二次鸦片战争之后，又签订了《天津条约》《北京条约》等。1884 年至 1885 年发生中法战争，中法战争之后中国与法国签订了《中法新约》。1894 年中日甲午战争，中国海军全军覆没之后签订了《马关条约》。1900 年至 1901 年，八国联军进入北京之后，签订了《辛丑条约》。

《辛丑条约》有很多丧权辱国的条款。其中，中国给西方八国赔款白银是四亿五千多万两。那时候中国的人口还不到四亿，四亿五千万两在当时是什么概念呢？那个时候用一两白银可以买一担（近四百斤）小麦。就是说，每一个中国人，平均要给西方侵略者赔偿相当于四五百斤小麦的白银。

不只是赔款，《辛丑条约》中还有割让土地和其他丧权辱国的内容。

从此，中国彻底结束了长达 1600 多年在世界领先的地位。在这个时期，中国人的民族自尊心受到了有史以来最大的伤害。

对于中国历史上的这个时期，我们需要认真反思。从社会学的角度讲，这显然是政治问题，是社会制度本身落后的问题。当然，这中间还应该包含文化，尤其是近代科学技术方面的问题。在近代科学技术发展上，我们实实在在是落后于西方的。所以在总结与反思的过程中，我们应当采取与保持什么样的立场和态度，是十分重要的。

1840 年以后，中国是一个什么状况呢？我们可以用一个字去说，"乱"。首先是 1851 年到 1864 年长达十余年的太平天国之乱。1898 年戊戌变法，这是推动历史发展的好事。接着到 1900 年，又是义和团之乱。这个时期，整个清朝政府处于摇摇欲坠的状态。1911 年，孙中山先生领导辛亥革命，一举推翻了清王朝。

中国在这个历史阶段，经历了翻天覆地的变革，所以，在这段文化的反思与重组过程中，中国人文化思想观念的变化是尤其值得重视的。

二、东西方文化相遇后的抉择

1. 中国在东西方文化重组中的思想演变

中国在东西方文化重组中总的趋势是，随着中国社会的巨变，西方文化迅速传入中国。这个时候，中国人的文化心理非常复杂，新旧文化并存，中西文化混杂，长期处于"旧学"与"新学"、"中学"与"西学"的争论之中。我们要什么，存什么，废什么？贯穿于哲学、史学、文学、教育、自然科学的各个方面。在反思中进行文化整合与重构中，曾经出现了几次大的争论。

第一次争论是关于"中学为体，西学为用"的争论，出现在曾国藩、李鸿章当国务大臣，洋务运动刚刚开始的时候。那时候有一本书，即郑应观的《盛世危言》，其中有"中学为本也，西学为末也"的说法。他是站在中国文化的角度，把中国文化说成本，把西方文化说成末。随后，张之洞也提出了相似的说法。张之洞与曾国藩、李鸿章都是当时推行洋务运动的代表人物。他的提法是"中学为内学，西学为外学；中学治心身，西学应世事"。中学，就是中国的传统文化，它管的是人的身心健康，是治人心身、治人思想的。西方文化，主要是现实的、事实应用的。上述说法上奏到朝廷，便成为代表当时洋务派观点的"中学为体，西学为用"的著名口号。在后来的争论过程中，有人从反面提出了另外一种说法，叫"西学为体，中学为用"。也有人不赞成这种争论，如严复在《严复集》中说："体用者，即一物而言也……中学有中学之体用，西学有西学之体用，分之则并立，合之则两亡。"

其实，这种体和用的争论，没有什么实际意义。在提出"中学为体，西学为用"这个口号的时候，事实上已经给西方文化与近代科学进入中国打开了大门。所以说，争哪个为体，哪个为用，并不是实质问题，而是一个文化心理方面的问题，或者说是对自己文化心理的一种满足感而已。

第二次争论，是西学东渐的过程中，在政治思想、国家体系方面的一些讨论。这主要表现为改良主义的出现。中国近代改良主义的代表是戊戌变法。戊戌变法的核心是既要维护原来的国家体制，又要改进专制和落后的状况。之所以叫改良主义，因为它不是要彻底革命，而是要维护过去的体制，在固有体制前提下进行一些自己愿意接受的改革。不管是改良还是革命，这个提法其实是西方资本主义制度在中国传播的一次启蒙。也可以说，当时的戊戌变法是后来辛亥革命的前奏，如果没有西方资本主义制度通过戊戌变法在中国的启蒙，也许辛亥革命还要再往后延缓一个时期。

这个时期的另一个变化，是从辛亥革命到五四运动。辛亥革命四年之后的 1915 年，在中国兴起了新文化运动。新文化运动的主要目的是向中国旧的思想宣战，发起人是陈独秀。陈独秀在他的《新青年》中提出"科学与人权并重"。1919 年的五四运动，核心是引进西方的科学与民主。这与"科学与人权并重"是同样的意思，只是变了一个说法而已。因为新文化运动与五四运动相近，以后常常合称五四新文化运动。

五四新文化运动以后，西方的文化与近代科学知识大量涌入中国。这一时期，其实正是中国文化整合与重构最关键的时期。然而在科学与民主的问题上，中国近百年来把西方的近代科学全盘接收了，而民主上却步履艰难。而且随着在新文化运动的延续，还掀起了"全面反传统、砸烂孔家店"风潮。从此以孔子的思想为代表的中国传统文化的根基，被彻底动摇了。传统文化，就是历史流传下来的文化，包括经、史、子、集在内的全部传统文化典籍彻底遭到了颠覆，就等于毁掉了中华民族五千多年文明的根基。

五四新文化运动以后，1930 年的科玄论战曾一度引起国内外学者的广泛关注。"科"指的是西方近代科学、技术，以丁文江为代表。"玄"指的是以哲学为带头的中国传统文化，以张君劢为代表。彼此激烈争论了几个回合之后，即偃旗息鼓，无果而终。论战的双方尽管言辞尖刻，理性不足，但是谁也没有抓住文化论战最为关键的理论底线，谁也没有就科学、玄（哲）学的概念给出准确的回答。这使本来极其严肃的科学与哲学之间的论战，变成了一场有失学风与文人之雅的混战。

20 世纪 80 年代，英国李约瑟的《中国科学技术史》，令从未为本国科学技术编撰历史的国人颇为震撼。李约瑟所讲的科学技术，是站在西方近代物理学、化学角度上的自然科学技术，而不是站在包括自然、社会、思维的整体科学角度上的科学技术。他有感于中国古代的四大发明及相关技术，在书中提出曾经对人类科学技术有过巨大贡献的中国，为什么近代科学技术的发展严重滞后？这就是人们常说的李约瑟之问。然而，中国人至今对李约瑟之问，或张口结舌，或言不中的。其根源是中国人对文化、哲学、科学、技术这几个最基本的概念，至今仍然基本分辨不清。

原中国社会科学院副院长李慎之先生，是一位倡导民主思想的开明学者。1998 年他的《中国传统文化中有技术而无科学》一文，发表在非常具有影响力的《新华文摘》1998 年第 4 期。该文的主旨观点是，中国古代只有技术而没有科学。这篇文章中他把科学与技术进行了明确的划分，认为中国过去的四大发明是技术发明而非科学发现。这一点，在中国当代是十分可贵的。但是他眼里的科学，仍然是西方的近代科学，而没有建立在哲学基础上的社会科学与思维科学。

2001 年，知名学者田松的《中国古代有无科学》一文，在《读书》期刊发表与讨论。在座的香港同学也许对《读书》这一期刊不太了解。

《读书》是内地文化界最受欢迎的期刊之一，文化界对《读书》的推崇，也许远远超过了香港人对《明报》的评价。不过看到《中国古代有无科学》这篇文章，令我感到十分纳闷。为什么21世纪了，中国人还在讨论，而且是知识界高层次的人还在讨论中国古代有没有科学呢？李慎之先生曾经供职的中国社会科学院是与中国科学院相并列的全国高层研究机构。这里我们不禁要问，中国社会科学院所研究的问题是科学范畴的学问吗？如果中国社会科学院研究的是哲学方面的学问，又为什么要命名为科学院呢？这些知名学者心目中的科学与哲学，到底是什么性质的关系呢？人们口头上常说的"哲学是科学的科学"，究竟应当如何解释呢？

在香港，真正研究"科学"这一使用频率最高的热门概念的人，估计也不会多。当今流行于人们口头的，大都是科学这一概念的外延定义而非内涵定义。然而，科学这一概念的内涵不清，当代中国在东西方文化整合与重组的这一历史性任务便难以启动，也无法进行。西方近代科学传入中国一百多年了，科学这一热门概念至今没有准确的内涵定义，这的确是当代中国的一个特大的怪现象。今天我们谈这些话题，在座的学中医的同学是否觉得有一点太沉重了呢？其实，在我们谈及这个话题的时候，相信就是澄清当代这一特大怪现象机遇到来的时候。因为中医属于中华民族优秀传统文化中的瑰宝，传统文化瑰宝被近代科学技术"西化"的现实，首先让从事中医工作的我们感到了切肤之痛。在全面反传统的近代历史中，从我们开始学中医的那一天起，便背上了中医不科学的黑锅，也肩负起摆脱中医不科学的使命。同时我们也渐渐地意识到，要明确中医学的科学定位，必先对科学这一概念给出内涵性的定义来。我们在香港开设中西医比较这一课，因为科学的内涵性定义和中医学的科学定位，我们已经有结论了。这里提前告诉大家，下一节将要讨论的，就是科学的出发点、科学定义、科学分类的问题。

2. 民族文化心理的扭曲影响了当代文化的整合、重构

不同文化间的取长补短、相互学习，本来是人类文化进步的正常现象。在正常的情况下，别人的科学进步我们要努力学回来，中国传统文化中优秀的部分我们要认真继承和发扬。

　　1840 年的鸦片战争，是中华民族优秀传统文化命运的转折点。这场战争是清王朝内部的腐败没落。鸦片战争的特殊，是向中国人展现了西方的船坚炮利与手持冷兵器清兵之间的巨大差别。然而，对于鸦片战争胜负的原因认识上，中国自己出了问题。一方面，我们不应当将王权专制内部的腐败没落，归咎于中华民族传统文化的落后。不应当把王权专制时代从儒家学说中异化而来，为王权专制制度服务的文化说教，与中华民族优秀传统文化相混淆。应当说，王权专制文化是为当时社会制度服务的政治说教，它与儒家思想，与中华民族优秀传统文化本来就不是一回事。另一方面，西方的船坚炮利与清朝冷兵器之间的巨大差别，是国内与国外在近代科学技术水平上的差异。近代科学技术与中华民族传统的优秀文化也不是一回事，不能笼统地将二者混同起来。将王权专制时代愚弄人民维护统治的说教，将落后于国外近代科学技术水平的原因，统统归咎于中华民族传统文化，是一百多年来完全错误的文化判断。然而由于这种错误判断在中国一百多年来特定历史时期的不断延续，这一错误的文化判断进一步形成了顽固的民族文化自卑症和严重的近代科学主义。如此双重病态的文化心理，中国人至今没有从中解脱出来。一百多年过去了，至今仍然有许许多多的人把王权专制时代愚弄人民的文化说教与中华民族优秀的传统文化，尤其是与儒家思想混为一谈。而且在当今，中国在近代科学技术上的快速进步，已经赶上甚至在一些方面超过了国外近代科学技术的水平，许许多多的人仍然把自己困在近代科学主义的陷阱里。

　　文化是文化人的创造，文化是文化人的事业。文化的创造历来不是闭门造车，不是在工厂的车间里机械地加工机器零件。文化是文化人的思想产品，思想产品需要的是独立的思想、自由的精神。而激活独立的思想和自由的精神，是以自由民主的学术讨论和争鸣为前提条件的。或者可以形象地说，自由民主的学术讨论和争鸣的环境，才是文化思想产品真正的加工厂。当代中国文化的整合与重构需要这种文化讨论和争鸣的环境，当代中医的复兴更需要这种文化讨论和争鸣的环境。

三、俞曲园文化现象

1. 俞曲园其人其说

俞曲园现象，是我个人的一种提法，希望通过这种现象，引出一些值得大家注意和思考的问题。俞曲园，在中国近代的文化界是一个非常有名的人物，他的原名叫俞樾，字荫甫，曲园是他晚年的号，浙江德清人。俞曲园是 1821 年到 1907 年的人，活了八十多岁，一辈子从事学问研究，1850 年考取了进士，1852 年，成为翰林院的编修，也就是翰林院的学士。他与李鸿章私交很好，与张之洞的关系更加密切。1857 年，俞曲园被朝廷免官，回到南方讲学，去过广州、上海，后来在浙江讲学长达三十余年。俞曲园可以称为近代的国学宗师，与张之洞齐名，为近代大思想家。他的著作有《诸子平议》《俞楼杂纂》等。章太炎是俞曲园的学生，也是继俞曲园之后的一位国学大师。但是，在中国第一个提出要废除中医的，竟然也是俞曲园。

俞曲园在《曲园俞楼杂纂·废医论》（45 卷）说："古之医卜并重……卜可废而医可废乎？""古之医，古之巫也……古无医也，巫而已矣。""古之医巫一也，今之医巫亦一也。吾未见医之胜于巫也。"在中国古代，医生与算卦的属于一类，在《黄帝内经》之前是巫医不分的。俞曲园认为，现在人们已经认识到算卦不科学，是瞎说，既然古之巫已废，古之医为什么不可废？俞曲园先生虽然是国学大师，但是他肯定没有读过《黄帝内经》，也缺少了一点历史常识。《黄帝内经》里有这样一句话："拘于鬼神者，不可以言至德。"所以说，《黄帝内经》的出现，正是巫和医彻底分手的时候。俞曲园凭什么说"吾未见医之胜于巫"，中医就不应当存在呢？

俞曲园还说："医之治病，其要在脉，脉之不可凭。"他引《周官》《素问》《史记·扁鹊传》三者记述不同之处，"本此而作脉虚之篇，脉虚之篇成，而废医之论决"。他所依据的虽有医书，但主要是史书，怎么能够用不同行业的书来评判中医临床诊断上的脉学之是非，而认定中医临床诊断上的"脉之不可凭"呢？

俞曲园对《神农本草经》将中药分为上、中、下三品的专业分类原则，完全不懂。他只凭一己之见说："上药不足以练形，中药不足以养性。"于是便武断地说："独执区区下药，欲夺取造化之权，操生死之柄，不亦惑乎？"这种完全出自外行人的狂言呓语，怎么能依仗着文化名人之声威，自以为是的在《俞楼杂纂》中收入《废医论》，误世、误人、误己呢？

俞曲园与李鸿章、张之洞都属于洋务运动时期的人，他们对西学虽然有一些接触，但是从整体上来讲，都还是外行。上述言论说明俞氏不懂中医，对西学也研究甚浅。这种仅仅凭一时之浏览，一己之感觉，便著书立说，妄加评论中医的人，在辛亥革命以后不在少数。

2. 文化名人言论的伤害力

俞曲园以后，还有不少身在高位的文化名人、行政要员说过许多糊涂话，办过许多糊涂事。比如，李鸿章在《万国药方》（1890年）序中说："《汉书·艺文志》列方技为四种，凡经方十一家……然以意进罗病机，凭虚构象，非实测而得其真也。"这句话意思是当时的中医方技虽然记载了有十一家，那是依个人的意志或者个人的思维，去谈论疾病的病机，凭着虚构的主观想象，而不是像西方人那样通过实验得出真实结论的。他进一步说：西医学里"藏真腑俞，悉由考验，汤液酒醴，更极精翔"。而且其药物"格改微妙，物尽其实用，非仅以炮制为尽物性，则尤中土医士所未逮者"。他在对照西医，排斥和贬低中医中药之后，并主张说："倘学者合中西之说而会其通，以造于至精极微之境，于医学岂曰小补？"可见，李鸿章显然主张以西医来证明中医，并责备为什么不以"至精极微"的西医来补中医的不足呢？因为他权重人威，他的这一说法就成为清末"中西医汇通派"的令箭。至于他对西方的西医知道多少，对中医知道多深，但以宰相的身份讲出来的糊涂话，其影响与危害是可想而知的了。即使中医人立足于《黄帝内经》之理而拼力辩驳，恐怕也难以对付宰相大人的胡言乱语。

戊戌变法时的文化名人梁启超，是一位传统文化、哲学、政治、西学修养具富的全人，在国内外学术界影响也很大。梁氏在《我的病与协和医院》一文中，记述他的治病经历。原本因为小便下血，协和医院为他做肾切除手术，术后小便下血不愈，才发现有病一侧的肾没有切除，却切掉了另一个健康的肾。这本来是西医的重大医疗事故，但他依然维护西医，贬低中医。固然，在大人物来说，不以个人得失而论是非，是其本应具有的本分，但是在学术是非上是应当一碗水端平的。他在 1923 年发表在《东方杂志》上的这一篇记事文中，对中医的阴阳五行学说是这样评价的："阴阳五行说为两千年迷信的大本营，直至今日在社会上犹有莫大势力……阴阳二字不过孔子二元哲学之一种符号"，而五行"不过将物质区分为五类，言其功用及性质，何尝有丝毫哲学或学术气味"。我们想一想，阴阳是中国群经之首《周易》的立论之本，阴阳原本是以阳主阴从为主旨的万物生生化化的哲学精髓，阴阳之理不属于孔夫子的专利，也不是二元论哲学的符号。而学贯中西的梁启超不能不知道这些常识，为什么可以说中医的阴阳五行没有"丝毫哲学或学术气味"，是"两千年迷信的大本营"呢？我们在以后的讲课中还要介绍阴阳五行学说，五行相当于 20 世纪 60 年代以来欧美新出现的系统理论模型。如果就系统理论的发明权来说，应该说阴阳五行学说是中国最早发现的现代系统理论，而且成功地运用于中医学已经两千多年了。梁启超对五行和阴阳的偏见，说明他既没有读过《黄帝内经》，也不懂得中医是什么。但是他不能如此口出狂言，恣意贬低中国传统哲学，诋毁国学，有辱中医呀！

章太炎（1869—1936）是俞曲园的学生，他推崇中医的仲景学说，但是他也认为："历代的医书当中，上不取《灵枢》《素问》《内经》《难经》，下不取元明诸家言，唯对仲景学说推崇备至。"章太炎推崇仲景学说，我们十分认同。仲景学说及温病学家叶天士、吴鞠通的学说，都是只涉及中医临床辨证论治的临床诊疗技术的典范，而《黄帝内经》是讲中医科学的，是专门讨论中医理论的经典。从章太炎的这个说法来看，他没有接触过中医理论，对中医的阴阳五行也不甚了解，因此对中医的《黄帝内经》《难经》却颇多非议。1928 年他在《中国医学问题》序中说："自《素问》《难经》以五行内统五藏、外贯百病，其说多附会……隋唐两宋唯巢元方多说五行……金元以下……弃六朝唐宋切实之术而以五行玄虚之说为本。"章氏之人刚愎自用，言词有失公允。他重实用而不知理论之精微，废五行而意在废除中医学。这在他的《医论》中比比皆是。如果他有哲学、中医学、系统理论的基本常识，想必不会有此狂言。

鲁迅（1881—1936），中国 20 世纪的大文豪。鲁迅说过这么一段话："我们目下的当务之急是一要生存，二要温饱，三要发展。倘有阻碍这前途者，无论是古是今，是人是鬼，是三坟五典，百宋千元，天球河图，金人玉佛，祖传丸散，秘制膏丹，统统踏倒它。"（《忽然想到》1925 年）这段话，是他当年针对中国传统文化中的糟粕对社会发展所形成的负面影响讲的，但是有些偏激。为了西学东渐之下的生存，中国传统中的经籍、儒学、历史、哲学、佛学、医学统统可以不要。我们知道鲁迅并不是全盘否定中国传统文化的，他的国学基础是相当深厚的，不然他不会成为一个了不起的文豪。但越是这样，说话也越要和气公允。否则，随着他的名人效应而产生的对中国传统文化的负面毁伤，就会更深更大。尤其他在日本留学时是专修西医的，这一过激之言无疑也祸及中医。况且在儒家看来，狂言妄语是文化人最失学者风度和品行的行为。

郭沫若（1893—1977），也是内地很有名的文化人。1945 年 3 月 19日，郭沫若在《新华日报》上发表了一篇文章，是专门针对中医讲的。文中说："我自己虽然学过几年的近代医学，但我并未继续钻研，而且已经抛弃多年了……我对于中医、中药是把它们分开来看。我反对中医的理论，我并不反对中药的研究……对于中国旧医术的一切阴阳五行，类似巫神梦呓的理论，却都是极端憎恨，极端反对的。"我们只知道郭沫若是研究历史和甲骨文的名人，不清楚他对中国传统文化的经、史、子、集涉猎多广，也不清楚他对中医的理论与临床研究有多深，更不知道他对植根于中国哲学的中医阴阳五行学说有哪些独到的研究与见解。他如此失态的"极端憎恨，极端反对"，究竟从何而起，令人甚为费解。当然郭沫若和鲁迅，早年都是留学日本的，而且一开始也都是学习西医的。与他们同时期在日本留学西医的，还有回国之后对中医生存提出"废医存药"主张，并向当时政府提出"废止中医案"的余云岫。一方面他们比普通中国人多喝了一口洋墨水，早知道一鳞半爪西方的近代科学知识；另一方面他们像一个先知似的把日本明治维新时期取缔中医的错误做法，当作抵制和毁灭中医的外来先进样板。这就使西学东渐初始阶段轻信留学归来的名人名言的国内大人物，以及追逐时代名人名言的芸芸众生们，毫无警惕地追随其后，一窝蜂地诋毁中国传统文化，诋毁生根于中国传统文化中的中医了。

德国文豪歌德先生曾经说过："权威，人类没有它就无法生存，可它所带来的错误竟跟它带来的真理一样多。本来应当依次消逝的事物，权威居然让它们一个接一个地存在下来；对于应当保留的事物，权威却不去保存而让其湮灭。人类之所以缺少进步，权威当负主要责任。"

俞曲园、章太炎、郭沫若、鲁迅这些处于传统与现代文化碰撞之中的文化硕儒、维新达人、国学名家、时代红人、著名文豪们，不可避免地存着对文化历史认识的局限性。他们对传统文化与现代文化未能从本质的差异上加以深究，却往往局限于实用主义的直观感觉或者时间先后的表面对比，对传统文化发出了许多情绪化的肤浅判断。他们是文化上的时代红人，却未必是学贯中西、汇通古今的真正文化大师。在传统与现代文化碰撞之中的近代，文化红人固然有权利对中医生存与发展发表自己的看法，但是更应当善意的而不是狂妄的，谦虚的而不是武断的尊重专业中医学者的思考与研究。他们应当跟着哲学和科学走，不应当随着自己的表面感觉走。他们至少应当懂得，作为一名有理性的文化学者，是不会对自己不熟悉的文化与科学领域，轻率地说三道四、议论是非的。

钱三强先生是一位享誉中外的中国科学院院士，20世纪90年代初曾担任中国科学技术协会下属的中国科学技术讲学团负责人。他患有心脏病，有一次我为他看病时，谈到国内中医发展困难重重的问题，希望他多帮着中医呼吁呼吁。他笑着说："院士院士，就是一院之士。在我这个专科小院里，好像还是点什么的，可是出了这个小院，我就什么都不是了。中医我不懂，今天我就得请你来，你说不是吗！"他的这番诙谐、可亲的笑话，给我上了实事求是与真诚谦逊的一课。他让我感到了中医人不可推托的学术责任，更为他"须仰视才见的"人格魅力所折服。而对于那些文化上的时代红人们对中医轻率、狂妄的说三道四，则在蔑视之中更增加了一分不懈努力的决心。

四、中医经历的五次冲击

1. 中西医汇通

中国历史上对中医的第一次冲击，是"中西医汇通"。中国医学史上涉及这么几个人。

唐宗海（1846—1897），也叫唐容川。中西医汇通这一说法，是他先提出来的。他是一个中医出身的人，只学了西医的一点东西，对西医了解并不深。他的愿望实质上是汇通中西医临床之长，对于整个防病治病的医学工作上会更有好处。但是如何汇通中西医两者之长，尤其如何实现中西医两种医学体系在理论上的汇通，他没有说清楚，当然也不可能说清楚。

从医学史上看，朱沛文先生也讲过中西医汇通。他与唐容川一样，也是强调从临床实用出发的汇通。他同样不明白中医和西医的基础理论，不明白中医和西医两者是以人的什么层面作为各自的研究对象，也不清楚中医与西医各自的研究方法有什么区别。

恽铁樵（1860—1933），他的观点是强调中西医防病治病临床优势相互配合。他承认西医的科学性，也承认中医的科学性。20世纪30年代对中医科学性表述比较完整、比较到位的，要数恽铁樵了。他在《群经见智录》中谈到西医所讲的五个脏器，与中医所讲的五种脏（注：当为藏）象之间的区别时说："西医所讲的是血肉的五藏，中医讲的是四时阴阳之五脏（藏）"，这个说法，从基础理论的角度上看，已经指出了中医与西医是完全不一样的两个学科体系。所以他所讲的中西医汇通，其实相当于我们现在所说的中西医配合。

张锡纯（1860—1933），他的特点是重实效轻理论。看过张锡纯《医学衷中参西录》的人，可能会从中看出一些笑话：张锡纯认为《伤寒论》的麻黄汤就相当于西医的阿司匹林；而《伤寒论》的大青龙汤，相当于麻黄汤加上石膏，于是临床上就可以用阿司匹林加上石膏。张锡纯的《医学衷中参西录》表明，他的"衷中"没有变，他是忠实于中医的；但是他的"参西"，就有些捕风捉影、别出心裁了。他这种中药与西药混合杂用的方法，其实只是注重实效、忽视理论的一种反映。对于完整的中医学体系来说，这一体系里有三个层次的知识。第一个层次是基础理论，第二个层次是临床辨证论治诊疗技术，第三个层次是经验性方剂、药物、外治手法等。据此，"中西医汇通"应当立足于中医基础理论，以临床辨证论治技术为轴心，进而兼顾可靠的经验方剂、药物和外治手法。由于时代和历史的局限性，张锡纯的"衷中参西"直接从经验方剂、药物着手，这当然不是什么错误，但最多只能是中医与西医相遇之后的一些临床摸索罢了。

2. 中医教育科学化趋势

受日本明治维新的影响，清代末年以来不少人将中国近代落后的根源归咎于中国传统文化。与此同时，日本明治维新时期对中医"灭汉兴洋"的做法，也严重地挫伤了中国人的文化自信和中医的学术自信。一百多年来的上海，一直是中外文化交流的重镇，是接受和传播西方近代科学的前沿。这里以 20 世纪初的上海中医教育为例，不难看出当年中医教育被"科学化"的趋势。

1915 年，上海名医丁甘仁在学校尚未办、课程尚未拟的情况下，申请立案开办中医教育，并获得了成功。次年，包识生也为使其神州医药专门学校立案成功，拟定了一个与西医药学校相差无几的教学课程方案，自然也获得了应允。1920 年以后，在上海开办的中国医学院、上海中国医学院、新中国医学院的带头人有王一仁、许半龙、吴克潜、秦伯未、严苍山、章次公、曹颖甫、程门雪、叶劲秋、谢观、陆渊雷、祝味菊、张山雷、包识生等中医名家。在他们设计的中医教育课程方案里，无一例外地包括了日本明治维新时期"改造汉医"的西医基础理论课程，如生理、解剖、病理、诊断、细菌、药物等。近代"中医科学化"主将陆渊雷对其《伤寒论今释》《金匮要略今释》两书的"今释"二字解释说："近年欧西传来之医学出自种种精密实验，虽未能尽悉真谛，大体已无多违失。是以鄙人治医取古书之事实，释之以科学之理论，此《今释》之所以命名也。"不言而喻，这是用当今科学之理论，以解释中医之古书的。

在中外文化交流重镇的上海中医界，为什么当年几乎没有一位著名的中医专家在开办中医教育时，主张突出中国传统文化及其哲学思维，突出以中医经典医著为代表的中医基础理论与辨证论治临床基础为中医教育之本呢？除了中国社会的原因和西学东渐的文化潮流之外，中医业界里传统文化与专业学术的参差不齐，重临床实用、轻基础理论，重经济得失、轻学术研究的学术环境与行业积习，是值得人们重视的主要内在原因。因此随着西方近代科学在中国强劲的传播势头，在人们没有分辨出西方近代科学与中医学本质区别之时，中医传统教育便在世风与自身学风的裹挟下，陷进了近代科学化的误区。这是在近代西方科学环境下，中医业界不容忽视的"自己改变自己"的学术蜕变内环境。在近代科学主义的思潮里，这种特有的内环境对近代中医生存、发展造成的危机往往更普遍、更深重，更容易迷惑行外善良的人。

王思覃先生 1921 年在《同德医学》中语重心长地说："他们对于医学前途，只有摧残，毫无报效，只见堕落，毫无上进"，因为"他们完全是机械的洗礼，虚伪的表现，实是医学破产的表现，殊鄙不足道啊！"今天我们讨论中西医比较，王思覃先生的告诫仍然具有重要的现实意义。

3. 废止中医及其抗争

中医经历的第三次冲击，是 1929 年，以余云岫为代表的中央政府的废止中医提案。这个过程中的曲曲折折，在我的《中医复兴论》里，《中医科学必须彻底告别余云岫现象》一节，对这一事件有简单地叙述，同时对它所造成的贻害进行了分析。在同一本书的《日本汉方医学衰落轨迹》一节，专门分解了日本汉方医学由兴到衰的历史过程。尤其对日本明治维新时期的"灭汉兴洋"以来汉方医学衰落的历史原因与学术现状，进行了深入的揭示与比较。这两篇文章，会帮助大家对中医发展史上的这一段历史，有个比较全面、准确的了解。这里就不再重复了。

4. 改造中医

中医发展经历的第四次冲击，是改造中医。1950 年，内地新的工作秩序刚刚开始，当时有两位卫生部部长，一位叫王斌，另一位叫贺诚，是他们提出要改造中医。改造中医的根据有两条：第一，来自余云岫的废止中医。余云岫在新中国成立之后，是中央卫生部一个委员会的委员。他提出要废止中医，受到全国的声讨，后来他又提出要改造中医。改造中医，首先要用一整套西医的基础理论课程，要求中医去学，并对中医进行这方面的考试，通过考试之后，才能重新获取行医的资格。

改造中医的第二个根据，与一个叫杨则民的中医有关。杨则民是浙江人，曾经在浙江中医学校当老师，他是内地中医人员里比较早的学习马克思主义哲学的人。他写过一本小册子，叫《内经的哲学检讨》，在这本书里，用马克思哲学的观念与方法对《黄帝内经》进行解释。作为学术界的一种见解，无可厚非。1956 年，国内成立首家中医学院，改变了中医有史以来以师带徒的唯一传承形式。第一批走进中医学院的学生，学习中医基础理论与《黄帝内经》时，杨则民用马克思主义哲学观点解释《黄帝内经》的观点，被完整地搬进教材之中，一直沿用至今。在这里，我们不是对马克思主义哲学提出批评，但是，用西方的哲学观点去解释中国的两千多年前的《黄帝内经》，这有些离题太远，不是很准确了。研究《黄帝内经》，应当先回到原典，即回到派生《黄帝内经》的哲学经典。以《周易》的方法论、认识论来评判和说明中医的哲学原理。现在的研究表明，《黄帝内经》里阴阳五行学说的方法论，绝对不是《中医基础理论》所说的那么几条干巴巴的原则，比如，相互对立、相互制约、消长平衡、互根互用等。《黄帝内经》的含义，不是那么简单的。但杨则民的理论观点，在近代中医大学院校《中医基础理论》上的影响很大。

请参见《中医复兴论》第二章第四节《困扰中医发展长达四十年的悖论》和第五节《中医科学必须彻底告别余云岫现象》，《医理求真》第三章第五节《告别结合才能走向配合》。

5. 中西医结合

中医发展经历的第五次冲击是中西医结合。中西医结合的初衷，是要把中医和西医结合成一个统一的医学，希望对人类医学的发展有所发明、有所创造。这当然是人们都求之不得的。但是在中西医结合的时候，我们忽略了两个问题。第一个问题，什么是中医，什么是西医，中西两种医学各自的科学特点是什么？第二个问题，中医和西医都是怎么来的？中西医的源头是什么？在这两个问题搞清楚之前，便千军万马地投入到中西医结合去了，其结果导致了中医的全盘西医化。中医发展史上受到的这次冲击，涉及的时间长，而且是特殊的时代背景下形成的，所以比前面任何一次冲击危害都要大得多。一直到今天，我们还未能从这个陷阱里跳出来。中西医结合稀里糊涂搞了几十年，中国医学界竟然还没有认真研究什么是中医，什么是西医，这真是一种极大的滑稽了。

请参见《中医复兴论》第二章第四节《困扰中医发展长达四十年的悖论》。

五、从清醒迈向复兴

1. 西医的呼唤

对中医的呼唤，首先来自西方西医对中医的呼唤。20 世纪 30 年代，西医抗生素的推出，在治疗细菌性疾病方面取得了很大的成功。随着西医西药的发展，西医逐步认识到自身的局限性。20 世纪 70 年代，美国生理学家恩格尔提出了生物医学、社会医学、心理医学三位一体的医学模式。这一医学模式后来得到世界卫生组织的认可，把三位一体的医学模式，作为世界卫生组织的统一认识写进相关文件。在这个模式里，西医至今仍然是三个并存的医学分支，而中国的中医学在两千多年前，就已经将这三方面内容融在一个统一的整体里了。这是世界上无可相比的举世唯一的医学体系，更是中国人不可不知、不可忽视的伟大历史创举。

2003 年，在"非典"折腾我们非常紧张的那个时期，世界卫生组织开会，通过了传统医学战略，提出在条件和学术成熟的地区，可以把传统医学纳入自己的医学体系。其实，中国历来都把西医和中医放在并重的位置上，作为两个并存的主流医学。香港虽然与内地是"一国两制"关系，但是科学上可没有"一国两制"，科学是没有国界的，何况是一个国家的特区呢？如果香港能够落实中西医并重，能够把西医和中医摆在同样重要的主流医学位置，那香港的民众可就受益了。西方首先提出对传统医学的呼唤，这是因为西方已经认识到了西医自身的不足。这一点，为什么香港就做不到呢？我在《中医复兴论》第二章《中医生存与发展的理性思考》一节里，从四个方面讲到西医存在的四个方面的局限性。西医在呼唤中医，呼唤传统中医对西医的不足进行弥补。为什么香港不能迎头赶上呢？

2. 《宪法》总则及前前后后

1982年，"发展现代医药和中国传统医药"写进了国家宪法。把发展现代医药和传统医药摆在了同等重要的位置，这是法律的规定。现在的香港基本法里，也提到了中医应有的位置，但还是一纸空文，这是香港与内地相比的落后之处。

这一方面，请大家看一看《中医复兴论》第一章《从文化与科学的角度谈中西医结合》，对于国家《宪法》"发展现代医药和中国传统医药"的规定，一定会有更深刻的理解。

1991年，国家进一步确立了"中西医并重"的新时期卫生工作总方针。强调在发展时期，必须把中医与西医摆在同等重要的位置。

3. 学术的思考

随着内地改革的不断深化，人们的思想也更加解放。我本人曾经在内地的全国学术团体及中医学术管理方面做过多年工作，了解内地这几年学术交流的情况。近些年来，内地对于中医与西医的认识，尤其对于中医发展过程中一些问题的认识已经很清楚了。

最近看到一些同学手里拿着《哲眼看中医》这本书，书里的有些材料，是《中国中医药报》上连续登载的。2005年初，我写给中国国务院总理的一封长信，即《医理求真》中《中医药复兴衷起伏透视》一节的前身。经中国国务院总理批转有关部门后，由《中国中医药报》组织了一次学术研讨会。与会的十几位专家站在科学史和哲学史的角度对中医的看法，与我所讲内容和出发点完全一致。站在科学史和哲学史的角度上，就好像站在山顶看峻岭一样，整个科学的脉络可以看得清清楚楚。《哲眼看中医》之所以受到中医界的欢迎，尤其受到中医界年轻人的欢迎，说明从哲学史与科学史的观点看中医是得到肯定的。虽然内地中医方面的改革由于体制上的原因，步子迈得不是很大，但是这不等于说人们对中医的科学原理、中医的科学性及中医未来的认识不清楚。香港的学术管理民主化程度高，大学里提倡教授治校、学术自由，如果我们仍然走五十多年来内地中医的老路，那可能就要拿我们这些年轻人的青春去交学费了。

随着中医的发展，特别是西方西医的呼唤，以及国家宪法对中医的规定及学术界对中医科学性的认识，相信香港对中医与西医的关系，已经认识得越来越清楚。香港青年学子们在这个时期学习中医，要比我们幸运得多。一方面，你们会少触及一些来自各方面的干扰；另一方面，你们毕竟处在一个中医将要复兴的时期。

讲到这里我想起了一个人，他叫周策纵，是经历过五四运动的一位长者，长期居住在美国。两年前在香港浸会大学举办的"21世纪中华文化世界论坛"大会上，他对多年来我们流传的"求同存异"这一说法提出了修正。具体是这样讲的："求异同，存异同；同固然好，异尤可喜。""求同存异"是以往人们在讨论与争鸣过程中经常出现的一种说法，其核心是求同。周策纵老先生强调在不同的学说之间一定要做到"求异同"，意思是先了解它有异，再了解它有同，这样一来对彼此的特长就可以完全了解了。与此同时还强调"存异同"，这与"求同存异"的意思显然不同。"存异同"强调了异与同的并列关系，目的不在于刻意的求同，而是彼此并存。应该说，在学术问题上不同和相同之间都应当有平等存在的宽松环境，因为各自有其存在的价值和必要。接下来"同固然好，异更可喜"，表达了对人类的科学文化多样性的态度，只要做到"异尤可喜"，就会有五彩缤纷的文化大繁荣。其实周老先生概括的这句话，在孔子和庄子那个时期就提出来了，即"和而不同"。"和"是不同学者之间坦荡的为人态度与和谐的人文品格。不管你是做什么学问的，也不管你是什么观点，大家都应该心平气和，互相尊重。"不同"是自然的、必须的，世界的万事万物那么复杂，我们学习和研究万事万物，绝不可能是完全相同的一种学科、一个观点。

当代在面对中医与西医两种医学科学体系之间关系的时候，应当持有"求异同，存异同；同固然好，异尤可喜"的基本态度和原则立场。

第四讲　科学的出发点、含义及其分类

在这里我首先想说的是，当今是一个科学至上的时代，一个科学迷信的时代，一个科学定义不清的时代，一个科学主义和伪科学泛滥的时代。因此这里讲科学的出发点、科学的含义和科学的分类，既是对中医学所处的环境讲的，也是对当今的现实讲的。

在中国科技部信息研究所召开的"中医发展战略讨论会"上，我的专题发言题目是《从近代科学主义到伪科学》。这是我20多年来，在从事中医科学学、软科学研究过程中，讲得最大胆的一次，也是最切中要害的一次。讲座结束之后，我陷入深思：凡事物极必反，当今是崇尚科学的时代，有时候崇尚到了迷信的地步；当今是理性科学的时代，有时候理性到了事事都要用科学包装的地步；而有些事实用科学包装起来的时候，包装出来的却是伪科学和假科学。要警惕这些伪科学和假科学，因为科学对科学的误解、文化对文化的摧残，在中医学术领域已经是当代司空见惯的现象。当今的中医就处于被误解和被摧残之中，这正是我们今天这一讲要讨论的内容。

中医就生存在这样一个年代，饱经风霜，饱经痛苦，引起了多少人的反思。我以为，今天要想学好中医，要想从事中医研究，首先必须从"科学"这两个字的正名入手，必须知道什么叫科学。我还想对在座的年轻人说，在今天科学强势的时代，希望中医学子能对科学进行一番认真的、深刻的反思，以防止自己走上伪科学和假科学的错路。如果等发现错误以后再纠正，那对自己一生的损失就太大了，太可怕了。

一、科学的出发点——为什么会产生科学

1. 求知是人的天性

科学的出发点是什么？首先我们得从人讲起，因为求知是人的天性。亚里士多德和圣托马斯·阿奎那对人所下的定义是："人是理性动物。"普天之下，在所有动物里，人是最高级的。在高级动物灵长目动物里，人与猩猩最大的区别在于人有理性思维。有科学家说，猩猩的基因与人的基因相差百分之一点几，百分之九十八以上都与人相似。但一个成年猩猩的思维能力，最聪明的也不超过三岁小孩的水平，这就是百分之一点几的基因上的差异。既然理性思维是人的天性，人就必然具备认知能力。所以亚里士多德在他的《形而上学》的一开始就讲"求知是人的天性"。

人的求知能力有两个层面：一是感性认识能力，二是理性认识能力。感性认识的能力，如眼、耳、鼻、舌、身、意，这些零件人人都齐全。面对大千世界，大家所看到的、听到的都一样，因为我们的感觉器官都一样。感性认识能力所认识的，仅仅是事物的现象与事物的表象。我们的感性认识能力可以帮助我们收集材料，但不可能帮助我们直接看到事物背后的本质。只有人的理性思维与人的理性认识能力，才能认识到事物的本质。理性认识能力，是人与其他动物最本质的区别。因此亚里士多德在他的定义里，特别强调了人是理性动物。假如把人最可贵的第二种认识能力去掉，人就与猩猩差不多了。

2. 客观实在（万有）是认知的对象

人有求知的能力，那么人求知的对象是什么？人求知的对象，既包括眼、耳、鼻、舌、身、意所感受到的世界上的万事万物，还要包括我们今天没有看到，甚至永远看不到的实实在在、客观存在的东西。过去没有望远镜看不到天体以外的更远，没有显微镜看不到细胞以内的更细，这并不等于人类不对那些以外、以内的事物去探索、去研究。人所看到的与看不到的万事万物，按哲学的语言讲，都叫客观实在。有些哲学家称之为"事物"，有些哲学家称之为"物质"，其实都包含在客观实在这一概念之内。

所以讲到客观实在这一概念的含义，应当注意两点：第一，不以人的意志为转移。不因为我认为它存在，它就存在，我认为它不存在，它就不存在。第二，它能够被人的感官所感知。我们能够看到它、听到它，或者闻到它，或者接触到它，尤其是思考到它，这些都是客观实在。

客观实在呈现在我们面前的，是事物的运动过程。就是我们能够看得见、摸得着，并且能在思维中再现的东西。事物运动的过程，表现在我们面前的是状态，是现象，是我们中医所讲的证候，是《黄帝内经》所讲的"象"或者"态"，也是后世的信息论、控制论里讲的信息。这些表述，总体意思是一样的，只是不同学科表述时用词不同而已。当我们面对一种事物，首先看到的是它的现象。譬如我们看到一个人，这个人是活的，是动的，他在不断变化，有时在看书，有时在睡觉，有时喜，有时怒，我们在对这些现象的连续观察过程之中才能认识清楚这个人。这是客观实在的一种表现形式，也是一种状态。物质与状态都属于我们研究的客观实在，也都属于我们的研究对象。

摆在我们面前的客观实在，就是两种形式：一种是状态或者现象，一种就是物质或者结构。人有认知的能力，人又面对着客观实在，在人的认知过程中，就逐步形成了知识。对于研究对象，亚里士多德在他的《形而上学》里讲得最准确最完整。他的表述有现实与潜能、原形与原质、存在与本质、自立体与依附体等。这就像我们的阴与阳一样，都是用一对一对的范畴去解释客观实在的。现实、原形、存在、自立体，是客观实在中属阳的一面；潜能、原质、本质、依附体，是客观实在中属阴的一面。按照《周易》的说法，属阳的一面为形而上；属阴的一面为形而下。

二、"科学"一词的含义

1. 科学一词的本意

科学的含义随着历史的发展，在表述方式上有所改变，因此我们要从历史的源头开始谈起，从人的理性认识能力到认识事物本质之后所积累起来的知识谈起。

第一，最早从文字上对科学进行解释的是亚里士多德。

亚里士多德给科学的定义是，科学就是知识。中世纪以来的几种写法：拉丁文——scientia、英文——science、法文——scietia、德文——wissenschatt，基本意思就是知识、学问。知识和学问，是人的感性认识能力加上理性认识能力，通过对客观实在的现象和本质一步一步的研究、思考，所获取的规律性的知识。因此科学最早的表述就是知识，或者可以更直接地讲，知识就是科学。

第二，中国早期是如何讲科学的。

在人类第一次文化高峰时期，"科学"这两个字还没有出现在东方，中国对科学的解释，就是对"知识"这两个字的解释。在中国，对知识进行解释的首先是《大学》："欲诚其意者，先致其知；致知在于格物，物格而后知至。"《大学》把一个人的成长过程分为六个环节：第一诚意，第二正心，第三修身，第四齐家，第五治国，第六平天下。后人对于齐家、治国、平天下非常关注，而对前面三个最本质、最根本的东西疏忽了。如果没有诚意、正心、修身，那就谈不上什么齐家、治国、平天下。但是这六个环节，并不是最关键的。

接着继诚意之后，是做学问、求知识的两个最重要的环节，"欲诚其意者，先致其知，致知在格物，物格而后知至。"这就是说，一个人要做到诚意，必须诚心诚意地去获取知识。致知的"致"，在这里是动词，是求得知识，获取知识的意思。但是只有这个动机，只有这个决心，不见得能获取知识，因为"致知在于格物"。在这里"格物"二字的关键集中在这个"格"字上。"格"是什么意思呢？就是分门别类。只有分门别类地观察研究各种各样的不同事物，才会获取各种各样的不同知识。也就是说，人们通过广泛的综合的观察，并对所观察的事物进行一番理性思维的演绎功夫，才可能从中获取知识。因此"致知在于格物"，实际上讲的是中国特色的认识论的问题。"物格而后知至"，是对"致知在于格物"的进一步解释。只有分门别类研究各种事物，从感性到理性反复思考，才可以获取科学知识。

《大学》里"格物致知"的提法出现后，人们常常把"格物致知"与亚里士多德对科学的解释进行比较。朱熹是这样说的："致，推极也""知，犹识也""推极吾之知识，欲其所知，无不尽也。"朱熹在这里把思维放在最高处，人们只有全心全意思考问题，把思维能力都发挥出来，把认识能力提升到最高、最完整的水平去认识客观实在，才能获得真正的知识。所以，《大学》里"格物致知"，与朱熹对知识获取的途径，既讲到了什么是知识，也讲到了如何获取知识。由此看来，中国在那个时期对科学的理解，与亚里士多德对"知识"的理解，应该说是完全一致的。

第三，科学一词是日本明治维新时期出现的。

日本发明了"科学"一词，用"科学"这两个字表述知识与"格物致知"，最早出现在日本。公元 7 世纪，鉴真大师东渡日本，把中国好多东西包括文字带到了日本，日本人在汉字的基础上，创造了一些文字符号，与汉字混合在一起，形成了今天日本的文字。

"科学"这个词出现在日本明治维新前后。明治维新发生在 1868 年，这个时期，日本大量吸收了近代西方先进的科学与技术。由于大量的西方文化、科学、技术传到了日本，日本就在自己的文字里挑出了"科学"两个字，代表外来的文化与技术体系。日本学者之所以把从中国传过去的"科"与"学"两个字拿出来，来表述五花八门的西方文化科学，最巧妙之处就在于这个"科"字上。"科"是分科的意思，与"物格"的"格"字意思相同。所以科学就是分科之学，也就是格物之学。物理学、化学、数学，还有其他各种各样的学科，都是科学。而且分门别类，分了再分，种类繁多，多不胜数。单就物理学来说，其中还分出热学、力学、声学、光学、电学、磁学等。至于科学之下的技术，更多得难以计数。所以日本的学者发明出科学一词来概括，既简单明了，又非常准确。明治维新之后，日本科学技术发展很快，到 1930 年，科学这个提法，在产业合作化运动中得以普及。日本的产业合作化运动，其实就是近代科学研究在近代技术领域迅速推广与发展。由此也可以进一步看出，科学与技术，原本不是同一个领域的知识体系。

第四，科学这个词，是"出口转内销"而回到中国的。

科学在中国的出现，最早是 1893 年。当时中国正处在洋务运动时期，曾国藩、李鸿章、张之洞等洋务运动的代表人物，纷纷把国外的科学和技术引入中国。在 1893 年之前，介绍国外的科学技术时，"科学"这两个字都被翻译成"格物致知"。1893 年，康有为在日本翻译现代科学书目时，按照日本的习惯，首次使用了"科学"二字。紧接着在 1896 年，严复在翻译《天演论》（赫胥黎）、《原富》（亚当·斯密）、《群学肄言》《法意》《穆勒名学》等西方书籍的时候，把英文中的"Science"直接翻译为"科学"。严复翻译这些书之后，"科学"这个词在中国开始逐渐应用。1919 年五四运动时，喊出了两个响亮的口号"要民主，要科学"，五四运动之后，"科学"一词在中国就广泛应用了。

2. "科学"与"哲学"的同与异

科学就是知识，那哲学是什么呢？哲学一词，最早出现在西方，古希腊三哲时期就有这个词汇。翻译成英文是 philosophy，这个词是从古希腊文、希伯来文翻译成拉丁文，再从拉丁文翻译成英文的。在古希腊时期，哲学的字面含义是爱智慧。爱，讲的是一种心理，是有意识的求知的欲望；智慧，是指所得到的知识的结晶。我们说一个人很有知识，也可以说这个人很有智慧。从这个意义上看，知识和智慧是同一的，但是知识和智慧显然是有很大差别的。知识和智慧相比，智慧显得更高深、更博大，甚至可以说更圣洁一些。至少可以说，一个人没有知识，就一定不会有智慧。无论如何，智慧是高精的知识概括。中国素有"知人则哲"之说，所以知识丰富的人也就是众人敬重的大智大哲之人。可见"爱智慧"之学，也就是中国人眼里的哲学。

有意思的是，哲学这个名词，也是明治维新时期日本的学者首先提出来的。中国有《周易》及道家、儒家、名家、阴阳家、墨家、法家诸多哲学名著，数千年来却没有"哲学"一词。而与"科学"一词一样，哲学也是"由出口转内销"而落地到中国的。

最早把西方哲学翻译到中国来的，是天主教里的耶稣会一位叫马相伯的神父。但是马相伯把西方的哲学翻译到中国时，仍然翻译为"格致之学"。这与当初梁启超将科学翻译为"格物致知"，都是源于《大学》的"致知在格物，物格而后知至"。直到民国初年，20 世纪初叶，民国教育部在颁布大学教程大纲的时候，直接使用了"哲学"这一词，用"哲学"代替了马相伯的"格致之学"。

在英文书籍里，哲学和科学这两个词汇是全然不一样的。而在中文没有出现哲学与科学这两个新词汇之前，两者用的是"格物致知"或"格致之学"。这一点充分表明，哲学与科学本质都是知识，或者都是系统性的知识体系。由于彼此研究的对象不同，哲学研究的是形上性的对象，近代科学研究的是形下性的对象。因此，哲学与近代科学所形成的知识或知识体系，显然属于两类不同层次的两类不同的知识体系。如果联系彼此研究的对象，并从"爱智慧"的意义或角度上来理解，哲学是形上性的知识体系，近代科学是形下性的知识体系。从两类知识体系产生的先后来看，形上性知识体系在前，形下性知识体系在后。从两类知识体系概括的高度和广度来看，形上性知识体系无疑高于和广于形下性知识体系。人们通常所讲的哲学是科学的科学，就是由此而来的。对于现代流行的近代科学主义来说，就是因为不懂得哲学是科学的科学这一基本道理而产生的错误观念。对此，我在《正医》一书有更为完整的论述，这里不再多议。

3. 关于科学定义的讨论

基于上述，这里讨论科学的定义，无疑是以"哲学是科学的科学"为基础的。或者可以说，是从包括哲学在内的大科学出发而讨论科学的定义的。

严复把大量的西方科学与技术的书籍翻译到中国，他对科学和技术这两个词理解得非常清楚、非常准确。严复是这么讲的："学者，是考自然之理，立必然之例；术者，据既知之理，求可成之功。故学主知，术主行。"梁启超的批注是："学也者，观察事物而发现其真理也；术也者，取所发明之真理而致用者也。"学者，就是考察自然界的客观实在发生、发展、变化的过程，根据总结的规律，制定出条例与规则，这就是科学。术者，是根据科学所解释的原理、条例、规则，让它变成今天为现实生活服务的手段，这就是技术。

中国人民大学著名哲学家苗力田先生翻译了亚里士多德的《形而上学》，在其前言里他对科学与技术进行了界定。苗先生是这样讲的："科学是目的的，技术是手段的。"他认为，科学是为了追求真理、认识真理的不懈追求的成果；技术是为了改变人的生活方式，解决现实问题，为现实服务的。技术是为功利而发明的，而科学的发现是没有功利的。应该说苗力田先生对科学与技术的界定，是用现代语言对严复的界定进行了进一步的说明。对于当代人而言，这一解释与严复的说法相比，更容易让人理解。

亚里士多德的《形而上学》，在西方是非常受尊重的著作。据我所知，美国有一千二百多家研究所专门研究亚里士多德学说，每年出版这方面的专著不下五百种，研究亚里士多德学说的期刊不下五十家。中国内地有相当一段时期，对亚里士多德采取了排斥的态度，因此中国人接触亚里士多德比较晚。再加上翻译的问题，我们在国内看到不同的翻译版本，表述都不是十分清晰。这里需要顺便说明一点：近代国内的辞书里往往按照黑格尔的说法，把"形而上学"一词作为反辩证法的同义词，解释为以孤立、静止、片面、表面的观点去看世界的一种观念或立场。这与亚里士多德的《形而上学》全书讨论的内容，完全不是一回事，千万不可混淆。也许因为这一混淆，造成了当代中国对亚里士多德的《形而上学》的误解，甚至引来对中国传统哲学的歧视，也未可知。因此我们在讨论科学的定义时，是值得我们冷静思考，并予以彻底澄清的。

近三百年来，随着近代科学与技术的发展，对科学的定义和解释也越来越多。现代《辞海》和内地的《简明自然辩证法辞典》，对科学的解释是："科学是关于自然、社会和思维的知识体系。"应当指出，这一定义显然是外延定义，而不是内涵定义。其中所指的是科学的领域或范围包括了自然的、社会的、思维的三个方面的知识体系。如果从其中取出"科学就是知识体系"来，这倒有一些像内涵定义的模样了，只是不够准确和不够完整而已。

中国 20 世纪 80 年代出版的《中国大百科全书》，对科学的定义是这样讲的："科学是以范畴、定理、定律形式，反映现实世界多种现象的本质和运动规律的知识体系。"这里的"范畴"，指的是该学科特有的概念系统。这里的"定理、定律"，是该学科基础理论所包含的核心规律、道理、法则。但是与这里的"本质和运动规律",有一些语意重复了。这里所指的"现实世界多种现象",可以理解为客观实在,指的是科学整体上的研究对象,是内涵定义中最关键的定义项。而对于一个具体的学科而言,就应该把具体的研究对象直接指出来。因为具体学科的具体研究对象,同样是具体学科最关键的内涵定义项。比如,数学是研究事物空间形态和数量关系的学问。这里的事物空间形态和数量关系,就是数学的研究对象,亦即数学内涵定义中具体的定义项。

恩格斯对科学定义的解释是"科学是在于用理性方法去整理感性材料"。这个定义很好。我们讲过,人具备感性认识与理性认识两种能力。感性认识能力只能认识事物外在的现象,理性认识能力才能认识事物内在的本质。这其实就是哲学因果律的基本解释或者定义。科学就是把"感性材料"作为研究对象,"理性方法"则是由综合到演绎或者由分析到归纳这两大类方法,当然也包括这两大类方法之内的一切具体的研究方法。进一步来说,恩格斯在这里的理性一词,首先指的是人类的思维能力和天性,接下来才是由综合到演绎、由分析到归纳的两大类研究方法。因此,从这一意义上讲,科学就是理性思维的结果。人类的一切科学活动,总是在"感性材料"的理性研究的过程中,达到对"感性材料"内在规律性的认识、把握和揭示的。

以上关于科学定义的讨论,都是以哲学是科学的科学为基础的讨论,都是从包括哲学在内的大科学出发,而进行科学定义讨论的。基于此,为了人们便于理解,我们还可以对科学这样来定义:"科学是分门别类地研究各种不同的事物,所获取的确切、系统化的知识体系。"我在《中医形上识》里,对"知识体系"还加了两个限定词,一是确切的而不是虚假的,一是系统化的而不是支离破碎的。我想,如此用白话文来表达科学的含义,可能会更准确、更容易理解一些。

最后还需要再重复一下,研究对象是分门别类、各不相同的各种不同的事物,所以才有分门别类的各种不同的科学。这一点是讨论中西医比较时,尤其重要的。

4. 关于科学一词的滥用与引申

我们当代正处于一个崇尚科学的时期,同时也是一个对近代形下性科学迷信的时期。由于对科学的崇尚，到处都可以看到用"科学"二字包装起来的模糊概念。由于对近代形下性科学的迷信，到处都可以看到对"科学"二字滥用的现象。

第一，科学一词的滥用。

由于科学和哲学这两个词汇都是外来的，自然而然地带有一种优越的气势。当中国人看到这个词汇后，往往会下意识地用西方近代科学的含义作为首席代表来理解科学，也往往会用西方哲学的含义作为首席代表来理解中国的哲学。所以在中国人的头脑里常常不自觉地把西方哲学和西方近代科学，作为哲学和科学的唯一标准。于是就可能把中国的哲学和科学，不自觉地边缘化了。以上这些观点，是中国社会科学院原副院长李慎之先生讲的，值得人们留意。

这些年我在香港读了不少关于哲学方面的书，大概有一百多种。读得比较多的是西方古典哲学，有相当一部分哲学著作是台湾辅仁大学誉满中外、学贯中西的著名哲学家翻译过来的。读这样的翻译著作，就是直接分享著名哲学家关于中西哲学比较研究的成果。尤其令人兴奋的是，这些翻译著作当年在内地很不容易见到，只有在香港才能读得到。过去在内地，许多缺少中外哲学底蕴的文化学者翻译过来的西方哲学著作，总让人反复读来却不知所云。读台湾辅仁大学几位著名哲学家的西方哲学翻译读本，收效要好很多、快很多。这是在香港从事中医教育工作的十多年间，一件令人意想不到而又倍感兴奋的事情。

在近代西方的哲学家那里，不少人认为"中国没有哲学"。同样在今天科学迷信的时代里，更多的人会说"中国没有科学"。这其实都是对中外哲学及中外科学缺乏比较研究而产生的误判。说中国没有哲学，一方面因为西方人对中国的四书、五经学习和研究太少；另一方面是我们把这些经书局限于"国学"之中，人为地造成了与西方的哲学、科学之间的一层隔膜，彼此之间又少有研究和交流。说"中国没有科学"，主要因为当代西方人与中国人，都是以西方近代形下性、还原性科学的观念与标准来衡量中国的传统科学。其比较或交流的本身，就带有一种"以西律中"的偏见，这样做是注定行不通的。

英国的李约瑟先生为中国人写了一部《中国科学技术史》，曾一度令中国人颇为兴奋。但是他存在两个明显的不足：一是对中国文化了解不深，二是他头脑中的科学主要是西方近代形下性、还原性科学。比如，他所讲到中国科学的四大发明的本身，是技术发明而非科学发现。中国真正的哲学、科学，《中国科学技术史》里的讨论却显然没有深度，哲学、思维科学方面尤其如此。李约瑟的确注意到了中国的中医和西方的西医，但他只是从临床治疗的总体效果上进行了一些比较。这种比较的局限在于，它只是临床技术层面的比较，而非中医和西医的科学理论层面上的学科本质意义上的比较。

内地有学者认为，在西方亚里士多德时期和中世纪时期，科学还没有从哲学里分化出来，直到欧洲文艺复兴时期西方才有了科学上的重大发展，这一说法值得商榷。此处所讲的科学，完全是站在欧洲文艺复兴以来所形成的以物理学、化学为基础的形下性、还原性科学的角度来说的。更重要的是，这种说法把科学和哲学都是知识这一本质含义完全对立了起来。除此之外的另一种相似的说法是哲学制约了科学的发展。这显然更为离谱。哲学是科学之母，哲学是科学的科学，哲学为什么会阻挡科学的发展呢？即使这一说法中的科学指的是近代形下性、分析性科学，而哲学的认识论、方法论本身就是开发人类思维的学问，近代形下性、分析性科学也需要以思维科学为基础呀！所以，没有任何理由将哲学与科学对立起来。

以上这种说法，在中国也是有时代背景的。五四运动提出了"全面反传统，砸烂孔家店"，以后许多激进的文人墨客、官场名流又提出全盘西化。于是，西方近代科学逐步演变为评价一切科学（包括哲学）之是非的至上信条和唯一标准，进而在中国形成了顽固的近代科学主义。应当懂得，近代科学头顶加上"主义"二字，近代科学就意识形态化、行政化了。这种意识形态化、行政化的近代科学，回过头来便充当了打压中国传统哲学与传统科学的理由和手段。这一点是我们讨论中西医比较时，尤其不可忽视的。

内地在后来的政治运动中，一次次地边缘化了自己的传统文化及哲学、科学。"破四旧"就是破除旧思想、旧文化、旧风俗、旧习惯。"四旧"把所有的哲学、科学彻底包罗其中，连孔子老先生的儒学也无可幸免。中国的传统文化在近代一次次地遭受践踏，造成了当代中国人对科学理解的模糊、混乱，更可怕的是不认真、不严谨的治学态度。中国人把传统哲学边缘出去之后，支撑中国五千年文明的灵魂，便彻底地解体了。我们还有什么文化底气来谈中国传统哲学、科学，谈中国的中医药学呢？

西方人为什么没有出现近代中国人的这种迷茫呢？因为在科学与哲学的表述上，西方人的词汇表达没有改变过，科学就是知识，哲学是比知识更高的智慧。中国历史上用"格致之学"去讲哲学，也用"格物致知"去讲科学，其实强调的也都是知识。可是后来变了，引进了哲学、科学这些词汇后，就找不准自己的立足点了。尤其在需要东西方文化重组的中国近代，我们一直在无休止地废弃自己的文化传统。人类历史上罕见的中国人自掘文化祖墓的怪现象，令人倍感痛心、羞愧不已。一个民族离开了自己的文化传统，这个民族就是一个无望的民族。而无望的不是我们的祖宗，正是我们所见证的近代人。而今，我们终于迎来了中国人能够理智地对待自己传统文化的新时代。中国人经历了一百年的迷惘之后，现在已经开始恢复清醒与冷静了。我们今天在这里讨论"科学"这个词的含义与定义，也算是我们恢复文化清醒与冷静的一种表现吧。

第二，由科学引申为科学态度。

讨论"科学"一词的引申与泛滥，也是恢复文化清醒与冷静后一种文化自我修复的开始。这里我们需要从科学态度与实事求是谈起。

实事求是必须贯穿于科学研究的全过程。它既象征着科学研究的对象与目的，也是科学研究必须坚守的信念与态度。从科学研究的对象上讲，"实事"这两个字颠倒一下，就是"事实"，科学研究就是从对象的事实探究而开始的。记得在初中念书时，有一篇关于苏联生理学家巴甫洛夫的课文，是老师要求背下来的。其中有一句话影响了我一生："事实是科学家的钥匙。"科学家首先要忠于事实，这事实就是客观实在，就是科学家面对、研究的对象。在科学研究中，科学工作者如果面对的研究对象不确切，他将一辈子没有什么科学成果可言。科学工作者务必准确地咬定研究对象不动摇，才能认真地从研究对象发生、发展、运动、变化的过程中，逐步认识研究对象内在的科学规律。所以"事实是科学家的钥匙"，也可以说"事实是科学家的研究对象"。而咬定研究对象认真地钻研、探索、思考，科学知识殿堂的大门就会向人们敞开了，研究对象内在的科学规律也就逐步展现在研究者面前了。所以"求是"二字，应当是科学家所要发现的事实背后的真相。即研究对象内在的科学规律，亦即科学家从事科学研究的目的。可见实事求是这四个字，概括了从现象出发认识事物本质的科学研究的全过程。

科学研究必须坚守的信念与态度，这种信念与态度人们也常常称之为实事求是。一个人做事、说话、讲课、做科研，首先要有实事求是的态度。这里的实事，就是做事、说话、讲课、做科研的内容或对象，这里的求是，自然是做事、说话、讲课、做科研的效果或目的。而贯穿于做事、说话、讲课、做科研全过程的精神支柱，必然是以真、善、美价值观为基础的信念或态度。这种信念或态度，人们也常用"实事求是"来概括。

人们对科学研究目的与信念、态度的向往，逐步形成了对科学的崇拜，而且科学研究目的与信念、态度，也常常被转意于科学一词。举凡生活中认为好的则说科学的，不好的则说不科学的；赞成的则说科学的，不赞成的则说不科学的。这时候的科学一词，便被人们不知不觉地转变为一个赞扬、美化事物的形容词了。而在科学一词前边加上一个不字，自然是不认同、被丑化的意思了。到了这一地步，科学一词便完全脱离了原有的含义，在社会上彻底泛滥了，甚至蜕变为无所不在的口头禅，蜕变为评价一切是非的标准。尤其在科学、哲学至今定义不清的前提下，这种泛滥便越来越走向了实事求是的反面。人们尊重科学却又不尊重科学的事实或现象，在社会上常常打着科学的大旗，造成了科学一词的泛滥，出现了许多违背实事求是的错误。因此，我们这里不得不重新回到科学的本质上来，小心谨慎地分辨科学一词的泛滥，以及因其泛滥而对当代中医学术的伤害。

比如，自己不懂得中医是哲学孕育下的医学科学，却拿起不科学的棒子朝着中医的头顶猛打过去。讲什么中医是封建的、过时的、主观的、唯心的、落后的、不科学的等。

又如，分明是在中西医结合名义下搞"不可能西化的中医西化"，却总是举着科学的大旗宣扬自己在"发展中医"。自己并不了解中国传统文化及中医赖以生存、发展的哲学，自己所了解的只是近代形下性、还原性科学及西医的理论与临床知识，却总是固执地将自己打扮成科学的化身，对中医强加改造、排斥。在损害中医的同时，连自己"中西医结合"大旗中的"结合"二字，也被自己挖空了。在如此难堪、尴尬之中，仍然用"科学"二字包装起来，干着"科学对科学的误解，文化对文化的摧残"之类的勾当。这一问题，也正是我们开设中西医比较这一课要进行彻底澄清的主要问题之一。

再如，科学、技术、经验，本来是三个不同层次上的知识内容。科学是理，技术是用，科学指导着技术，技术遵循着科学，两者完全不在同一个层次上。但人们常常把技术混同为科学，借西医的临床技术排斥和混淆中医的理论科学体系。经验原本是初级的、不成体系的知识。《黄帝内经》之前，中医处于经验或一定程度的技术水平。但《伤寒杂病论》问世以来，中医完全迈进以成熟科学理论为基础的辨证论治临床技术阶段。局部、初级的临床经验固然也很可贵，但毕竟不能与成熟的科学理论为基础的辨证论治临床技术相比。把局部、初级的临床经验等同于科学、技术，当然也是科学的一种滥用。

第三，冷静的回到科学的源头上来。

从现象出发认识事物本质的科学研究，对人类而言是一种只有开始而没有止境的认识真理的活动过程。从太空拍回来的照片看，地球就是蓝色的，像乒乓球一样的那么一个小玩意。人类对自己所在地球的了解至今仍然非常有限，更不要说地球之外了。宇宙有多大，银河系以外还有多少银河系，我们全然不知。亚里士多德把天地万物称之为万有，而他能看到的也只是其中的一点点。随着人类科学研究视野的不断扩大，人们在万有所能认识的也永远是其中的一点点。而且，随着人类的科学研究视野的扩大，对过去的认识还要随时进行修正。从这一意义上讲，科学研究永远是无止境的过程。尽管人是天地万物之灵，但人类应该懂得自己同样是非常卑微的。科学家罗素说："科学总是一支未完成的交响曲""也不存在不能取代的巨人"。所以人在实事求是科学研究中，永远不能骄傲，永远不要忘乎所以的癫狂。

人类在科学研究中所认识的科学知识，有其内在的真理性。不论今与古、新与老，也不论东方和西方，科学是不受时间和空间的局限的。换一句话说，科学是超时空而存在的。四百年前的牛顿代表了经典物理学，他研究的力学三定律，若干年后仍然是真理。西方的亚里士多德，中国的孔子、孟子的研究成果，都具有很强的真理性。孔子提出的做人仁、义、礼、智、信，以及孝、悌、忠、信、礼、义、廉、耻的道德标准，无论多少年之后，永远是做人的道德标准。科学不受时间和空间的限制，只要这个相对真理的大环境没有变，就永远是真理。所以，这里在讨论"科学"二字被滥用时，我们一定要牢记科学的真理是超时空而存在的，这是科学的根本特性之一，不容忘记。在科学的真理这一根本特性面前，没有过去与现代，甚至没有古与今。

三、关于科学的分类

人类对科学的认识已经有几千年的历史，不同时期对科学的分类有所不同。在亚里士多德或者是孔子、老子、周易那个时期，《周易》中"形而上者谓之道，形而下者谓之器"是对科学最早的分类，直到现在还是有价值的。亚里士多德写的《形而上学》，是中国人翻译的书名，亚氏的学生在整理老师手稿时，当初定名为《后物理学》，因为亚氏已经有一本专门讨论物性之理的书《物理学》，相当于今天的自然科学，与今天的物理学的意思完全不同。所以，学生把亚氏后来在自然科学基础上所写的高层次哲学部分，称之为《后物理学》。之后，有人又把亚氏的《后物理学》称之为《第一哲学》。因此，今天摆在我们面前的《形而上学》应该就是《后物理学》或者《第一哲学》。亚氏《形而上学》所体现的学术分类，可以称之为纵向分类。哲学高于自然科学，哲学在自然科学之上，这也是《后物理学》《第一哲学》《形而上学》共同的分类准则。

1. 西方科学分类举例

第一位对近代科学进行分类的是培根（1561—1621），他是16—17世纪实验科学的鼻祖。他首先倡导了实验研究，被西方称为近代科学分类第一人。

培根把科学分为三类：第一类记忆的科学，第二类想象的科学，第三类理智的科学。记忆的科学是记住了的，想象的科学是思维的想象，理智的科学强调的是它的理性。培根记忆的科学包括历史学、语言学；想象的科学包括文学、诗歌、小说、艺术；理智的科学指的是哲学和自然科学。

值得注意的是，在现代的科学分类中，没有人把小说、诗歌放在科学范畴里，如果按照亚里士多德与中国早期关于知识和"格物致知"的说法对科学的定义来理解的话，文学、历史都是知识，当然也都是科学。培根有一句名言："知识就是力量。"按照培根科学分类的原则，同样可以说："科学就是力量。"如此讲来，则比较接近亚里士多德和中国早期的科学分类。

圣西门（1766—1825），是18世纪法国的思想家，我们习惯把他称为理想社会主义者。他写的《人类的科学》，对科学的分类是天文学、物理学、化学、生理学。圣西门对科学的分类离不开他那个时代的特点。他对科学的分类，是因为他对科学的认识是在欧洲文艺复兴之后。也就是说，他是完全站在人类第二次文化高峰时期的角度，来对待科学分类的。在他对科学的分类中只有还原性思维之下所看到的科学，他把哲学、历史、文学统统排除在科学大门之外。

把圣西门的科学分类与培根及培根之前"科学的本质含义是知识"相比，明显能看出圣西门的科学观纯粹是以近代分析科学为主导的。圣西门是一位理想社会主义者，他对中国近代一些革命者颇有影响。所以至今流行于中国近代科学主义思潮，与圣西门科学观的长期影响是颇有关系的。

恩格斯（1820—1895）是人所共知的马克思主义的带头人。他的《自然辩证法》，是中国人熟知的哲学名著。恩格斯当年把科学分五类：机械运动、物理运动、化学运动、生物运动和社会运动。他把从属于物理学的机械运动，作为五类科学之一而独立出来，也许因为当年的机械制造对人们影响极大的缘故。他把生物运动与近代还原性科学核心的物理学、化学相并列，也许因为他所在的那个年代正是物理学、化学推动之下，欧洲近代生物学与近代医学发展最活跃的一个时期。总体上看，恩格斯的科学分类与圣西门相差不多。两者的区别是恩格斯把社会运动作为一类科学，而在圣西门的科学分类里完全缺失。其实社会运动，就是社会科学。恩格斯是近代社会科学的带头人，这当然也与他的革命生涯有关系。

恩格斯对科学的分类也是在欧洲文艺复兴之后。他的科学分类基本上是以第二次文化高峰为主的，与亚里士多德从知识、智慧来看待科学的境界、视野，有一定的距离。恩格斯在哲学方面的贡献人所共知，而哲学的核心正是思维科学，也正是恩格斯的专业特长。恩格斯应当把培根的记忆、想象、理智，纳入他所熟知的哲学认识论、方法论之中，并作为科学分类的重要组成部分来对待。这一点是现代人面对人类科学分类时应当注意予以补充和完善的。

基于以上讨论，我们可以在培根对科学分类的基础上，把第一次文化高峰和第二次文化高峰整合在一起，站在人类文化、科学的整体高度，来思考人类科学的分类。

2. 对科学的框架性分类

第一，以研究对象来分，科学基本分两大类。

其一，形上性科学，即亚里士多德所说的原形的科学。举凡研究状态、现象、信息之运动过程的科学，皆系形上性、原形的科学。诸如社会、思维、文学、历史、进化、生态、天文、现象、天体科学等。

其二，形下性科学，即近代关于物质、结构、能量方面的科学，也就是亚里士多德所说的原质的科学。举凡研究生物、化学、物理、地理、建筑等，以及物理学中的声、光、电、磁、热、力等，皆系形下性、原质的科学。由于物理中声、光、电、磁、热、力等科学是由原生态事物中抽取其中的一种现象、方式来研究，所以也属于形下性、原质的科学之列。

把第一次文化高峰和第二次文化高峰所有科学放在一起，打破历史的局限性而完整地看待科学的研究对象时，科学应该分为形上性和形下性两大类。这一分类原则，来自《周易》"形而上者为之道，形而下者为之器"

之说。形上性科学与形下性科学之间，有一个明显的界限，这就是打开还是不打开原形。不打开、不拆开原形，就是"形而上者谓之道"。不改变天造之物原来的形态，看到的是原形的状态及其运动、变化的全过程。原形的状态，也就是现在常说的现象、信息，与中医所讲的证候完全是一回事。如果打开原形、拆开原形，那就是"形而下者为之器"。形而下前提下所看到的，已经不是原形的整体状态了，而是原质的结构与功能了。

世界上有好多东西是没有办法打开或拆开的，如天文、气象，能用望远镜见到肉眼看不到的现象，人却打不开它。例如社会科学，你能把社会打开，说它是由什么化学成分组成的，由什么物理变化组合起来的吗？认识社会，只能通过整体的历史和现实现象去认识它、把握它。再如，历史也打不开、拆不散。历史是一件一件的历史事件，按照先后顺序联结在一起的，状态运动变化的全过程。只能通过对种种事件及其运动变化的全过程反复观察研究，才能透过历史的真实而逐步形成历史的判断或观念。如果把达尔文进化论中的链条拆开，或者它原来就不存在完整的链条，那就不存进化论了。因为进化论原本是对连续不断的历史过程所进行的总结或判断。现在有一门新兴科学叫生态学，生态学是用不着打开原生态的，要看的是在这个环境里动物、植物、气候、水量分布的和谐状态及其过程。世界上那些不打开、不拆开原形的东西，要研究它的状态与状态之间的运动过程，必然形成一类科学，这就是形上性科学。要探索这类科学的总规律，在不打开原形、不破坏原来的天造之样去研究它的时候，必须要回答几个问题：它是哪里来的？现在怎么变的？它将要往何处去？是如何衰落、死亡的？当这些问题都能够真实地找到答案之后，我们就接近了它之所以形成、变化的"道"了，也就是总规律、总原理、总法则，也就是"形而上者为之道"的形上性科学知识了。

研究形下性科学，拆开它的原形，那它原来的面貌就不复存在了。一棵大树被砍倒之后，这时树已经不是树了，叫木头。把木头分解成板叫木板，用木板做成的桌子、板凳，已经与原形完全不同了。这就是"形而下者谓之器"。人类在研究物质与物质的特性过程中，形成"形而上"与"形而下"两种不同的特点。当代社会，人们处在一个被人造之物包围的时代，于是常常把天造之物或者原生态事物的原形，把不需要打开事物原形而把握它的本质的科学研究，排除在科学之外。圣西门、恩格斯的身上，都在一定程度上出现了这样的缺失。

这里还要顺便说明一个问题，曾经有人问我，物理学研究中的声、光、电、磁、热、力等，人们并没有对这些自然的存在进行拆开，这些研究为什么不是形上性的呢？因为声、光、电、磁、热、力等自身，不是独立的事物，而是人们在研究以原形存在的事物中，抽出一种单一的现象进行独立研究。人们研究光的时候不研究力，研究力的时候不涉及声，研究电、磁的时候不管其他。在这里请注意，从原形事物中抽出来的，本身就是拆开原形而来的，所以属于形下性。化学研究中分子的分解与合成，也是这个道理——分子的本身，就不是原形，而是构成原形的材料。

第二，科学的研究方法也分两大类。

用逻辑学来表述，科学研究方法中，一类是综合—演绎的研究方法，另一类是分析—归纳的研究方法。综合—演绎法，近代也称之为系统性研究方法，用于形上性的研究对象，它直接面对事物的原形，在不打开原形的前提下研究其运动、变化的状态。分析—归纳法，近代也称之为还原性研究方法，用于形下性的研究对象，它直接面对构成事物的原质或材料，它需要打开原形以取得原质或材料，以研究原质或材料的结构与功能。

系统论、系统观是一门很现代的前沿科学，其实也是很古老的科学。系统性研究方法，是20世纪50年代之后在信息论、系统论、控制论的基础上形成的研究方法。但是世界上最早提出并用于一个学科的，是中国《黄帝内经》里的阴阳五行学说。应该说阴阳五行学说是世界上最早的系统论，而且也是世界上最早把系统论观点和方法成功地应用在中医学这一生命科学领域的代表。

如上所说，与形上性系统方法不同的还原性研究方法，是把原形首先拆开而还原成原质之后，才对构成原质的结构及其功能进行研究。西医即从拿起手术刀进行人体解剖的那一刻开始，便走上了以还原性研究方法研究原质的道路。器官、组织是原质，细胞、分子也是原质。

第三，从知识的意义上，科学习惯上分三个层次。

这三个层次即科学、技术、经验。这里的科学、技术、经验，与人们口头上、习惯上所讲的理论科学、应用科学、经验科学，其含义完全不同。

科学一定是对某一对象范围内的，关于对象内在原理、法则、规律的理论性揭示。比如，哲学知识是关于形上性的天地间万事万物内在原理、法则、规律的概括，物理、化学是关于形下性的各种物质的结构与功能的揭示与总结。哲学与物理、化学都是理论性的基础科学知识，是对研究对象内在原理、法则、规律的理论性揭示。用中国哲学的说法来说，这些原理、法则、规律，就是支配事物的"道"。

技术是科学原理、法则、规律指导下的实践应用，它是从属于科学之下的，与指导它的科学知识绝不是并列关系。当今世界正处于新技术高度发达的时代，不应该说是新科学时代，也不应该说是高科技时代。高科技这一词在当代的滥用，在一定程度上是对科学之"道"的贬低。

经验知识往往是以人的感官直接感知的东西，当属零散的、偶然的、不成体系的，但有一定应用价值的知识。比如，山区老人们说狼会吃人，人们就会躲得远远的，这是经验。远古时期有人病了，带着病去寻找食物，寻找食物的过程中遇到野兽要搏斗，摇摇晃晃举起石头，石头砸到自己的脚上了，这时却发现头痛霍然减轻了。后来再有人头痛，人们就拿来砭石在脚上刺或打。这当然不是针灸疗法，却是经验的积累。在医疗条件、医学知识相对缺乏的时候，有不少人手里掌握那么几个方，也被人称为大夫，有病时去找他看病。这些大夫所具备的主要是自己积累的经验。经验是人类可贵的知识，这一点毫无疑问，但不能将中医视为经验疗法。总之，经验不能称之为技术，更不能与科学相混淆。

在科学、技术、经验的区别上，梁启超、严复、苗力田先生都有准确的解释和说明，这里不再赘述。

第四，从具体科学与哲学的关系看科学的分类。

台北著名哲学家李震将知识由上到下分为五个层次，依次为形上学、哲学、科学、技术、经验。从广义科学的意义来说，科学则分为形上学、哲学、科学三个层次。哲学界所说的"形上学是哲学的哲学""哲学是科学的科学"，是由高到低的关于广义科学三个层次的形象而准确地说明。概括层次最高的是形上学，其次是哲学，第三个层次是科学。这里广义的科学，是认培根的科学结构上讲的，在形上学、哲学与科学的知识范畴之内，当然也包括史学、文学、社会学等知识体系在内。"哲学是科学的科学"我在前面提到过。"形上学是哲学的哲学"是从亚里士多德《后物理学》，亦即《形而上学》那里来的。用今天的话说，哲学是在科学基础上对科学总规律的概括，形上学是在哲学基础上对哲学思考原理的概括。所以我们将广义科学划分为形上学、哲学、科学三个层次。

也许有人说，我研究的是化学，不需要知道什么哲学、形上学，登山为什么要背着船呢？这是对形上学、哲学不了解的表现。亚里士多德是人类第一次文化高峰时期，第一个写百科全书的伟大学者。亚氏的《物理学》，其实是自然哲学，即关于自然界的万事万物变化之理的学问。这与现代所讲的物理学，含义完全不同。亚氏研究过生理学，也研究过动物学，还研究过自然科学范畴的很多东西。亚氏写完《物理学》之后，才写了《形而上学》。这是在自然哲学的基础上，关于哲学认识论、方法论基本逻辑思维原则的总结和概括。世界上的一切科学知识，都是人类理性思维的产物。所以任何科学知识的学习、研究、创新，都离不开理性思维，当然也都离不开形而上学。我们这里讨论形上学、哲学、科学三个层次，自然要对形上学的意义，有一点了解与说明。

第五，关于自然、社会、思维、生命科学。

周易的易，有三种解释：变易、不易、简易。变易是周易所讲的万事万物不断运动、变化。不断运动、变化着的，就是生命。周易从变易中概括出执简驭繁的不易之理，是历史对周易的充分肯定。台北著名哲学家罗光先生讲到周易时说："生命最本质的特征是变易。"变易是生命最本质的特征，那么不变则无可争议的是非生命物质的特征了。因此这里提出生命与非生命的科学分类，是我在多年思考中医问题过程中的感悟。这一感悟出自澄清中医与西医之间关系的原因，也与今天我们讲授的中西医比较一课有直接关系。意思是，把生命科学从当今流行的自然科学、社会科学、思维科学中分离出来，成为独立的一类。这样，科学可以分为四类：社会科学、思维科学、自然科学与生命科学。

这里将生命科学与社会科学、思维科学、自然科学相并列的时候，也会出现一些新的需要进一步再思考的问题。我想在这里提出来，交给大家来共同研究、思考。

其一，以上社会科学与思维科学这两类，皆属于形上性的；自然科学和生命科学里，有一部分是形上性的，有一部分是形下性的。比如，自然科学里的天文学、气象学、生态学属于形上性的，物理学、化学属于形下性的；生命科学里的中医学是形上性的，西医的生物医学、解剖学是形下性的。如此，以上四类科学的说法，是否可以按照形上与形下的原则，或者按照研究对象的状态、信息、现象与物质结构、功能的原则，将整个科学合并为形上与形下，或者现象与结构两大类呢？这一问题作为课后作业，请大家想一想。

其二，从生命科学的意义上看，状态、信息、现象是生命科学研究对象的基本特征。那么，以哲学为首的社会科学与思维科学，还有自然科学中一部分以状态、信息、现象为研究对象的学科及中医学，是否都可以归于大生命科学的范畴呢？与此同时，以物质结构、功能为研究对象的物理学、化学及西医学，是否都可以归于非生命科学的范畴呢？如果有西医的朋友说，西医也是为保护人类生命而服务的，西医也是生命科学，你该如何回答呢？这三个问题也作为课后作业，请大家好好地想一想。

其三，当今是一个科学观残缺不全的时代。社会上许多人一讲到科学二字，首先想到的只是近代自然科学里物理学、化学基础上的这一部分科学。而且当今时代人们常常将这一部分科学意识形态化了。意识形态化的近代科学，就成近代科学主义了。大家想一想，以哲学为基础的社会科学与思维科学是科学，以研究生命状态、信息、现象为研究对象的学科及中医学，当然也是科学。科学的本质是系统性的知识，你能说中医的藏象、四诊、病机、治则、方剂、药理不是系统性知识吗？那么为什么近代常常说中医不科学呢？我们应当怎么讲，怎么看呢？这些问题尽管都是以后的课程中要讲的，这里也作为课后作业，请大家好好地想一想。希望大家今后能够带着问题学习这一课程，收获就一定会更大些。

以上关于科学的分类，是我基于长期研究思考的一些总结、概括，或者一些不成熟的想法而已。当然在分类的问题上，我们也谈到了一些历史的情况和现在我们为什么这样做的原因。除了刚才的几个思考题之外，本节讲的所有内容在接下来的小组讨论时，希望每个人都多发表自己的意见、想法。我负责答疑，当然也是与大家共同讨论。本节课结束之前，我想再重复一下一开始的几句话：当今是一个科学至上的时代，一个科学迷信的时代，一个科学定义不清的时代，一个近代科学主义和伪科学泛滥的时代。因此这里讲科学的出发点、科学的含义和科学的分类，既是对中医学所处环境讲的，也是对当今现实讲的。为了在近代科学主义摧残下举步维艰的、我们大家共同热爱的中医学，希望我们对科学的出发点、含义及其分类这一课，多进行一些思考和研究。

第五讲　中西医研究对象的比较

科学是人类文化中一颗颗璀璨的明珠,是揭示一定对象的知识体系。人类面对着错综复杂的客观世界,其中有多少人们可定义的研究对象,就可能经过努力而形成多少门科学。可定义的研究对象,其实就是在天地万事万物中,你到底是研究哪一方面事物的,或者哪一事物的哪一个层次的。通俗地说,你到底是针对什么问题而展开研究的,这一问题就是你的研究对象。当人们紧紧地盯准这些事物、层次、问题深入地钻研下去,认识了其内在本质属性、运动规律时,便积累、发展为一个专门的知识体系,也就是一门学科了。所以在学科林立的知识体系中,研究对象代表着各个学科的本质属性,它既是一门学科建立的原始出发点,也是一个学科成熟和发展中永久的立足点。人们不论走进人类科学的哪一门学科,首先要知道的是该学科的定义。该学科内涵定义的核心项,一般由该学科的研究对象与研究方法两者构成。而人们为了简明扼要,往往在该学科的内涵定义中不一定提研究方法,但是研究对象是任何一个学科绝对不可或缺的。假如一个学科不知道自身的研究对象,不知道自身是研究什么问题而形成的学科,就忘记了自身形成和发展的永久性出发点、立足点。果真如此,就在人类学科林立的知识殿堂中找不到自己了,那当然是十分危险的致命性问题了。我们前面的四讲,是中西医比较课程的总论。而各论中的第一讲,就是中西医研究对象的比较。因为中医学的研究对象,长期以来被中医界普遍疏忽了,所以我们这里讨论中医与西医的区别,首先要讨论中医与西医彼此的研究对象问题。

我是 1962 年走进中医学殿堂的。在此之后学习与临床工作的十多年里,头脑里从来没有想过中医的研究对象是什么,更没有想过中医的研究对象与西医有什么区别。1978年成为中医教育史上第一届研究生时，大学经常从全国各地邀请知名专家给研究生开展学术报告。其中上海一位专家讲的主要观点是：中医和西医研究的对象都是人，中医和西医就必然要结合为统一的医学体系。这一观点在研究生中引起了激烈地争论。争论的焦点是：如果中医和西医研究的对象是一样的，那么中医和西医当初就没有理由形成两个不同的医学科学体系。如果中医和西医是两个不同的医学体系，那么它们的研究对象就可能不一样，或者完全不一样。一段时间之后，争论无果而终，但是这一句话带来的学术疑问，一直在我的头脑中盘旋。三年后的一天，我与中国中医科学院广安门医院余田民、赵金铎、高辉远三位老师在一起时，把这一疑问说给他们。余田民当即反问我说："中医和西医临床服务的对象固然都是人，但是临床上的服务对象是不是学术上的研究对象呢？"这一句半是答复，半是追问的话，犹如醍醐灌顶，让我茅塞顿开。的确，中医与西医都是帮助人们防病治病的，都是为人的健康服务的。但是，服务对象指的是医学通过临床实践，为人防病治病需要而服务的社会价值。研究对象这是医学科学建立的原始出发点，也是医学科学成熟和发展的永久性立足点，医学科学就是在研究观察人的实践活动中形成的。在这里，健康人与病人、大人与小孩、男性与女性，活着的人与死去的人，都是医学家面对的研究对象。所以服务对象与研究对象是完全不同的两个概念，不能把两者混为一谈。至于两种医学所研究的是不是构成人的全部，那是讨论中医与西医相互关系时需要进一步讨论的问题。不能因为中医与西医服务的对象都是人，就不去进一步讨论两种医学所研究的对象是否都是构成人的全部，是否没有差别了。应该说，我后来走上中西医比较研究之路，就是对上海一位专家的一句话产生怀疑而引起的。因此这一句话，至今记忆犹新。

近一百年来中医与西医关系上纠结不清的主要原因，就是人们常常将中医与西医研究对象这一出发点、立足点上的根本性逻辑关系，人为地搞乱了。人们在肯定中西医临床疗效优势互补的时候，把中西医各自以研究对象为本质特色的学术关系疏忽了。尤其在近代科学为主导的社会历史大背景下，以西医的观念与方法对中医学术的解释与改造，错误地视之为中医学术现代化、标准化及创新发展的道路。所以今天我站在这个讲堂上向大家讲中西医研究对象比较这一课，不能不提到最早启发我走上中西医比较研究之路的余田民先生。

一、《黄帝内经》时期人类主要的研究对象

《黄帝内经》之前人类面对的客观世界，是人类的感官系统所能感知的，可以称之为原生态的客观世界。即使到了《黄帝内经》时期，人类所面对的基本上还是以原生态为主的客观世界。那时候，反映在人类感官系统的，是原生态世界不断运动、变化着的过程。用周易的说法叫"象"，现在通俗的说法叫状态、现象。"证候"这一词在当年还极少见到，所以《黄帝内经》也把人体不断运动、变化着的过程，称之为象。那时候，人类制造各种器具的能力虽然在不断提升，但是与当今时代的差距就太大，无法相比了。所以人类在没有精密的器具对人体进行解剖的客观条件时，对自身的研究自然只能定位在人身整体不断运动、变化着的过程，也就是象、现象、证候这一层次了。这里需要说明一下，在我们往后的讨论中，象、现象、证候三者是同义词，都指的是人身整体不断运动、变化着的生命过程的表现。

1. 《黄帝内经》中的象与解剖

中医讲藏象，王冰在给藏象注解的时候是这样说的："藏（zàng），藏（cáng）于内。象，见于外，可阅者也。"内之藏（zàng）不见于形，所见到的是表现在外的象，人们是从外在的种种不同的象，而联系或者联想到在内的藏（zàng）。从这一角度上讲，足见《黄帝内经》是以象为其研究对象的。这里的象，其实是中国哲学中一个最普遍的概念，比如，地象、天象、气象、物象等。所以我们在前面说，象与现代哲学中的现象，含义相通。在中医学里，其实证、候、态，也都是象的意思。

既然藏（zàng）是藏（cáng）于里，不见于形，不见于表，那么《黄帝内经》在形成藏象学说时，是怎么把藏（zàng）与象联结在一起，而形成藏象学说的呢？这是我们在以后的讨论里要一步一步深入研究下去的一

个主要问题。《黄帝内经》时期，没有 X 光，没有解剖方面的精密器具，人们不可能隔着肚皮看到里面的结构，更不可能隔着肚皮知道种种结构复杂的种种功能。尽管《灵枢·骨度篇》和《灵枢·肠胃篇》也记载了一些关于人的体表尺寸及胃肠纳谷多少的内容，尽管当时从"剖割比干、斩杀翟义"那里也曾知道一些人体内脏的粗浅知识，但是与医学上的人体解剖学相比，彼此是完全不可同日而语的。也就是说，靠那些粗浅的不可称之为医学解剖的历史记载，不足以形成医学的观念或理论。

应当肯定的是，在藏象学说形成之前，人们真切地看到的只是人的生命过程中运动变化着的象，也只能以运动变化着的象作为思考医学问题的真凭实据。至于如何见象而知藏，往后在研究方法及其他章节里还要进一步讲的。这里从研究对象来说，先须牢记中医的研究，是从人们感观所见的人身整体层次上的现象而切入、而开始的。

2. 西方的解剖与四元素说

《黄帝内经》时期，古希腊在解剖方面比较领先，至少比同时期《灵枢》的记载要丰富许多。

古希腊有一位叫阿尔克莽的医生，他在苏格拉底之前，大约是公元前 500 年的人，是胚胎学和解剖学的开创者。他的解剖与《灵枢》涉及的人体内部结构的范围，显然要广泛得多。据 W. C. 丹皮尔在《科学史及其与哲学和宗教的关系》一书，他认定人的大脑是"感觉和理智活动的中央器官"。这一点，在清代王清任的《医林改错》里也未曾涉及。

人们熟悉的希波克拉底，是公元前 420 年左右的人，西方医学的鼻祖。他观察过小鸡孵化的完整过程，每天打开一个看一看，发现 21 天鸡蛋可以孵成小鸡。希波克拉底第一次对人体进行了系统的解剖，他那时就已经发现了人的心脏有两房两室。不过，希波克拉底的解剖从整体上看，与《黄帝内经》时期在《素问》里所记载的，属于同一个层次，都是肉眼直观条件下的解剖，都是在没有显微镜的条件下使用同样简单落后的工具而进行的。

亚里士多德是西方非常有名的形而上学的奠基人。他的《物理学》的姊妹篇《生物学》，专门研究动物生殖、胚胎结构的问题。通过仔细地观察，全书在形而下的角度掌握了五百种左右动物的资料。但是，肉眼观察的方法局限了他，使他未能在形而下的角度有所突破，与同时代的希波克拉底停留在同一个水平上。在《科学史》里，记录了亚里士多德曾针对有些学者给过这样的评说：这些学者之所以不能对事实给予很好地说明，主要原因在于他们不熟悉内部器官，他们不承认自然界的任何行为背后都有一个最后的因。其实在这里，亚里士多德既是批评别人，也说出了自己内心的困惑。因为那一时期，历史也没有给从事形下性研究生理学的人，提供掌握人的内部形态结构的必要工具和方法。亚里士多德在这里，似乎也有一些迷茫。他在这里所说的最后的因，其实是他在《形而上学》的因果论里所讲的因。而因果论里的因，在形下性人的内部形态结构里，是找不到的。

西医解剖学的长足发展，是欧洲文艺复兴以后。17世纪，哈维在人体解剖时成功地发现了人体血液循环系统。西医在解剖学上真正的大踏步发展在19世纪以后。而成功、广泛将成熟的解剖知识用于外科疾病的临床治疗，则是20世纪以后的事情了。所以，《黄帝内经》与希波克拉底那时的粗浅解剖知识，严格地讲都不能算医学解剖学。

既然《黄帝内经》时期，在解剖方面还非常落后，那么中医是靠什么走向成功的，《黄帝内经》靠什么写出来的？既然当时《灵枢》的解剖水平仅仅是屠夫水平，算不上医学解剖，为什么《素问》《灵枢》及《难经》都被称为中医的经典医著呢？这问题涉及对《黄帝内经》的评价。所以要理解与评价《黄帝内经》，应该先把那段历史搞清楚。

《黄帝内经》成书于春秋秦汉之际，并非一时一人独立完成之作，它在整体上代表了那个时期中国著名医学家的全部认识和智慧。那个时期由于阴阳五行学说的形成并逐渐成熟，这表明中国在形而上方面的研究，也已经趋于成熟。至于形下方面的研究，由于没有显微镜，解剖便做不好，所以对人体内部的认识，必然是很不完善的。而且，孔老夫子教导："身体发肤，受诸父母，不可毁伤。"可见那时的中国对人体解剖在伦理上也是不允许的。而在亚里士多德与苏格拉底时期，西方的解剖是不受信仰限制的。

由此看来，西方早期在人体解剖方面略胜于中国。而那个时期中国在形而上的研究方面已经趋于成熟，这就为中国医学的进步，留下形而上的另一条可选择的道路。

西方早期曾经存在四元素说。毕达哥拉斯学派提出的四元素，即热、冷、湿、燥。他认为热、冷、湿、燥是形成万事万物的四种元素。这种说法与后来的门捷列夫所讲的物质元素有一些近似。他们都认为物质世界是由某些元素构成，尽管这里由元素这一文字符号所代表的实质内涵并不一致，但是在思想观念上还是十分相似的。

同一时期的亚里士多德，提出土、水、气、火四元素。亚氏的四元素与毕达哥拉斯的四元素在含义上有所不同，而与《黄帝内经》的木、火、土、金、水五行似乎接近一些。但是进一步看，中国的先哲们把木、火、土、金、水之间的关系紧紧联系成一个整体，形成了以木、火、土、金、水五种要素及不同要素特性之间的正反相连，从而构成中医学独有的系统理论模型。而亚里士多德与西方的形上学研究者，在这方面远远落后于中国。他们没有把土、水、气、火四元素相互之间的属性，以及属性之间的联系组合起来。这一点，正是中医之所以形成于中国，而没有形成在亚里士多德所生活的西方的最根本的原因。这一点是我们以后还要反复讲的重点。

基于上述，这里要强调三点基本认识。

其一，可以说在人类第一次文化高峰时期，尽管东西方都试图从形下的角度认识人，认识所有的生物，但是由于受同样的条件限制，在形下的研究方面东西方大体处在同一水平上。

其二，在形上的研究对象上，以中国为代表的东方走在了西方的前面。尽管亚里士多德在第一次人类文化高峰时期成为西方哲学的鼻祖，他的形上学广为世人瞩目，然而在对形上的生物，特别是对人与人的健康方面的相关研究，西方无疑是落后于东方的。

其三，从方法学的角度上看，西方没有把四元素的相互联系和关系搞清楚，而在同一时期，中医已经把五行之间生克乘侮的相互关系，表述得非常清楚了。所以第一次人类文化高峰以后相当长的历史时期，西方医学一直停留在经验疗法的水平上，没有跟上中国的中医而迈上理论体系完整的成熟医学科学的水平。这一点我们将在下一讲进一步讨论。

二、中西医研究对象的不同

前面提到，中国的中医在人类第一次文化高峰时期就已经迈上了成熟医学科学的水平，而西方始终没有出现中医那样的形上性的医学。因此接下来的中西医研究对象的比较，实际上是形上性的中医与形下性的西医在研究对象上的比较。

1. 形上性的人与形下性的人

从形上和形下两个角度，回答人到底是什么？这是中医、西医，包括中西医结合都必须首先要回答的问题。应该说，人是形上与形下两重性的人。

第一，人是哲学的核心。

人是天地万物之一，人是天地万物之灵，中国古代开始研究哲学的时候，人就是哲学研究的核心。西方也一样，亚里士多德和他的老师柏拉图、苏格拉底，都把人作为哲学的核心问题来研究。从哲学的角度上讲，人是什么呢？美国一位研究形上学的哲学家说过：古往今来从哲学角度给人下定义的，最有代表性的还是亚里士多德。亚里士多德给人下的定义是："人是理性动物。"这个定义包括三个方面的要素，即理性、动和物。人是有理性的，如果把人的理性去掉，人就与其他动物没有区别。人懂得理性思维，人既会观察，更会思考。动物这一个词，还可以分为动与物两个方面。在生物界里的物与一般的物不一样，它是会动的物。这个会动的物，不是一般的运动，而是指它自身的新陈代谢能力，或者中医上讲的自我修复能力。在"理性动物"这一定义里，既强调人的新陈代谢与自我修复的能力，更强调人的理性思维。而没有新陈代谢与自我修复能力的物，没有理性思维的物，它既不是动物，更不是人。

第二，"理性动物"的人是春秋秦汉时代医学研究的出发点。

医学的临床服务对象是人，所以从事医学研究的每一位医学工作者，不论中医还是西医，首先要懂得人是什么。或者可以说，"人是理性动物"这一定义，是每一位中西医工作者进入医学殿堂时，首先要铭记的第一定义。而且这一定义对于我们接下来讨论的西医与中医的研究对象，是十分重要的。

按照《周易》"形而上者为之道，形而下者为之器"的论断，医学家面对的人，可以用"形上与形下两重性的人"来概括。中医所研究的人是形上的人，用亚里士多德的说法，形上的人就是"原形"的人。原形的人，就是不打开人的整体前提之下自然呈现的"理性动物"的人。所以不论形上的人还是原形的人，中医并不关心构成整体的内在部分，不关心里边的肠子有多长、肾有多大。中医所关注的是活着的、有理性思维能力和新陈代谢能力的整体的人，或者原形的人。

第三，《黄帝内经》视野里的人，即形上之人或"理性动物"之人。中医通过什么方法来认识形上的、原形的人呢？那就是中医的望、闻、问、切四诊了。中医通过四诊见到了什么呢？从《黄帝内经》时期到张仲景时期，中医通过四诊所见到的，统称为"证候"。如何准确理解"证候"这一概念的含义呢？证候是生命过程中表现在整体层次上的运动、变化着的机体反应状态。这种生命过程中表现在整体层次上的运动、变化着的机体反应状态，就是中医的研究对象。

在中国的春秋秦汉之际，或者在西方的亚里士多德时期，西方的西医尚未形成，以《黄帝内经》和《伤寒杂病论》为代表的中国中医的理论科学体系与辨证论治的临床技术体系，却已经走向了成熟。

第四，西医研究形下之人，始于欧洲文艺复兴之后，得益于物理学、化学的成熟与发展。这种快速进步，本质上是对人的形下认识水平一步一步深入，一直发展到今天的分子水平。形上研究的人，也就是中医研究的人的整体生命层次上的活动着的状态，这种状态只有活着的人才有，生命停止了，活着的生命状态就没有了，脉摸不到了，问话不会回答了，望、闻、问、切没有内容可以索取了。形下研究的人，也就是西医研究的人，把原形的人打开，看到的是骨骼系统、肌肉系统、呼吸系统、循环系统，这就是在组织器官水平上所看到的人的属性，进一步进入到细胞和分子水平。在形下研究人的过程中，所看到的是人体的结构，是具体零件的功能，而不是整体人所表现的功能。

李约瑟先生说过：西方医学大体是在 1900 年初或者最早是在 1850 年前后赶上中国医学的。不过这里需要说明，李约瑟先生当时所指的西方医学和中国医学，只是从医学的临床效果上讲的，而不是从医学的基础科学体系与临床技术体系的具体比较上讲的。因此按照李约瑟先生的看法，至少在 1900 年之前，西方医学的临床水平与中医相比，要相差很多。

基于以上形上、形下两个角度的比较，我们可以进一步说：形上之人是活着的、是原形的人，是整体的人运动着的状态；形下之人，在显微镜下观察到的活动的细胞，是细胞的活动，不是人的整体活动。中医研究的形上的人，他所表现出来的状态，是受精神情志、社会属性、自然属性影响的。形下的人，他的组织器官可以放在手术台上，还可以把它移植到另一个人身上，但是心脏就是心脏，肝脏就是肝脏，这只是人的组织器官而不是人。

研究形上的人，是要研究人活着的状态，这里最关键的是，这个状态在不断运动变化着。用《周易》的话说，就是变易。有人把《周易》的"易"解释为容易的易，这不够全面，甚至有些望文生义了。《周易》的"易"就是变，重点指的是不断运动变化着的现象及其过程。整个《周易》上说的就是变易的规律。在中医上讲，就是活着的人所表现的状态变化及其过程。人活着就在不时地变，比如昨天还好好的，晚上突然受一点凉，今天早上就出现了发烧、头痛、咳嗽、打喷嚏，吃一点药或者经过休息，下午又好了。中医所研究的形上的人，所观察的就是整个状态不断变化的过程，不仅看状态，而且要看状态的过程。西医的生物医学，在研究人的结构与功能的时候，变易就被忽略了。这是形上与形下对待生命现象的不同看法，也是形上和形下研究人的方法的区别。人的形上、形下两种属性搞清楚之后，讨论中医与西医的定位就比较容易了。

关于形上和形下两重性的人，《中医复兴论》《医理求真》里，都有具体阐述。

2. 证候是中医的研究对象

今天在这里讲证候，当然要从源头上讲，从证候这一概念本来的含义讲起。《中医复兴论》里有一篇《證、证、症、候的沿革和证候定义的研究》，是专门从文字学角度和中医研究对象的角度，重点对证候这一概念的定义深入讨论。该文首先用了较大的篇幅，从證、证、症、候四个字的沿革、变化与含义上，讨论当代中医文献中这四个字理解、使用上的严重混乱问题。接着讨论中医基础理论的源头，从中医研究对象的意义，以及对当代在证候这一核心概念理解与使用的诸多歧义和严重混乱问题进行了分析。最后从中医基础理论正本清源的意义上，用现代语言对证候这一核心概念的定义进行了严谨的表述。我们今天在这里，只能简单讲一下，还请大家在下课之后对《證、证、症、候的沿革和证候定义的研究》一文仔细读一读，然后我们再安排针对性的讨论和批评。这是中西医比较一课的重点问题之一，更是中医学基础理论正本清源的重点课题。

第一，关于"证"字的沿革。

"證"，在历史上的繁体字系统里，中医用的就是这一个字。这个字在《说文解字》里的解释是"告也"，就是告诉人的意思。中国传统道德认为，言为心声。自己讲出来的话必须是事实，大家也相信这个事实。所以，"证"就是把真实不虚的事情，准确无误地告诉给人。

"候"，《说文解字》里说法是"候"，"伺望也"，就是朝着宾客走来的方向站着等候，恭敬地迎接宾客的到来。所以在伺望、等候里，不仅有主、客双方空间性含义，而且有宾客渐行渐近的时间性含义。把"证候"这两个字合起来组成一个词，是一个动态的概念。比如，在中医的临床证候里，既包括了病人对病情轻重先后变化的叙述，也包括了医生对病情轻重缓急、来龙去脉的详细观察。

进一步延伸开来讲，病人所讲的，医生所观察的，中医就称之为四诊。而且临床的望、闻、问、切四诊，与佛学上所讲的眼、耳、鼻、舌、身、意六根，几乎完全相同。从人的认识能力上看，人的认识能力有两方面：一是感观认识能力，一是理性认识能力。六根里的眼、耳、鼻、舌、身是感观的认识能力，六根里的"意"代表的是思维，是理性认识能力。中医临床望、闻、问、切四诊所掌握的证候，是理性动物的医与患双方共同参与四诊所得到的结果。可以说，中医把医与患双方的感观认识能力与理性认识能力，都充分发挥出来了。所以证候的第一层意思，就是通过望、闻、问、切四诊所看到的运动、变化着的疾病现象及其过程。

第二，关于证候的定义。

《證、证、症、候的沿革和证候定义的研究》一文，对证候的定义是，通过望、闻、问、切所感知的生命过程中表现在整体层次上的机体的反应状态。生命是活着的过程，人是活着的状态。人一旦死亡了，生命状态没有了，活着的时间终结了，中医所看到的证候也就关闭了、终结了。这里的整体层次，不是拆开原形的人，不是整体层次以下的人体组织器官结构，中医只关注自在的整体、原形的人。这里的机体反应状态，指的是有形态、有形体的活人表现出来的状态。这里的状态一词，其中的状是空间性的，其中的态是时间性的。生命活着的时间终结了，运动变化的状态便不存在了。代表空间性的状，也就只是运动变化的无生命的尸体。生命走到了这一步，中医的临床证候不存在了，中医便失去了研究和存在的意义。所以我们可以说，中医离开了生命过程中表现在整体层次上的机体的反应状态，中医学也便面临着终结。我们把望、闻、问、切所感知的生命过程中表现在整体层次上的机体的反应状态，作为中医学的研究对象，意义也在这里。

中医的证候与哲学的象、现象，本质相同。象是哲学中的普遍概念，即哲学研究的对象。《周易》里"天重象""在天成象""仰则观象于天""见乃谓之象"，皆指现象。象或现象，是不打开原生态事物前提之下对自然之物的所见。一切事物自然而为的，凡为人所感知的对象，皆是现象。这些基本特性，与证候是一致的。哲学里的现象是运动变化的，这一点德国近代哲学家胡塞尔用"片段"和"环节"的比较，有益于人们对象或现象的理解。从现象中抽出一个片段，或者从一盘电影胶卷中取出一段胶片，一个片段或一段胶片，离开了整体后便看不出运动变化了。而"环节"则不同，现象中的一个环节，是电影胶卷中的一小段胶卷，一件事情中的一部分情节，这些环节的首尾都是不同的。这些环节都在不同程度上反映了原来的现象、事情运动变化中，一部分运动变化的过程。这些环节都具有时间与空间的两重特性，但是片段则只有空间而没有时间特性。因此，现象、事情运动变化的过程这一特性，与证候所反映的生命过程中表现在整体层次上的机体的反应状态，本质上是相通的，或者是一致的。事物运动变化的过程，是哲学研究的对象。所以，哲学与中医，必然是同一类学科。不同的是哲学研究的是万事万物运动变化的现象背后的总规律、大规律，中医研究是人的生命运动变化的现象背后的小规律、具体规律而已。

第三，当代在中医学研究对象认识上的混乱。

在中国的文字里，中医使用的證，一直延续着"左边言右边登"这一个字。从《黄帝内经》时期到《伤寒论》《金匮要略》，一直到明清时期，中医文献里只有"左边言右边登"这一个證字，从来没有改变过。只是人们在表述證候的时候，为了表述简单，常常会出现只说證一个字的情况。另外，《伤寒论》《金匮要略》里称脉證，其实是證候的同义词。證字与證候在中医文献里的混乱现象，出现于1964年内地文字改革。在当年颁布的《汉字简体字表》之后，简体字的中医文献在表述證与證候的时候，出现了两个字：一个是"证"，一个是"症"。證与證候，是中医学核心概念，代表着中医学的研究对象。构成中医学核心概念的證与證候，在文字学上的巨大变化，这就像不同文字的翻译一样，是值得人们小心谨慎的。

在20世纪80年代以后的《中医基础理论》里讲，"证"既指中医的临床表现，也指中医的病理机制。"症"字以往为西医所常用，即症状。西医的临床症状里只强调空间性，不关注时间性。而《中医基础理论》在赋予"证"的病理机制之后，西医的症状、体征这两个概念，随之变成了中医临床表现的常用概念。中医證与證候原本具有的空间性与时间性的双重含义，在《中医基础理论》出现以来不经意被改变了。作为中医基础理论体系核心概念的證与證候，其代表中医研究对象的本来含义，也在人们的不经意中彻底被瓦解了。马克思曾经讲过这样一句话："如果事物的表现形式和事物的本质是直接相符合的话，那么任何科学都是多余的了。"读过《中医基础理论》的人，不知对马克思这一句名言有何感想呢？这一问题，请大家在课后的讨论中，好好地谈一谈你们的认识和感想。

在思考《證、证、症、候的沿革和证候定义的研究》的那一时期，我是《中国医药学报》常务副总编，每天都要审查大量的稿件。审稿过程中发现，1964年以后出版的中医书籍，还有送到我们手里的每一篇文章，都存在着证、症使用混乱的情况。症状的症，证型的证，一会儿用证，一会儿用症，绝大多数作者是区分不清楚的。于是我才动手写了这一篇文章，详细分析了證、证、症这三个字的区别与它们的演变过程。1964年文字改革以来，中医学基础理论上的最大混乱，一方面是过去的一个證字，今天变成了含义不同的证、症两个字；另一方面是原来的證字代表着中医的研究对象，更是中医学区别于西医学本质所在。这是应当作为定义项而写进中医学定义之中的至关重要的内容，我们却将中医学科这一本质属性證候，与西医学中的症状相混淆了。而且这一混乱现象，涉及文字学领域。1979年出版的《辞海》里，证、症两个字也混用了。这让中医的行外人看来，更是一头雾水，不知所以。由此可见，涉及中医研究对象上的关键词上的错误，对于中医理论、教学、临床的普遍影响，便可想而知了。

我为什么要写那篇文章，主要原因是：1990年在全国中医学会工作时，我曾经作为主要筹办者，在湖南长沙召开了全国中医病名和证候规范化研讨会。在那次会议期间，湖南著名老中医欧阳锜老先生约我到他家交谈良久。一方面他将当初自己在中医病证规范化方面的思考，以及他所积累的一部分材料交给我，以供我们今后参考；另一方面他将参加编写《中医大百科全书》时所发现的病、证、症使用不规范的问题，汇集为一封信当面交给我。他认为，中医基础理论研究、中医病证规范化研究，不是中医学本身有什么重大问题，而是后来传播过程中思路和人出了问题。要从源头上抓中医基础理论的正本清源问题，恢复中医理论的本来面貌。因此《證、证、症、候的沿革和证候定义的研究》，包含着欧阳锜老先生的嘱托与启示。

3. 形态结构与功能是西医研究的对象

"医学是关于防病治病的科学体系"，这是至今多数辞书中对医学功能的解释，但不能算定义。对于医学面对的人，除了前面提到的形上性的人与形下性的人之外，《中医复兴论》里提到了人的"七种不同属性"：自然属性的人、社会属性的人、精神情志（心理）属性的人、证候（活的整体状态）属性的人、器官与组织结构形式的人、细胞属性的人、生物大分子属性的人。以上七种人，都与医学的防病治病直接相关。

但是从研究对象的意义上看，中医着重研究了前四种属性。用亚里士多德原形与原质的理论来说，中医着重研究了原形的人，西医着重研究了后三种结构、功能的人。仍然用亚里士多德原形与原质的理论来说，西医着重研究了原质的人。前四种属性、原形的人，即前面谈到的形上性的人；后三种结构、功能的人，也就是原质的人，即前面谈到的形下性的人。前四种人以不拆开原形之人的整体为前提，研究生命现象中的证候及与之相关的天、地、人、我诸多方面的因素。后三种人以拆开原形之人的整体为前提，研究构成人体内在的原质，即构成人体的器官与组织、细胞、分子三个层次的结构与功能。严格地讲，后三种人其实是构成人体的三个不同层次的原质。

这里之所以称为后三种人，是从人体这三个层次的结构在整体的环境之中，尚有自我新陈代谢的生命现象存在。倘若从分子层次再往下来分，则是原子、原素层次，那就彻底进入非生命领域了。一些原子、原素固然可以合成有机的生物大分子，但是大多数原子、原素与生物并无关。我曾经说过：西医是用非生命领域的研究方法来研究生命领域的医学问题的。它固然可以解释一部分医学生命问题，但它不能说明人身整体的复杂现象。这就注定了西医以构成人体的器官与组织、细胞、分子为研究对象，有其必然的局限性。

中医的前四种人西医几乎不懂，西医的后三种人中医几乎无闻。中医的望、闻、问、切受中医基础理论的支配，西医的视、触、叩、听受西医基础理论的支配。中医的证候里既具有空间特征，又具有时间特征，而西医的症状、体征里却独重空间，几乎没有时间。所以站在哲学的高度，用形上与形下，原形与原质的理论观念来区别中医与西医在研究对象上的区别或差异，是最恰当、准确的。

中医与西医都具有防病治病的医学价值，但是在人的身上，两者各以其中的一部分作为自己的研究对象。这里还需要补充说明，中医与西医彼此在骨伤、皮外、耳鼻眼喉等疾病的治疗上，有一定的交叉或者相近之处。但是，中医与西医在各自的重点领域，即内科、妇科、儿科及针灸方面，理论与临床上各成体系，而且互不兼容。这是由中医与西医研究对象上的本质性、主流性区别决定的，也是不可改变的。长期以来人们在讨论中西医关系时，常常忽视了中西医研究对象上的本质性、主流性区别。有的人甚至将中西医的服务对象混同为中西医的研究对象，据此断言中西医一定要结合为统一的医学理论体系。这些都是十分错误的。

世界上有多少人们可定义的研究对象，就可能经过努力而形成多少门科学。这一句话，同样是我们认识中医与西医的相互关系时，最基本的首要原则。

4. 充分公正地对待"人"的复杂性

讨论中医与西医研究对象上的不同，必须充分公正地认识"人"的复杂性。

对于人是天地万物之灵的观念，人们是普遍接受和认同的。一方面人是天地万物之灵，在人的身上必然彰显着天地万事万物的投影；另一方面人是理性动物，这种有理性、有新陈代谢能力的自我活动着的物，自然是天地万事万物的最复杂的物种。然而由于当代人远离了哲学思维，又被近代科学主义所困扰，所以这种以天地万物复杂的形上性特性而形成的中医学，就成为当代人学习和理解上最突出的文化难题。所以我们在中西医研究对象的比较这一讲里，首先要理解中医研究对象上天然的复杂性，并在努力补充哲学知识的过程中使自己尽快变为中医知识的内行。因为一名学习中医的人如果缺乏哲学知识，不会哲学思维，就不可能真正了解中医研究对象天然的复杂性，不可能真正学懂弄通中医基础理论，最终则不可能公正地对待自己所从事的中医工作。人是世界上最复杂的形上性的理性动物。这一句话从今天起，一定永远牢记在心。

5. 简单化必将导致医学的萎缩

张仲景在《伤寒论》原序中指出："夫天布五行，以运万类；人禀五常，以有五藏；经络府命，阴阳会通，玄冥幽微，变化难极。自非才高识妙，岂能探真理致哉！"孙思邈在其《大医精诚》中也告诫人们说：不可"以至精至微之事，求之于至粗至浅之思""必须博极医源，精勤不倦，不得道听途说，而言医道已了，深自误哉"！否则，将"杀生求生，离生更远"。因此在讨论中西医研究对象之比较的时候，我们就必须牢记：简单化必将导致医学的萎缩。每一个从医者要敢于承认"自非才高识妙"，但不能"求之于至粗至浅之思"，否则随时可能犯下"杀生求生，离生更远"的大错。从中西医研究对象的角度来讲，这里有两点值得我们注意。

第一，形上、形下，人为之最。

《黄帝内经》里有不少地方，讲到形上人的复杂性，"人以天地之气生，以四时之法成"是最有代表性的。儒家学说认为，天、地、人并列为三才，把天地理解为自然，人与自然并列，可见形上之人的复杂了。我们欲认识人的形上性，必须把人的自然的属性、社会的属性、理性思维的属性统统联系起来，才能把人的形上特性理解清楚、完整。《黄帝内经》特别强调"人以天地之气生，以四时之法成"，就说明天人合一的整体，形上之人与天地是分不开的。一些人一讲到中医，就一头扎进临床经验、有效方药中去了。这些人连人是什么都不顾，他能真正懂得临床治疗吗？你能放心将天人合一的自己，"委付凡医，恣其所措"吗？

就形下之人而言，当今西医的生物医学，对于形下的人已经研究得非常深入了。20世纪以来，在物理学、化学，电子技术的快速发展中，形下性西医沿着器官、组织，到细胞、分子层层深入，进展很快，我们没有理由把西医简单化。

第二，生命与非生命。

在人的形上与形下两大最复杂的范畴里，需要明辨生命与非生命两种境界。文艺复兴时期提出二元论的大哲学家笛卡尔写过一本书，书名叫《动物是机器》。后来法国的梅特里也写过一本叫《人是机器》的书。其实，人类可以把人视之为一部复杂的机器，但是人类不可能制造出像机器一样的人来。英国人曾经克隆过一只名叫多莉的绵羊，那只是把天造的羊的基因给了它一个新的与它发育过程相似的环境，于是才在体外的环境下培养出一只羊来。人们为此而非常骄傲，这是可以理解的。需要思考的是，这只由基因培养出来的羊，它的基因是由人制造出来的吗？人不能制造出基因，人就无法制造出生命。

一位老练的汽车修理工，可以把汽车拆成一大堆零件，还可以把一大堆零件组合成汽车原来的样子。如果把人的全部组织器官拆下来再装上去，这个人极可能失去了生命。如果进一步把一个人拆成细胞、拆成分子之后，再重新组合成一个活着的人，世界上至今还没有人敢做这样的梦。这一点充分表明，西医的研究对象进入细胞、分子水平的时候，形下性的西医研究已经走到了生命的极限，走到了西医研究的终点。这一点同时表明，西医也不能简单化地看待自身的发展问题。当西医沿着一层层拆开的方向走到了生命极限与研究终点时，自己应当早一点明白人是机器，又非机器。

20世纪70年代，美国恩格尔先生提出的生物医学、社会医学、心理医学三位一体的综合性发展模式，其实就是西医生物医学走到了生命极限与研究终点时的一种自我反思与自我超越的表现。中国西医的自我反思与超越，有一个先天的比西方更优越选择，这就是心悦诚服地呼唤中西医并重，寻求在中西医现有基础理论框架内的中西医临床领域的相互配合、优势互补。这是以西医为唯一主流医学的世界上任何国家、地区，无可企及，无可选择的。这是因为中国的中医研究的是人在整体水平上的证候，这是鲜活的人的生命现象。中国的西医必须明白自己是以非生命领域的方法来研究人的生命整体水平以下的局部结构与功能，而且将走到历史与现实的尽头。中国的西医如果不懂得生命与非生命的原理，必将误失中西医在现有基础理论框架内的临床领域的相互配合、优势互补的天然机遇。

第三，物之事与物之质。

列宁关于物质的定义是，"物质是标志客观实在的哲学范畴，这种客观实在是人感觉到的，它不依附于我们的感觉而存在，为我们的感觉所复写、摄影、反映"。毛泽东在《矛盾论》通篇中，讲的都是事物，而不是物质。文中有一名句："事物的运动变化在于事物的内部，而不在事物的外部，在于事物内部的矛盾性。"从哲学的角度看，列宁、毛泽东在这里讲的都是哲学，而且哲学本来就是研究事物的运动变化的学问。所以列宁这一定义的定义项，应无可置疑。从两位哲人用词的比较上看，这一定义的被定义项，应当改为事物，不应是物质。而且，物质显然是近代物理学、化学研究的对象，作为哲学的研究对象，当然非其所是了。假如这一定义不是外文翻译上的失误，那就请研究哲学的专家们对此再进行研究订正了。

我们这里所称的"物之事"，意在突出事物一词的"事"字。因为"事"是原形呈现在人们感观里的运动变化着的象、现象。我们这里所称"物之质"，意在突出物质一词的"质"字，因为"质"是构成原形的原质，亦即构成原形的在局部层次上的结构及其功能。这里所称的"物之事"，相当于中医研究对象的证候，与哲学里的象、现象是同义词。这里所称的"物之质"，相当于西医研究对象的组织、器官、细胞、分子的结构及其功能。这里用"物之事"与"物之质"这种表述形式，只是为了对应地提示人们对中西医研究对象的区别与理解而已，别无其他特别含义。

以上这三点，是讨论中西医研究对象的比较时，我们认为需要反复说明的三点初步体会。

三、关于中医研究对象迷茫的思考

我们从本篇一开始即强调，研究对象代表着一个学科的本质属性和特点。人们常常谈到中医学核心价值时，挂在口头上的总是天人相应、动态平衡、整体系统三大观念。为什么对于中医学研究对象这一最核心的问题，却长期以来被人们疏忽了呢？其实，三大观念出自哲学，中医学是哲学体系下的具体学科，自然这三大观念也是中医学的基本观念。观念是对一个成熟学科的科学价值取向的高度肯定，但是观念既不代表一个学科的研究对象，也不代表一个学科的研究方法。近代中医界停留在口头上高唱三大观念的现象，其实是对中医学研究对象与研究方法缺乏基本思考研究的反映。当代在中医研究对象上的思考研究缺失，主要表现在两个方面。一方面是近代对哲学的过分淡忘，另一方面是对近代系统科学的忽视。

第一，关于近代对哲学的过分淡忘。主要讲以下五个方面：

其一，把西医研究的结构、功能的人，等同于中医面对的证候的人。总觉得西医对人的研究深入细致，而中医一直停留在整体表面的水平上。

这当然是对哲学研究对象的无知造成的，完全没有从"生命过程中表现在整体层次上到机体反应状态及其运动变化"这一高度上去认识作为中医学研究对象的证候。

其二，把中医学的证候，与西医学的症状相混淆了。不懂得"机体反应状态"中的状，代表的是证候的空间特性，其中的态，则代表了证候"运动变化"的时间特性。而西医学的症状里，只有空间，没有时间。体温38℃就是38℃，不是37℃，不是39℃，完全没有中医学热性病过程中的恶寒发热、往来寒热、蒸蒸而热、真寒假热、厥热胜复等轻重缓急和标本虚实的无尽之变。当今有人用来自西方的"循证医学"的观念与方法来解释中医临床证候，其中依然存在只有空间，没有时间的缺陷。

其三，把中医临床表现的证候作为中医学理论体系里固有的病机。这是将中医的证候混淆为西医学的症状之后，进一步引发出来的结果。其实是自作聪明的一错再错，是盲人骑瞎马的一失再失。

其四，未能将证候与近代哲学《现象学》联系起来理解。在哲学《现象学》里，现象是"环节"而不是"片断"。证候既有空间特性，也有时间特性，这就像电影胶片中，这一段胶片的两头是不相同的，因为环节是运动变化中的，所以如同证候那样，既有空间，也有时间。而摄影楼里的一份底片、一张照片则不同，它只有空间，没有时间。倘若有哲学《现象学》的思维，自然不会产生前面的三个错误。

其五，没有将近代马克思主义哲学中"由现象到本质"的认识论原则，联系起来思考研究中医学中的证候。如果将中医学"通过望、闻、问、切四诊所获知的疾病过程中"的证候，视为马克思主义哲学中的"现象"，那么由现象出发通过由综合到演绎的理性思考而认识的疾病病机，则是"由现象到本质"的认识论的活学活用了。果真如此，前面的错误也将不可能产生，更不会几十年持续不改的。

第二，关于近代系统科学成熟以来信息概念的歧义。主要讲以下几点：

其一，20世纪40年代控制论、信息论、系统论的产生，无疑是西方学术界为摆脱根深蒂固的还原论思想，萌发出来的新思想、新理论。从反思的角度上看当年，系统论应当是其基础理论框架，信息是系统论的研究对象，控制论是系统理论实践运用。而摆在这一新思想、新理论面前的首要任务，是信息这一概念的定义问题。控制论的创始人维纳关于信息的解释是，"信息就是信息，既不是能量，也不是物质"。他分明不赞成陷入还原论的能量与物质窠臼，但是未能为信息这一新概念给出任何有本质意义的解释。信息论的创始人申农对信息的定义为，信息是"两次不定性之差"。申农的这一定义非常经典，非常重要。信息就像中医学中的证候，或者电影胶带里的一段胶卷、一个环节——两头都是运动变化的，所以两头肯定存在着量的不定性差异。然而遗憾的是，申农对信息的定义，很快被后来通信技术中的讯号所干扰，而且讯号随之命名为信息。同时期系统论的创始人贝塔朗菲的《一般系统理论》问世之后，由于作为一般系统理论研究对象的信息，已经被还原论潮流中的通信技术中的信息（当为讯号）所干扰、代替。结果导致贝塔朗菲的一般系统理论，很快走向了下坡。我们在本章一开头反复提到，研究对象代表着一个学科的本质属性。丢掉了研究对象的系统论，也就失去了产生和存在的前提条件。用 20 世纪 80 年代英国卓越的系统论学家 P. 切克兰德的观点讲，创始阶段的系统理论因为失去了研究对象的支撑，逐步被扭曲为"一种结构功能主义的新形式"。

其二，钱学森是世界上控制论、系统论的代表人之一。他在 20 世纪 80 年代初指出："人体科学一定要有系统观，而这就是中医的观点。"他与于景元、王戴汝联合发表的《一个科学新领域——开放的复杂巨系统及其方法论》一文中指出：中医理论"能够概括在开放的复杂巨系统的概念之中，而且更加清晰、更加深刻了。这个事实启发我们，开放的复杂巨系统概念的提出及其理论研究，不仅必将推进这些不同学科理论的进展，而且还为这些理论的沟通开辟了新的令人鼓舞的前途。"20 世纪 80 年代钱学森的思想的确使中医界深受鼓舞。接下来，中医界应当在两个方面做好对接。一是开放的复杂巨系统及其方法论与中国哲学及阴阳五行学说之间的理论对接，二是系统论里的信息与中医学的证候，在研究对象意义上的理论对接。然而当时中医的理论界，尚缺乏这两个理论对接的鲜明意识和知识基础。20 世纪 80 年代，在中医现代化名义下推行的以西医症状为标准，而不是以中医证候为标准的中医病症诊断规范化、标准化，不仅丢掉了中医故有的基础理论，也使开放的复杂巨系统及其方法论推进当代中医理论与临床的进步，成了泡影。二十多年过去了，中医界对世界上处于领先地位的开放的复杂巨系统及其方法论，至今停留在无人问津的状态，使真正意义上的中医学现代化，一直沉溺于中医西医化的桎梏中而日趋衰落。

第三，值得深思的一些问题。

我在《中医复兴论》中《中医药走向世界的若干理论问题》一章里说："因为中医的研究对象涉及生物、心理、社会、自然诸多方面，又特有整体性、非特异性、动态性、信息性、时空双向性等特点，这就注定了中医学不是一门一般性的自然科学。"就其研究方法来讲，中医学"直接运用哲学方法论的同时，着重运用了一般科学方法，即系统理论方法"。而系统理论方法与阴阳五行学说之间表述方式虽然有异，理论实质却基本相同。另外在该书《走出中医学术的百年困惑》一节里，我还说过："《黄帝内经》是中医基础理论体系形成的标志。它表明，中医学以证候为研究对象，以阴阳五行学说为研究方法，形成了人类医学史上成熟的、也是最早的医学。两千多年后的 20 世纪后半叶，当人类为控制论、信息论、系统论为代表的系统科学方法论的问世而兴奋不已的时候，没有被近代科学主义蒙蔽的中国人蓦然发现，原来世界上第一个信息系统理论模型，是中国的阴阳五行学说。而人类医学上经历了数千年防病治病检验的第一个成功的人体信息系统理论模型，是中国的中医学。在文化多元并存、共同繁荣的当代，如果有一天世界上真正认识到中医的特色与优势，同时也了解到中医在自己的故乡被西化、被改造而萎缩的百年困惑时，一百多年里参与其事的中国人，将该说什么好呢？"

在这一讲的最后，希望大家联系我们在前面几讲里的讨论进一步思考一个问题。从公元前五千年文化的出现到春秋秦汉时期，人类经历了两千五百年的努力，迎来了第一次文化高峰。这一次文化高峰是人类认识自然的高峰，或者研究天、地、人原生态现象的高峰，以哲学的成功为标志。从公元后一千五百年到今天，人类迎来了第二次文化高峰。这一次文化高峰是人类改造自然，或者剖开原生态自然以研究其内部结构与功能的高峰，以物理学、化学的成功为标志。人们从原生态自身运动变化的现象中，看不到原生态内部的结构与功能；人们从原生态内部的结构与功能里，同样看不到原生态自身运动变化的现象。所以五千年来全部科学研究的对象，总括起来只有两大类：一类是原生态自身运动变化的现象，一类是原生态内部的结构与功能。中医研究的对象是原生态的人自身运动变化着的现象；西医研究的对象是剖开原生态的人，以认识内部的结构与功能。中医离开了原生态的人自身运动变化着的现象，中医学将不复存在；西医不研究人的内部结构与功能，西医学也将不复存在。这是人类五千年文明的历史与实践证明了的，无可怀疑，更不容否定。前面几处提到，在人类全部的科学活动中，研究对象代表着一个学科的本质属性和特点。所以对于中医与西医各自的研究对象而言，不是人们愿意不愿意改的问题，而是人类五千年科学发展的历史与实践允许不允许改的问题。在这一关系到中医学本质属性和特点的根本性问题上，希望大家作为中西医比较这一课的重点之一，反复认真地深入思考。通过深入思考，希望大家能真正明白中西医两者的研究对象到底不同在哪里，到底能不能相互交换，能不能相互代替。

第六讲 中西医研究方法之比较

　　讨论中西医研究对象之比较后，接下来要讨论的是中西医研究方法之比较。对象是要研究的问题或题目，方法是认识对象和改造对象的原则和办法。有什么样的对象，必然要有什么样的方法。倘若研究方法不对头，或者没有相适应的原则和办法，便不可能认识对象的本质，也便达不到改造对象的目的。在科学活动中，研究对象明确之后，研究的原则和办法就是至关重要的了。这里的至关重要，不仅是一般意义上的强调，而且是不同的研究对象对于不同的研究方法，如何做到合理、准确地选择问题。中西医各自的研究对象明确之后，研究方法选择不合理、不准确，往下的一切则可能全错了。

　　研究方法的原则和办法，是不同层次的内容。这里的原则，通常指的是方法论，即"关于认识世界，改造世界的根本方法"。因为是根本方法，所以是理论性、原则性、一般性、指导性的方法。在哲学上，方法论和认识论是并列的两个提法。前者侧重于理论原则，后者侧重于对实践普遍指导的价值；前者重理，后者重用；提到方法论，认识论也就在其中了。这里的办法，通常指的是具体学科的具体研究方法。在科学实践活动中，由于科学是分科之学，是分门别类的探索或研究，所以在具体学科的探索或研究上，习惯称之为研究方法而不说方法论。然而具体学科的具体研究方法，毕竟是从属于方法论和认识论的，因此在关于中西医研究方法的讨论中，必然需要方法论和认识论方面的铺垫。

一、方法论的意义与分类

　　在科学发展过程中，人们往往对研究方法特别关注，把研究方法当成了科学发展的整个脉络，认为科学的进步，首先是人类研究方法的进步。我们今天要讨论的问题是研究方法是由它所要研究的对象决定的。在讲中西医研究方法的比较这个问题之前，首先需要搞清楚方法论的含义。

1. 科学研究方法论与研究方法

研究方法论，一些学说里是这样说的："方法论是关于认识世界，改造世界的方式和方法的理论。"我们在理解这个定义时，把"改造世界"改为"善用世界"似乎更合理一些。就是说，方法论是关于认识世界、善用世界的方式和方法的学问。随着第二次工业革命的发展，社会上破坏自然环境，造成环境污染的现象越来越严重。如果还要继续强调改造世界，真不知道会把地球改造成什么样子，所以我们觉得把"改造"改为"善用"，更符合"人以天地之气生"的思想。这里的"学问"二字，应该包括了所有的方法在内，因此把它称为方法论。方法论是指认识世界、善用世界的所有方式和方法的总和。至于具体的方法，则是某一具体学科研究的具体的方法。

人类第一次文化高峰时期，通常所说的方法大体有两种。一种是观察方法，另一种是理性认识方法。人们要研究所面临的对象，首先要通过人的感官，认识与了解所要研究的对象，所以亚里士多德《形而上学》开篇第一句话就说："求知是所有人的天性，对感觉的喜爱就是证明。人们甚至离开实用而喜爱感觉本身，喜爱视觉尤胜于其他。"人类为了加强感官的能力，近代人发明了延长感官能力的技术与方法。比如显微镜，甚至高倍显微镜、电子显微镜等，帮助人们认识微观世界。近代人还发明了望远镜，帮助人们看到更远的地方。但是，不论显微镜还是望远镜，甚至人们乘坐宇宙飞船进入了太空，毕竟仍然是延长、提高人的感官水平的一种技术方法，依然属于观察方法的范畴。

除了观察方法之外，还有一种方法是理性认识方法。理性认识的方法，即人类理性思维的逻辑方法，这是人类认识客观世界的专利。观察方法可以认识事物的现象，来自人的大脑的理性思维方法才能认识事物的本质。虽然人类之外的灵长目动物都有一定程度的思维能力，但是从理性思维能力而言，任何动物都不能与人类相比。尽管现代科学技术使人类观察的能力空前提高，然而延长感官之后的所见依然是现象，不可能是事物的本质。因此人类认识事物本质的最根本的方法，不论今天还是今后，都将毫无疑问是人类理性思维的逻辑方法。这里与观察方法相对应的理性思维方法，当属方法论的范畴。

在科学研究中，研究对象明确之后，研究方法就成为科学发展的真正动力了。也可以说，科学总是随着方法论和研究方法的发展而发展的。人类文化科学的发展经历了两次文化高峰，第一次文化高峰到欧洲文艺复兴以来的第二次文化高峰，统领人类文化科学走向高峰的研究方法，主要是人类理性思维的方法论。第一次文化高峰成就了哲学，哲学在本质上就是思维科学。而哲学研究的方法，在主体上就是理性思维的方法。所以以哲学为带头学科的理性思维方法，即由综合到演绎的研究方法，使形上性、生命性、物之事的科学得到了长足的发展。第二次文化高峰成就了物理学、化学，物理学、化学在习惯上也称为实验科学。所以人类理性指引下的实验科学研究方法，即由分析到归纳的研究方法，使研究形下性、非生命性、物之质的科学得到了迅速的成功。这两类研究方法是由人类文化科学的历史进程决定的，与人们的愿望无关。

不论东方还是西方，第一次文化高峰基本上都在春秋秦汉之际。第二次文化科学高峰，中国比西方落后了两三百年，但是从历史的长河来看，大体上还是同一个时期。倘若从哲学方法论，亦即理性思维的逻辑学角度来定位人类两次文化高峰的研究方法，那么人类文化科学（包括哲学）的研究方法基本上也是两大类：一类是由综合到演绎的研究方法，一类是由分析到归纳的研究方法。由综合到演绎的研究方法，也称综合方法、演绎方法，当代的系统性方法也在其中。由分析到归纳的研究方法，也称分析方法、归纳方法，当代也称之为还原性方法。

弗朗西斯·培根是近代科学归纳方法的倡导者。马克思称培根是"英国唯物主义和整个现代实验科学的真正始祖"。恩格斯谈到两大类科学研究方法时说："归纳和演绎，正如分析与综合一样，是必然相互联系着的。不应当牺牲一个而把另一个捧到天上去，应当把每一个都用到该用的地方。"从两次文化高峰的角度上讲，哲学研究方法，即思维科学的方法，是由综合到演绎的研究方法，也称综合方法、演绎方法、系统性方法。物理学、化学相应的研究方法，即理性指引下的实验研究方法，是由分析到归纳的研究方法，也称分析方法、归纳方法、还原性方法。研究哲学及哲学体系的科学，不能用由分析到归纳的研究方法，亦即分析方法、归纳方法、还原性方法。研究物理学、化学及物理学、化学体系的科学，不能用由综合到演绎的研究方法，亦即综合方法、演绎方法、系统性方法。这是由两次文化高峰两类研究对象而决定的，与人们的意志无关。也就是说，"应当把每一个都用到该用的地方"。具体而言，要辨别两类研究对象到底是形上性还是形下性，是生命还是非生命，是物之事还是物之质。不论什么时候，随意颠倒研究对象与研究方法的必然关系，都是不可取、不允许的。这在中医与西医两种医学的研究实践中，尤其要切切注意，切切不可颠倒。

讲到这里，需要着重说明以下四个基本观念：

其一，哲学与还原性科学都是人类文化的核心，本质上都是知识。

其二，哲学是第一次文化高峰的带头科学，物理学、化学是第二次文化高峰的还原性科学。

其三，第一次文化高峰以来由哲学派生出历史、社会、人文学科；第二次文化高峰以来由物理学、化学派生出物质、经济、应用技术学科。

其四，哲学方法论，亦即理性思维的逻辑学统领着人类的思维智慧，所以哲学更是知识的知识、科学的科学，也统领着包括物理学、化学在内的近代科学和技术的健康、快速发展。

在此基础上，以下几方面是中国人需要在比较中真正醒悟的问题：

其一，《周易》是中国最早的哲学名著，其中蕴含着许许多多类似亚里士多德《形而上学》里的哲学认识论、方法论内容。

其二，以儒、道、释为代表的中国哲学中，蕴含着极其丰富的哲学伦理思想及治学原则，但中国早期哲学中缺少苏格拉底、柏拉图那样善于理性思维的逻辑研究的巨人，缺少《形而上学》那样深入研究哲学认识论、方法论的名著。

其三，迄今为止，中国哲学传承中依然缺乏哲学认识论、方法论，人们理性思维、逻辑思辨能力的陶冶，依然靠的是个人的悟性，而不是逻辑的学养。

其四，近代物理学、化学传入中国以来，实践证明中国人十分聪明、智商甚高，对由分析到归纳的近代科学方法论学习和掌握很快。但是由于中国人哲学认识论、方法论的基础普遍薄弱，以哲学为根基的理性思维、逻辑思辨的能力不足，因而在当今人类文化科学中，模仿能力虽然有余，创造能力明显不足。以上这些也是当代中医学在本土日趋衰落的主要原因之一。

2. 关于研究方法论的习惯分类

这里我们也顺便对近代流行的科学方法论和研究方法的分类，做一些简略的说明。

第一，从纵的方面分类，即从高到低分为三个层次。

方法论的最高层次，应该是哲学的方法论、形上学方法论。这里的哲学方法论，是以自然、社会、思维的运动变化为研究对象的，是对自然、社会、思维的一般规律或普遍规律进行高度概括的方法。因为哲学研究的对象是形上性的，所以哲学方法也称为形上学方法论。

哲学的方法论以下，是一般科学方法论。一般科学方法论指的是 20 世纪后半叶形成的以系统科学为代表的方法论。其中包括系统论、控制论、信息论、突变论、耗散结构理论等。有时也称其为横断学科或系统科学方法论。一般科学方法论所研究的对象，也是事物运动变化着的信息，也就是状态，亦即中医所研究的"证候"。所以一般科学方法论与哲学方法论、形上学方法论，有一定的相似性。只是哲学方法论适用于自然、社会、思维的运动变化规律性研究，而一般科学方法论适用于某一具体的形上性事物运动变化规律性具体研究。也就是说，两者的形上性是一致的，只是适用的对象范围大小不同而已。

一般科学方法论以下，是具体科学方法论。具体科学方法论指的是某一门具体的学科专用的研究方法。这里具体学科主要是研究具体事物的形下性的结构与功能，而不是该事物的形上性运动变化现象。所以这里的具体科学方法论，也就是分析性、还原性科学方法论。这是与一般科学方法论明显的不同之处。这里讨论科学方法的分类，还需要顺便加以说明的是，比如数学、物理学、化学既是不同的具体科学，也具有研究方法的价值，广泛用于诸多形下性的具体学科之中，故又称数学方法、物理学方法和化学方法，这在近代科学与技术中的广泛应用是人所共知的。

第二，从横的方面分类，即形上性方法与形下性方法。

形上性方法是形上学、哲学、一般科学的基本研究方法，这些学问的研究对象都是状态、信息、现象，还有中医研究的证候。我们在前面讲到形上性研究对象与形下性研究对象的区别时也说过：形上性的研究对象是状态；形下性的研究对象是物质的结构与功能。形上性的状态是不断变化着的；在研究形下性的物质结构和功能时，变化就被切断了、忽略了。形上对象与形下对象这两种不同的特点，也表现在中医与西医的研究对象上。通俗地讲，就在于打不打开人的肚皮，是看人的整体还是看人体的内部。所以，看证候、看状态，是形上性方法；打开肚皮，看器官、组织、细胞、分子，是形下性方法。形上性方法与形下性方法，用逻辑学的语言来表述，形上性方法是由综合到演绎的思维方法，形下性方法是由分析到归纳的思维方法。

从逻辑学的角度讲，这两种方法的描述是不能互换的，不能说由综合到归纳，也不能说由分析到演绎。综合到演绎是一对逻辑学的范畴，分析到归纳是另一对逻辑的范畴。综合，是把对象作为一个整体，在"诸多关系总和""多样性的统一"的基础上，广泛汇集与整体对象相关联的种种状态、现象。分析，是首先把整体分解为各个部分，以部分的结构与功能为研究对象，分别进行考察研究。演绎，是从一般性前提推出个别性（或特殊性的）结论的推理形式。即在普遍广泛的诸多、多样的状态和现象中，从"多因素相关性"的思维中推出个别性（或特殊性）的结论来。归纳，是从个别性的前提推出一般性的结论。即针对整体的各个部分的个别结构与功能，在反复多次具体实验研究中，总结为一般性的结论来。这两者逻辑推理形式或方法，对理性认识而言，各有其不可代替的作用。用前面的提法来说，可以分别表述为形上性研究方法或者形下性研究方法。

总而言之，综合即广泛观察事物现象运动变化的"多因素相关性"，从"多因素相关性"中演绎出对事物现象运动变化内在的本质认识；分析即深入探究物体各层次上的结构与功能，从各层次结构与功能的连续归纳中，形成对物体各层次结构与功能的稳定认识。

随着 20 世纪中期系统科学方法的出现，我们把形上性的研究方法，也称为系统性研究方法，或系统科学方法，把形下性的研究方法，称为还原性研究方法，或者还原科学方法。

任何一个学科的发展，都是随着方法或方法论的发展而发展的。也就是说，科学的进步，是随着方法论的进步而进步的。而且在科学研究上，不是研究方法选择了研究对象，而是研究对象选择了研究方法。研究状态、信息、现象、证候等这些运动变化着的形上性研究对象，必然要选择综合、演绎的方法。研究物质结构、功能这些以空间形式存在的形下性研究对象，必然要选择分析、归纳的方法。在形下性研究占据潮流性地位的当代这一特殊时期，以形下性的研究方法排斥、干扰、代替形上性研究方法的错误，是经常出现的。在当代中医学术的研究、发展上，这种排斥、干扰、代替的错误，尤其根深蒂固。

二、还原论与西医生物医学

1. 还原论一般原理

还原论是把事物的高级运动形式归结为低级运动形式，用研究低级运动的方法来代替高级运动研究方法的观念与学说。笛卡尔是主张精神、物质二元论的哲学家，也是第一位提出还原论的代表人物。他在《方法论》一书讲到：宇宙是一架机器，人体也是一架机器，病人就好像一架有了病的机器。他进一步提出物质是延展的哲学观点，所以对待人、对待生命，可以像面对机器一样地拆开，还原为物质零件加以了解分析。他指出：把我所考察的问题，都尽可能分为细小的部分，直到可以用于完满解决的程度。应该说，他是最早提出还原论思想的重要代表人。在笛卡尔思想的影响下，法国哲学家拉·美特利后来写了一本书，该书名就叫《人是机器》。后来《马克思恩格斯全集》第 2 卷第 160 页中对其批评说：拉·美特利

"把笛卡尔关于动物结构的学说用到人体上来，并宣称灵魂是肉体的样态，思想是机器的运动"。

笛卡尔之后，牛顿是另一位还原论的代表者。牛顿认为任何复杂的事物都可能按着层次不断地还原、不断地细分，以致还原到不能再分。牛顿在一本书里有这样一句话，"在自然科学里，应该像数学一样，在研究困难的事物时，总该先用分析的方法"。

还原论在近代的广泛普及，是从著名化学家道尔顿之后。道尔顿（1766—1844），他在化学上有几个原则性的看法：

其一，同一种元素具有相同的原子，不同的元素具有不同的原子。

其二，元素由简单原子组成，化合物由复杂的原子组成。

其三，原子既不可以创造，也不可能消灭。

其四，在一切化学变化中，只有分解和化合，原子本身的属性不变。

其五，化学的分解和化合，只是原子的组成方式不同而已。

其六，宇宙的原子数是无限的，具体事物的原子数是有限的。

道尔顿的研究成果，标志着科学原子论时代的到来。

道尔顿的还原论有两大特点：

其一，物质是原子与原子的组合。因为原子是最小的物质单位，物质就是原子，原子就是物质。

其二，还原就是对物质的分解与分析。所以还原论认为，既然原子是物质组成的最小部分，世界是物质的，世界也是原子的，那么在认识具体事物的时候，就需要分解，一直分解到看到它的原子，这样就把事物认识到尽头了。

英国《简明不列颠百科全书》关于还原论的定义，是这样说的："凡认为物体物质是原子的集合体，或者认为思想是感觉印象的组合体。"这个定义，既包括了物体是原子的集合体，又包括了思想是感官印象的组合体。国内有一本书，叫《自然辩证法百科全书》。《自然辩证法》是恩格斯写的，所以《自然辩证法百科全书》就是专门针对《自然辩证法》的辞典。这本书中反驳说："凡是主张物质的高层次现象（包括生命现象），都可以用低层次的规律（就是化学、物理学）来解释，都被认为是还原论。"

随着原子论时代的到来，人们从此普遍认为：原子就是物质，物质就是原子，世界既然是由原子组成的，那么世界就是由物质组成的。英国人丹皮尔在《科学史》里说：由化学的进步而产生的世界观的重大变化，几乎成为一种信仰。在不少人的观念里，任何坚硬不过的物质，或者牛顿所讲坚实不可穿透的支点，或者现代物理学中所讲的复杂基本支点，都是宇宙唯一的终极实在。在原子就是物质、物质就是原子的观念与信仰里，人类第一次文化高峰以来的世界观、价值观受到了冲击。人们逐步从"认识世界、安排人生"为重心的文化时代，转向了"改造世界、重器轻道"的时代。从重视客观事物原形的研究，转向了重视构成原形的原质、原子的研究。

原子论时代的还原论，逐步影响到文化的各个方面。下边的几个例子看起来是局部、个别的现象，反映的却是全局、本质的问题。

1979 年出版的《辞海》里，几千年来挂在人们口头上的"事物""万事万物"两个词，竟然不经意地消失了。这种以"物质"取代"事物"的现象，从文字、语词的角度反映了"重器轻道"的社会现实，不能不让人对哲学及其相关传统科学的危机而感到震惊。

在原子论的认识里，人类思维、意识蜕变为物质的副产品。表面上是对思维、意识的客观实在性的怀疑，实际上是把社会上批判的唯心主义与人类特有的思维、意识功能并列了起来。人们为了证明爱因斯坦丰富的研究成果与超人的智慧，为了证明思维和意识是物质的副产品，执着地对爱因斯坦的大脑进行解剖。这种从物质结构上解释思维、意识的典型闹剧，其实才是真正的唯心主义的表现。从而表明了原子论时代人们世界观、价值观的严重畸形。

前面提到由俄文翻译为中文的列宁关于物质的定义，原文是这样表述的："物质是标志客观实在的范畴，这种客观实在是人感觉到的，它不依赖于我们的感觉而存在，为我们的感觉所复写、摄影、反映。"这一定义项里的"物质"，更换为现象、状态、事物、万事万物、思维、证候等语词，都是可通的。因为都是"人感觉到的，它不依赖于我们的感觉而存在，为我们的感觉所复写、摄影、反映"的"客观实在的范畴"。那为什么在哲学著作的现代翻译中非要用科学领域的"物质"二字呢？毛泽东的哲学名著《矛盾论》，不是通篇都使用"事物"二字吗？

这里再举一个例子：我在这里讲话，大家在听，听到之后会思考，思考之后会提出问题，接着再展开讨论。这其中的每一个环节，是不是都属于客观实在的范畴呢？如果只有物质二字才代表客观实在，那么我在这里讲课这一不可否认的客观事实就不是物质的了吗？

其实，我们并非不赞成还原论里使用"物质"这一概念，而是不要将近代还原科学中的概念，搬到非还原性科学范畴之外。否则，那就是还原科学观念的泛滥了，或者是现代人头脑的化学化了。

由此看来，还原论的价值在于，它使人们对微观世界的认识达到了非常高的层次。但是还原论也有其必然的局限性，它不是认识客观实在的唯一思想方法。因为它着重研究的是亚里士多德《形而上学》里提到的原质，而不是原形。它不去分析研究天、地、人是怎么来的，怎么变的，最终会到什么地方去。因此对于原形的研究，对于运动状态的研究，就成为它不可避免的局限性。所以还原论是研究事物形下特性，是不可或缺的研究方法。但是还原论不能解决事物形上特性的问题，就像还原论也不能解决原形的问题一样。

我们对中西医研究方法进行比较，首先要对欧洲文艺复兴以来的还原论思想方法，有一些基本的了解。因为西医生物医学的研究方法，基本运用了还原论的思想方法。

2. 生物医学研究方法

我们在中西医比较中所指的西医，主要是来自西方的生物医学。它的形成与发展，是以还原性的研究方法为依托的。牛顿是 16 世纪以来的近代科学之父，他在物理学上的成功逐步影响了物理学、化学的发展，促进了还原性研究方法的成熟。牛顿以后，第二次文化高峰迅速到来。随着物理学、化学研究的深入，相应的科学技术发展很快，人们普遍热衷于人造之器的研究开发，世界逐步走上重视人造之器的巅峰时代。西医的生物医学在还原性方法巅峰中，进入了快速成熟与发展阶段。

第一，生物医学研究方法的进步。

文艺复兴运动以来，有的人主张用物理学知识来解释医学问题。比如，波瑞利（1608—1679）在其《动物运动》一书中，以数学和机械学原理说明动物的运动。笛卡尔（1596—1650）在其《动物是机器》一书中，以机械定律解释生命现象。拉·美特利（1709—1751）在其《人是机器》一书中，力图用牛顿力学的原理来解释人的生命现象。他们虽然都不是专业从事医学研究的专业学者，却是文艺复兴运动以来走在还原论前沿的人物。其影响之广是可想而知的。

道尔顿之后，不少人主张用化学知识来解释医学问题。比如，巴拉赛尔苏斯（1493—1541）是其早期的代表。哈尔蒙特（1577—1643）是其奠基者，他首先反对盖伦的体液病理学，认为生理过程的本质是化学性的。杜布瓦（1614—1672）则认为，人的健康全赖于酸性和碱性两种体液，二者在人体内可以合成中性物质。化学的普遍应用，使得观察原质结构的层次越来越深。这种方法应用在医学上，在生物化学的认识上，近几十年以来发展很快，认识的视野也越来越大。在药物上，化学类药物几乎占据了西医临床的各个方面。

也有人主张用生物学的知识来解释医学问题。比如，魏尔肖（1821—1902）在细胞学的基础上，于1858年发展为细胞病理学，认为医学上关于人的病理学，就是细胞的病理学。科赫（1843—1910）在巴士德微生物学的基础上，发展为病原微生物学。他认为察明外来的病原微生物，就是在病理学上的最终解释。

在还原论的推动下，20世纪以来，西医学在生物物理学、生物化学、分子生物学等方面取得了显著的发展，与此同时出现了多种突破性的新技术。当代著名的英国科学技术史学家李约瑟在他的《中国科学技术史》中，在谈到西医的临床疗效与中国医学比较时说："西方医学在什么时候肯定无疑地超越中国医学的？我越思考这个问题，就越把时间往后移。我开始怀疑超越点是否真的会大大早于1900年，是否真会在1850年或1870年。""如果把治疗效果而不是诊断作为标准的话，我觉得西方的医学决定性地超越中国的医学是在1900年之前不久……到1800年，外科手术到病理解剖都已经大大领先于中国。"李约瑟的这段话说明了三个事实。其一，

1800 年以前中国医学的疗效肯定是世界第一，因为在此之前中医是世界上唯一成熟的传统医学，而且他已经说明世界上的西医疗效不如中医。其二，西医的疗效在 1870 年前后超越中国中医，主要是"病理解剖"，这是以物理学为基础的外科器械与外科手术治疗上的成功。其三，20 世纪 30 年代抗生素问世以来，才是以化学为基础的西医病理学、治疗学大体进步的时期。而这时期以后，也正是中医在中国走向下坡的时候。这是我们在中西医比较时，应当注意的事实和时间点。

第二，生物医学研究方法的局限性。

当代是还原论的高潮时代，同时也是还原论接近极限的时代。还原论在近代医学发展上的局限性，近代哲学家早就提出来了。黑格尔在其《美学》（第 1 卷第 156 页）中指出："割下来的手就失去了它独立的存在，就不像原来长在身体上时那样，它的灵性、运动、形状、颜色等都改变了，而且它就腐烂起来了，丧失它的整个存在了。只有作为机体的一部分，手才能获得它的地位。"同样的意思，《爱因斯坦文集》（第 1 卷第 518 页）中也曾经指出："如果人体的某一部分出了毛病，那么只有很好地了解整个复杂机体的人，才能医好它；在更复杂的情况下，只有这样的人才能正确地理解病因。"以上两位大学者的话，既是讲人身整体与局部之间关系的，也是讲还原论在人类医学研究上的局限性的。这就像两千多年前柏拉图在解剖台上解剖青蛙一样。在柏拉图身边，修理旧木桌的工人可以拆开、修理并重新组装为一张新木桌，而他却面对血肉模糊的青蛙尸体而一筹莫展。研究生物医学的西医专家可以将人体的器官、组织、细胞、分子一层层地深入还原，但至今不能用构成人的分子组合成细胞、组织、器官。因为生物医学研究的只是构成人的原质，它已经越来越远离了整体的、原形的人。而不论西医还是中医，医学研究的终极目的永远是服从于整体、原形之人的健康和长寿。所以在"整体大于部分之和"这一根本原理之下，西医生物医学的局限性是不可自我克服的。20 世纪后半叶西医生物医学的发展把还原论推向了极致，也不可避免的使生物医学沿着还原性方法论走到了尽头。

正是因为器的时代把西医生物医学推到了原质的角落里，所以在 20 世纪 70 年代才出现了恩格尔的生物—心理—社会医学模式。而恩格尔或许不会想到，他的这个反思后的初醒，传到中国的中医们耳里之后，我们却从中得到了进一步的启示：人类医学需要研究形下的人，更需要研究形上的人；需要还原性方法论，也需要系统性方法论；需要西医，当然也更需要中医。这些启示，正逐步改变着中医在中国境内的长期被动局面。

三、系统论与阴阳五行

1. 一般系统论原理

一般系统论如果说完全是从西方出现、形成和发展的，这是有一定道理的。因为近代社会上常说：在西方近代科学高度分化的基础上，逐渐出现了高度综合的趋势。但是从形下性科学与形上性哲学、科学角度上看，科学的高度分化与高度综合，本来是形下性科学与形上性哲学、科学缺一不可的数千年的历史常态。只不过西方近代科学高度分化的趋势比东方早了一些，所以需要高度综合的哲学、系统科学的互补也早了一些而已。从这一角度上说，不是近代科学高度分化的基础上才出现了高度综合的趋势，而是分化（析）与综合本来就是人类科学发展历史中的左手与右手。从大历史观上来看，本来就是不可或缺的历史性统一的发展关系。

还原论在 19 世纪到 20 世纪，对近代社会的繁荣发挥了很大作用。但到了 20 世纪中期，还原论碰到了自身的难题，这就是原形的研究与原质的研究相脱离、不平衡的问题。在西方面对还原性科学出现困惑的时候，中国的还原性科学发展还处于非常落后的阶段。而中国在拼命追赶西方的时候，正是西方还原论科学家发现自身存在问题的时候。这个时期，西方近代一些科学家认为，还原论远离了亚里士多德，科学家开始反思。所以系统论的提出是科学家反思的结果，这是西方对科学的又一大贡献。

第一，系统理论的产生与发展。

系统论最早的代表人物，是与罗素同一时代的剑桥大学的怀德海。怀德海曾经写过一本书叫《科学和近代世界》，站在哲学的角度对近代科学发展进行了反思。怀德海明确指出，机械论分析方法容易把人引入歧途，因此他提出了机体论，主张用机体论代替还原论。同一时期，德国科学家克勒，在心理学领域提出了"格式塔"之说。"格式塔"是心理学发展的基础，"格式塔"认为，心理学的研究对象，明显与物理学、化学的还原论思路不相融合。另外，美国的劳特卡从统计学的角度提出了整体和组织的概念。西方科学家在对还原性科学局限性的反思过程中，逐步走向了系统论。

在系统论方面有过重大贡献，记录在西方系统论发展里程碑上的是贝塔朗菲，因为在 20 世纪 40 年代他写了一本书，叫《一般系统论》。贝塔朗菲是美籍奥地利人，他原是一位懂得西医的生理学家，但他有一般人所不具备的敏感性。他提出的系统论，远远超出了生理学的范畴与规律。贝塔朗菲指出："系统问题实质上是科学中分析程序的局限性问题。"就是说，系统论是针对分析的局限性提出来的。正因为他是一个生理学家，在研究人的生理问题上才更有发言权，他看到了用物理学、化学方法把人作为一个机器去研究的时候，有许多问题并没有涉及，更没有解决。所以贝塔朗菲认为，生命机体的基本特征是组织，是组织之间的相互关系，组织机制使生命的整体呈现出不同于其部分的整体性，这种整体性是不可还原的，这种规律在非生命领域也是普遍的。用西方哲学的观念讲，人是天造的原形，这种整体性是不能用还原方法去解决的。尽管物理学、化学如此发达，但对于状态、信息却无法解释。这就像系统论不能解决化学问题一样，其实也是不同的研究对象选择了不同的研究方法。

贝塔朗菲认为，能够用还原方法研究的事物，其各个组成部分不存在相互作用，而在系统论中，构成系统的要素之间却是密切联系的，不可分割的。另外，还原方法研究的事物整体，各部分之间是线性的关系，这里整体是部分累加起来的和。这就是贝塔朗菲所说的还原与系统的区别。

系统论，强调的是联系、关系，强调的是事物的整体性。在系统论里，主要包括五方面基本原理：一是整体性原理，有别于还原论打开整体看局部。二是联系性原理，事物之间错综复杂的联系，即正反两方面的联系。三是有序性联系，是通过相互联系构成的整体关系。就像人的生命，是按照生、长、壮、老、已这种线性关系往前走。从横的角度讲，五藏和五藏之间的联系构成人的整体，在有序的相互联系下，才构成了生命的稳定性。四是稳定性，因为有这样复杂的联系，才构成了它的稳定。在讲系统论稳定性的时候，常常讲到这样一个例子，说的是运动场上的单杠，两边用四条绳索拉起来，从四个不同的方向拉直，才能保持它的稳定性。如果这四条绳索不是在相互联系基础上的有序，其中一条绳索失去作用，单杠就会倒下去。这也像人体一样，肝、心、脾、肺、肾、大肠、小肠、胆、三焦、胃、膀胱，各个藏府相互之间存在着错综复杂的关系，最后才构成了人身整体复杂的稳定性。这种思路用还原性思维是不容易理解的。五是整体最佳原理，这是对稳定性状态的进一步说明。整体最佳的状态就是稳态，指的是整体必须要有一个平衡点，这个平衡点就是稳态。对医学来说，人身整体的稳态就是健康。所以整体最佳原理，就是医学上的整体健康。整体的稳态，整体相互联系的有序化，正是系统论的主要内容。把一般系统理论与阴阳五行学说联系起来看，彼此之间的相似性便更容易为人们所理解了。

还原论的应用对象是原质，系统论的应用对象是信息。随着贝塔朗菲《一般系统论》的出现，还出现了两位很有影响力的人物，一位叫申农，一位叫维纳。申农写了《信息论》，维纳是控制论的创始人。其实系统论的研究对象就是信息。我们可以把信息理解为状态、现象及中医的证候，系统论的研究对象就是不断变化的状态与不断变化的现象。这种现象表现在过程之中，不是看它的片刻，重点是把现象看作一个前后联系的变化过程。就好像我们看电影，看的是一帧一帧连接起来的变化过程，而不是看其中的一个画面。这就是系统论研究的对象。

第二，系统理论的发展成熟阶段。

20 世纪 70 年代，英国科学家 P. 切克兰德全面地将系统理论推向了成熟发展的阶段。他在 20 世纪 70 至 80 年代的 10 年里，出版了十三种系统论研究著作，《系统论的思想与实践》是切克兰德与他的同事十多年间从事系统理论研究的全面总结。该书由左晓斯与史然于 1990 年翻译为中文。译者在翻译前言中指出：以贝塔朗菲为代表的一般系统理论自 20 世纪 40 年代以来，一直处于混乱与停滞状态。一个重要的原因是还原主义思想在每个受过西方文明教育的人的头脑中根深蒂固，未能摆脱笛卡尔还原主义的分析传统。切克兰德的成熟发展主要在四个方面：首先，发展了一种阐发详尽的系统观，即系统世界观；其次，在那个世界观的基础上，发展为实体问题情景中运用系统思想的方式；第三，在得经验、犯错误、学教训的同时，修正系统观及运用系统思想的方式；第四，对系统思想和系统实践间的相互作用进行反思，以得出承认未来理论从实践中获益和未来实践从理论中获益的结论。所以翻译前言中说：这是对以贝塔朗菲为代表的一般系统理论突破的关键性的大步，在系统论思想史上具有承前启后的巨大作用。尤其有趣的是，系统论与现象学、释经学……发生了广泛的联系，切克兰德对此进行了启发意义的总结。这种把系统理论与哲学联系起来的新见解，对于打开中医学术研究发展的新局面，是有重要启迪和创新意义的。

第三，中医与系统理论。

在对中医证候的理解上，变是状态的基本属性之一。中医面对的整体状态的人，他的脉、舌、色、证每时每刻都在变，生病过程中不断在变，正常状态中也在变。而变却是还原性科学不关注、不涉及的范畴，或者把变化忽略不计。但在系统科学里，时时刻刻都要关注对象的变化。在生物界，尤其是拥有新陈代谢与自我平衡机制的人，变化是非常显著的，单靠还原性科学去研究远远不够，这正是贝塔朗菲提出系统论的原因之一，也是切克兰德发展系统论的重要原因。中医认为绝不能忽略人生命过程中的证候演变，也不能用物理学、化学方法把人作为脱离整体的局部结构去研究。从这一角度上讲，中医应当是在一般系统论基础上形成的。至于阴阳五行学说与一般系统论出现的时间、区域上的差异，以及表达方式上的不同，并不影响其彼此在思想、原理上的同一性和客观性。

2. 中医的研究方法——阴阳五行

中医的阴阳五行，是世界上最早的，而且是生命科学领域运用最成功的一般系统论。西方的系统论，是在看到还原性研究方法的局限性之后形成的。中国的系统论或者中国的阴阳五行学说是在什么环境下形成的呢？

这里我们需要回顾一下中医对解剖的认识。在《黄帝内经》里，有九篇涉及人体形态、结构方面的内容，但是这些内容是不能与西医里的解剖学相比的。一方面十分表浅，如身体外观的眼、耳、鼻、舌，筋、骨、肌肉等，指的是部位，而非解剖学内容；另一方面十分粗糙，如肠有多长、胃纳谷几斗等，只是对一些器官的尸体观察，也算不得解剖。而且受孔夫子"身体发肤受诸父母，不可毁伤"的影响，对人体内部组织、结构的认识，也只局限于肉眼观察尸体的水平。所以这些算不得解剖的表浅、粗糙的记载，对于中医学的藏象、经络、四诊及内科、妇科、儿科疾病的辨证诊治，几乎没有直接关系。如果有人要问《黄帝内经》里为什么要保留这些表浅、粗糙的记载呢？我想应当有两方面理由。其一，这表明前人想知道人体形下性结构的愿望，因为缺乏精密的器具而只能停留在表浅、粗糙的水平上。其二，前人可以借此表浅、粗糙的认识，承载人们对人体复杂的形上性的认识，借以建构起人体系统的形上性知识的分类体系。就这两个方面相比较而言，后者是主要的、本质性的，与整个中医理论体系框架是完全一致的。

在同一时期的西方，同样由于时代的局限性，在没有 17 世纪以后的物理学、化学的前提下，西方在人体解剖学上也没有超过当时中国的水平。尽管那时候的西方也有四元素、五元素的提法，但是那只不过是对事物形下性探究的一些假设而已，完全不能与系统、完整的阴阳五行的方法学相比。这是世界上同一时期的其他国家、地区，不可能产生形上性中医学体系的真正原因。

西方解剖学的发展出现于十七八世纪，真正的大发展是 19 世纪以后的事情。解剖学的发展为西医奠定了方法学基础，随着化学方法在生物学领域的不断进步，使形下性的西医学在西方世界迅速走向了成熟。历史把形上性中医学的成功交给了中国，让中国率先产生了阴阳五行学说；历史又把形下性西医学的成功交给了西方，让西方率先产生了物理学、化学方法。是上帝的安排，还是历史的偶然，这都不是人们能够讲明白的。人们需要明白的是，以阴阳五行学说为代表的综合、系统方法，与以物理学、化学为代表的分析、还原方法，彼此是并行不悖的两种不同医学的研究方法。

四、还原论下不见人

还原论下不见人的问题，是从另一个角度与阴阳五行学说相比较的。我们这里集中讲两个观点：一是人的主体是原形的人而不是原质的人，二是还原论之下只看到原质的人而非原形的人。

1. 人的主体是原形之人

主体原本是一个哲学概念，这里将主体这一概念用到人身上，主要是相对于原质之人来强调原形之人的主导性的。也就是说，人的主体不是原质的人。之所以这样说，主要理由有两条：

其一，医学的主要对象和目的是为了整体的人、原形的人。中医是这样，西医也是这样。因为呈现在全部医学面前的人，都是在纵的方向上沿着生、长、壮、老、已这样五个阶段，走完人生全部历程的。每个人一生全部的历程，都是人原形的呈现。中医彻头彻尾、由始到终所关注的，就是原形之人在生、长、壮、老、已五个阶段上变化着的证候。而在五个阶段中主要集中在中间的长、壮、老三个阶段。长，是在婴儿与青少年时期；壮，是中壮年时期；老，是人生的晚年。所以我在讲到医学的临床作用时常说：在人的婴儿与青少年时期，维护其健康成长；中间阶段时，保护其精力旺盛；老年阶段时，帮助他延缓衰老、减少痛苦。这就是医学的全部目的，不论中医还是西医都是这样。

其二，虽然西医的医学目的与中医一样，但是西医的研究对象与中医则明显不同了。这是以往人们讨论中医与西医差别时，最容易被忽视的一个最为本质性的问题。西医的医学目的与中医一样，但是中医着重研究的是原形之人，西医的研究对象主要是原质之人。西医必须在拆开原形之人后，着重研究人体内部的解剖结构及其生理、生化功能。这就与中医研究上的对象，形成了互不交叉的重大差异，即原形与原质的区别。

2. 原质之人的局限性

西医生物医学的研究对象是组织、器官、分子、原子。从生命总体概念上讲，人体的组织、器官、分子、原子，都是生命的组成部分。但是，细胞的生命不等于人的生命，器官一离开人很快就会死掉。人身上的细胞离开了人体，就没有任何价值了，我们没有理由认为细胞的生命就是人的生命。生物大分子更是这样，而且它一旦分解为原子，则与生命便没有任何关系了。所以，尽管医学的目的都是为整体的人服务，但是中医与西医各自所研究的对象不同，于是各自服务于人的理论、技术、方式、行为则全然不同。如果把细胞的生命等同于人的生命，那就犯了一个常识性的错误。如果把主体的原形之人等同于原质之人，也是不可能的。王颖在其《从混沌到清晰》一书中说："中医所研究的那一半人要比西医所研究的那一半人要大，而且要大得多。"他说中医所研究的那一半人，就是原形的人。原形的人要大于原质的人，这是系统论的观点，也是亚里士多德所说的"原形决定原质"基本原理。

科学研究的任务，就是要揭示事物存在与事物发展的内在本质。用通俗的话来说，科学研究就是要透过事物外在的现象，认识其运动变化的因果关系，这种运动变化的因果关系，就是事物内在的本质。所以爱因斯坦有一句名言："因果论非存在不可。"在亚里士多德的《形而上学》里，因果关系是非常重要的一个组成部分。这里从亚里士多德"原形决定原质"和"整体大于部分之和"基本原理来看，整体的原形的人，毫无疑问大于器官、组织、细胞叠加的人。所以西医生物医学的局限性，在理论上是必然的、不可避免和自我克服的。

20世纪30年代，中国留学德国的哲学家罗志希根据西方哲学家的认识，在其《科学与玄学》一书中提出了一个颇有启迪的观点："近代科学是描写的。"所谓"描写的"，是说近代科学并没有研究对象内在因果关系，它只是将还原论方法所看到的对象自身的结构与功能，一一描写下来。而描写下来的，只不过是对象在下一个层次的还原。这就像把一台台显微镜下看到的，肉眼不曾看到的现象一项一项记录下来一样。因此罗志希说是"描写的"，而不是因果关系的揭示。其实"描写的"，也就是记录下来的。还原论以物理学、化学为依据，将整体一层层地拆开，一次次重叠、深入地记录了下来。这里的一层层拆开，靠的是物理学、化学的分析和还原；这里的一次次重叠、深入地记录，就是一次次的分析、还原基础下的归纳。但是分析—归纳，归根到底本质上还是经验的积累。它固然很准确，可以因此而制造出种种复杂、精密的人造之器，但是它永远不可能制造出生命来。西医固然可以借用它解释形下性的某些生命现象，但是因为它不可能制造出生命，因此必然存在着自身不可能克服的局限性。因为它不可能制造出生命，所以说"还原论下不见人"。

基于以上讨论，这里概括起来讲：中医研究的是原形之人，是状态；西医研究的是原质之人，是结构。在研究方法上，中医必然用系统方法，西医必然用还原方法。用综合或者系统方法研究状态而形成的医学，是形上医学，是中医；用分析或者还原方法研究结构而形成的医学是形下医学，是西医。两种医学体系的研究对象与研究方法，是不可交换、不可通约的。研究状态不会采取还原方法，研究结构也不会用综合方法；系统方法不能解决结构问题，还原方法同样不能解决状态问题。所以，形成了两个不同的医学科学体系，是人类医学过去、现在、未来的必然趋势。

五、重新认识阴阳五行

为什么要重新认识阴阳五行？是因为阴阳五行受到过前所未有的冲击与批判，渐渐被人们遗忘了。

岳美中先生是中国中医科学院的创始人之一。他曾经写信给邓小平，反映中医后继乏人的问题。邓小平批复后，中共中央针对中医后继乏人的问题于1978年颁发了56号文件，并于当年开始了中医研究生的培养。1974年，有一批人跳出来要否定中医的阴阳五行学说，岳美中先生冒着极大的风险，在《新医药学杂志》发表了题为《批判中医阴阳五行先要懂它》一篇文章。文中诙谐地说："要评判一个室内设施，如果只在门外看了一眼，或者走马观花看了一下就大加评论，室主不会折服，其他人也不会认同的。"

现在，社会上直接否定中医阴阳五行学说的说法虽然不多，但是在"中医现代化"口号的掩盖下，依然是对阴阳五行学说的否定。四十多年来学习和研究中医的经历，使我对中医基础理论的认识越来越深入，也越来越明确。今天完全有理由说：阴阳五行学说是世界上最早、最成功的一般系统理论。正是因为它是中医的方法论，才使中医学成为人类医学史上最早、最成功的，可与现代西医学相媲美的形上性医学科学。

第一，关于阴阳五行的争论。

20 世纪里，在中医阴阳五行学说的存废问题上，中国文化界和医学界曾有过多次讨论。而每次讨论的背后，都矗立着来自近代社会意识形态的"放之四海而皆准"的标杆。在全盘否定中国传统思想文化，尤其在否定《诗经》《尚书》《周易》，否定《老子》及一切儒家学说的氛围中，每一次讨论都是由一个预定在先的"废"字为主导的。所以，这就使每一次的所谓讨论，留下了每一次的遗憾。

20 世纪 30 年代，围绕东西方文化科学的关系问题，文化界曾出现过一场争论。争论的一方以张君劢为代表，另一方以丁文江为代表。这一场争论，后来被称之为"科学与玄学"之争。虽然历时不长，在国内外影响却很广。

科学与玄学的问题，其实是中国在近代文化整合（即"新文化运动"）中，一个至关重要甚至根本性问题。说到底，这是关系到传统与现代、东方与西方文化科学之间是并存还是敌对、相斥的问题，是关系到中国近代文化整合能否成功与国家命运前途连在一起的大问题。本来，玄学指的是"玄而又玄，众妙之门"的道、德、理、气、太极、阴阳之学。亦即关于万物生成、变化原理的形上性的大学问，是中国传统文化最重要的部分。遗憾和不幸的是，争论的"两方面说了许多玄学、科学，却始终不曾诠释玄学与科学之意义与范围"。最终在没有争论明白什么是科学、什么是玄学的情况下，徒留下"中学为体、西学为用""西学为体、中学为用"这样两个立场相反、含义不明的空洞"口号"。而且这两个"口号"曾多次沦为学术和政治上相互无情攻击、打击的棍子。

随着西学日昌，中学式微，"玄学"二字完完全全变成了贬义词。道、德、理、气、太极、阴阳之学，是中国传统的形上学代表，从此长期被包围在种种非议之中。在这期间，接受过西方文化科学知识的严复、章太炎、胡适、鲁迅、郭沫若等人，曾以个人对西方近代科学的感觉发表过许多对中医阴阳五行学说无端的批判。促使中医因为阴阳五行学说而戴上封建、迷信、落后、糟粕的帽子，并渐渐地演变为平民百姓的习惯与偏见。

同样在20世纪初期，医学界以余云岫为代表的一班人，痛诋阴阳五行、十二经脉、五藏六府之妄。并把矛头直指阴阳五行，认为"《灵枢》《素问》全书，其为推论之根据、演绎之纲领者，皆以阴阳五行为主。故阴阳五行之说破，而《灵枢》《素问》全书，几无尺寸完肤"。批评余云岫观点的杨则民，则以马克思主义哲学解释《黄帝内经》。他的《内经之哲学的检讨》，是第一部用唯物辩证法研究《黄帝内经》的力作。他认为阴阳是用以概括宇宙间相互对立的事物性质的，而非迷信的代名词。同时阴阳之间还有相消、相生、相互转化的关系。而五行之间有变动不居、矛盾破坏、彼此关联、对立、扬弃等五种含义，皆为辩证法之含义，征之自然与社会而可信者也。与其说杨则民是用唯物辩证法研究《黄帝内经》的第一人，不如说他是以近代社会意识形态中放之四海而皆准的主流标杆解释《黄帝内经》的第一人。20世纪50年代以后，杨则民的观点被新成立的中医院校中医基础理论教材广泛引用，发展为用意识形态主流标杆解释中医阴阳五行学说的权威蓝本。问题的核心不在于马克思主义哲学本身，而在于解释者的偏见。所以各版中医教材不可辩驳地在阴阳五行学说之前，冠上了"朴素唯物论""自发辩证思想"的定语。然而"朴素"与"自发"的字面含义，就包含着落后、过时、不成熟的意思。在此期间，很少有人越雷池半步，对于中医的阴阳五行学说中到底包罗了哪些方法论的内容，很少有人以马克思本人所倡导的实事求是的科学态度，去研究、去思考。

第二，中国是世界上最早的系统科学方法的创始者。

不过，历史对中医总是负责任的！当代国内外许多中医专业以外的知名人士，在中医方法论问题上，往往比业内人士显得更富有敏感性和大智慧。

18世纪，德国哲学家莱布尼茨关于数学二进制的发现，得益于他对《周易》的研究。他在写给德雷蒙的信中，高度颂扬了伏羲氏"不可思议的发现"，并激动地写道："我之不可思议地发现，即对于理解3000余年前中国最初的君主且为唯一的哲学家伏羲的古文字秘密的发现，对于中国人来说实在是可庆幸的事情，应该允许我加入中国国籍吧！"

美国数学家理·查德1956年提出模糊数学时，无疑受到了数学二进制的启示。追根寻源，模糊数学的原理也与中国的阴阳理论不谋而合。因为中医阴阳学说中，本来就包含着模糊数学的思想、方法及应用。

系统论产生的一个重要原因，从科学发展史的眼光来看，恰恰是近代分析性研究方法在科学技术领域的局限性。20世纪，系统论的创始人贝塔朗菲认为，为了理解一个整体或系统，不仅需要了解其各个部分，而且还要了解它们之间的关系。尤其是对于生命，除了某些单个的过程以外，有生命的系统不是处于真正的平衡态的封闭系统，而是处于稳态的开放系统。所以他在表述"最佳自稳态系统"时所画的模式图，与中医概括五行生克关系时常用的五角星样模式图惊人地相似。

当代"耗散结构理论"的创始人——比利时物理学家普利高津在总结其科学成就时指出：当代科学正经历着一场革命，人们注意的焦点正从"实体"转移到"关系""信息""时间"上来。他强调：中国传统的学术思想着重于研究整体性和自发性，研究协调和协同。现代科学的发展，更符合中国的哲学思想。我们正站在一个新的综合，新的自然观的起点上。也许我们最终有可能把强调定量描述的西方传统，和着眼于自发组织世界描述的中国传统结合起来。而这种"新的综合"的方法，与中国的阴阳五行学说惊人的一致；他所指的"自发的组织世界"，也莫过于与天地一样复杂的人。

美国学者 R. A. 尤利坦，在1975年《美国物理学杂志》上著文说："现代自然科学思想大厦不是西方的私产，也不是亚里士多德、欧几里得、哥白尼和牛顿的领地，这座满载盛誉的建筑物也属于老子、邹衍、沈括和朱熹。我们不能说明中国本土的科学倘若独立发展下来将会演化成什么样子。但是，我们可以说，当今科学发展的某些方向所显露出来的统一整体的世界观的特征，并非同中国传统无关。完整地理解宇宙有机体的统一性、自然性、有序性、和谐性和相关性，是中国自然哲学和科学千年探索的目标。"

美国物理学家,《转折点》一书的作者弗里乔夫·卡普拉说:"这种还原的态度根深蒂固地渗透到我们的文化之中,以至于经常被看作是科学的方法。其他的科学也接受了这种古典的物理学的力学观和还原论,把它看作是对实在的正确描述,并以此来改造自己的理论。"他认为,中国把身体作为一个不可分割的、各部分相互联系的系统的概念,显然比古典的笛卡尔模式更加接近现代系统方法。他好像是批评中国的中医研究人士,又好像是规劝和帮助中国人重树信念并指明方向。

控制论创始人之一,中国著名的钱学森教授多次说过:"人体科学一定要有系统观,而这就是中医的观点。"西医的思维方式是分析的、还原论的,中医的思维方式是系统论的;中医的思维方式更符合现代科学思维的发展方向。人体是一个开放的、复杂的巨系统,人体科学和医学研究都需要系统观点和系统方法,而这正是中医的思维方式。

中国社会科学院有名的哲学家刘长林在其《中国系统思维》一书中指出:"整个中国传统文化贯穿着统一的,与中医相一致的系统思想。"他还在一次学术会议上,认真地向我推荐荀子和管子的书,认为这些书对于了解中医的思维方式,理解中医的学术思想很有用处。

祝世纳在《中西医学差异与交融》一书中强调:"阴阳五行学说是中医系统思维的重要理论基础。阴阳五行学说可追溯到河图、洛书和周易,此后延续发展三千多年。中医在《黄帝内经》中就把阴阳五行学说系统地医学化而发展为中医的阴阳五行学说。"他认为用阴阳五行学说来研究和回答中医的问题,历史和现实都证明是正确的。

台湾东海大学邝芷人的《阴阳五行及其体系》一书,深入研究了阴阳五行学说的起源和《黄帝内经》的有关内容,分析了贝塔朗菲《一般系统论》的思想。他第一次明确提出"阴阳五行作为'一般系统理论'"的结论。

德国慕尼黑大学东亚文化研究所 M. 满晰博教授,是第一位严厉批评中国人背离阴阳五行学说的外国人。他指出:"本质和内在的不平衡,是两个医学体系在方法论上的差异,造成了中国对中医的歧视……一定的方法学和技术,需要一套与之相适合的常规标准。中国的科学特别是中医学，采用阴阳和五行作为常规标准来达到定性标准的单义性。中国科学家反对使用阴阳五行作为常规标准，正好像西方科学家禁止使用米制来表达定量陈述的单义性一样荒谬。"他还说："就医学而言，由于 19 世纪西方文明的冲击，在中国人心灵上造成的模糊和麻痹，直到今天仍未得到克服，连一些中国的医学家和政治家都没有认识到上述事实……都是按照这种外来的教条主义和不合理的前提，发表议论和行事。都认为西医是科学的，相反……没有对中医基本方法论和认识论进行研究。"因为他是一位有名的汉学家，所以说话、用词，都颇有中国语言特色。尤其他对"中国的医学家和政治家"的批评，讲得极为准确。连地地道道的中国人，也未必敢这样直率和实事求是。

我在《中医药走向世界的若干理论问题》一文曾经谈道："因为中医的研究对象涉及生物、心理、社会、自然诸方面，又具有整体性、非特异性、动态性、信息性等特点……就其研究方法而言……是直接运用哲学方法的同时（当然也包括形上学原理），着重运用了一般科学方法，即系统方法。"关于阴阳五行，当时是这样说的："中医的阴阳五行学说，是与全面概括自然界、人类社会、人的大脑思维一般规律的哲学方法，和包括控制论、系统论、信息论思想在内的系统方法，以及模糊数学、模糊识别等最新科学研究方法同轨的综合性研究方法。"我的这些说法，是在上述学者们的思想、观点基础上，结合《黄帝内经》的理论实际，总结概括出来的。

在我们为国内外知名学者的真知灼见感到欣慰的时候，M. 满晰博教授的批评又一次使我们得到提示：中国是世界上最早的系统科学方法论的创始者；中国的中医学是世界上运用系统科学方法论最早、最成功的学科。然而今天的中国人对阴阳五行学说的理解，实在太浅薄了。这是一个世纪以来，造成中医方法论断裂的症结所在。所以在中国，尤其在中国的中医界，虚心、认真、严肃、深入地重新认识阴阳五行，势在必行。否则，将因为我们的无知和愚昧，彻底毁掉中医。这一危机其实已经临头了。只要我们不掩耳盗铃、自欺欺人，相信不会将这一危机感视为危言耸听。

马克思在肯定两千多年前希腊文明时曾经说：它"仍然能够给我们以

艺术的享受，而且就某方面说，还是一种规范和高不可及的范本"。所以他反问道：为什么"在它发展最完美的地方，不该作为永不复返的阶段而显示出永久的魅力呢"？在提出要重新认识阴阳五行的时候，马克思的这些话，更值得中国人深思。

第七讲　中西医体系与概念属性之比较

前面两讲，我们讲了中西医研究对象和研究方法的比较。用一定的研究方法研究特定的研究对象所形成的概念范畴体系标志着一个新的学科形成。在研究对象和研究方法之间，研究对象决定了一个学科的本质属性。一个人从事学术研究，首先要从客观世界中选定自己所研究题目，接着再选择有效的方法来研究这个题目，然后把所获取的知识用语词所代表的概念、范畴记录下来并传播出去，这就表明一个新的学科从此形成了。把这一过程凝练地表达出来，就是学科定义的模式了。这就是用一定的研究方法研究特定的研究对象所形成的概念、范畴体系，就是一个特定的学科。或者也可以用这样一种格式表达：特定的学科 = 研究对象 + 研究方法 + 概念、范畴体系。在学科定义里，研究对象是定义里的定义，代表着一个学科关键的、不可动摇的本质特点。

譬如，以阴阳五行学说作为研究方法，研究中医特定的研究对象——证候或者原形的人，把所形成的概念、范畴体系写在《黄帝内经》里，这就标志着中医基础医学已经成熟了。西医学也是这样，用还原性研究方法或者用物理学、化学的研究方法，研究西医在器官、组织、细胞、分子水平上所形成的概念、范畴体系，就是西医的生物医学。这里在讲中西医基础医学之比较的时候，首先应该知道中医与西医在基础医学部分的知识体系，是由哪些核心元素构成的，是用什么样的模式来表达的。

一、中西医知识结构体系

1. 中医学知识结构体系

中医学是植根于中国传统文化之中的医学科学。从其知识结构的整体上看，中医学大体可以分为三个层次。

第一层次即文、史、哲，尤其是哲学。

就古今中外的哲学体系来讲，主要包括三个方面的内容：伦理学是哲学的用；知识论（包括认识论、方法论）是哲学的体；形上学是哲学的哲学，重点讨论哲学的最高、最普遍的原则。至于通常提到的哲学史，只是走进哲学殿堂的通识，或者哲学的入门，不代表哲学的体系。春秋时期流传下来现在还可以看到的有三种哲学书：《诗经》《尚书》和《周易》。《诗经》讲的是文学、艺术、诗歌，《尚书》记录了历史事实或历史变迁，《周易》应该是中国出现最早的哲学巨著。战国时期由于列强割据，没有人干涉知识分子的学术研究自由，所以形成了以思想解放为前提的"诸子蜂起、百家争鸣"的科学和文化发展的辉煌时期。那个时期与古希腊苏格拉底、柏拉图和亚里士多德的时期相似，政权不干预学术，学术发展很快，硕果累累。诸子百家里的以孔子、孟子为代表的儒家学说，规范了社会伦理与社会道德。从社会学的角度上讲，孔子、孟子的社会伦理已经像基因一样代代遗传，成为中华民族的道德规范。老子、庄子、墨子及儒家的荀子、管子、列子等，都在当时中国哲学的引领下，形成了不同的思想、不同的学说，成为国学与中国传统学问的重要内容。由于中医是植根于中华民族优秀文化之中的，这些哲学知识正是我们在学习中医的时候，甚至在学习中医之前就应该学习的。

我在《医理求真》一书的后面，附有《从国学看中医》一文，主要讨论了中国传统文化中文、史、哲，尤其是哲学与中医的关系。图7-1中，

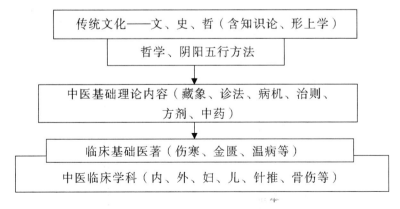

图7-1 中医学知识结构体系示意图

文、史、哲里的哲学，包括中国的伦理学，中西方的形上学、知识论，还有新兴的系统论。这些知识作为中医的基础，可以帮助大家对中医的阴阳五行学说理解得更清楚、更准确、更全面。阴阳五行学说是中医研究的具体方法论，虽然《黄帝内经》之前的著作中提到阴阳五行的人不少，但是只有《黄帝内经》把阴阳五行发展到成熟的方法论的高度。这一点很重要，是《黄帝内经》上升到成熟的医学科学水平的关键。我们知道，任何一个学科的发展都是随着方法论的发展而发展的。如果对中国传统的文、史、哲，以及东西方形上学和系统科学缺乏深刻的学习和领会，必然对中医的阴阳五行学说理解不准、认识不深。至今仍然有不少人回到《黄帝内经》之前，寻求中医阴阳五行学说的解释，那就是开历史的倒车了。20世纪，社会上曾经几度出现了废止阴阳五行学说的狂潮，如果我们自己没有坚实的哲学基础和哲学思维，就难免会跟随潮流狂呼乱叫的。人们常说，世界上胆子大的人有两种：一种是无知人胆大，一种是艺高人胆大。如果在中国传统知识的基础上，准确全面地理解了阴阳五行学说，就会大胆地站在维护中医的立场上，做好自己应该做的事情，而不会因为知识贫乏而随波逐流，自毁中医。

第二个层次是中医基础理论。

代表中医基础理论的，无疑是《黄帝内经》。据史书记载，与《黄帝内经》同一时期并存的还有《黄帝外经》《白氏内经》《白氏外经》《扁鹊内经》《扁鹊外经》和《旁篇》。但是，现在留存下来的也只有《黄帝内经》。为此，我们会不会感到遗憾呢？还有人怀疑《黄帝内经》是不是说得不全，会不会有错误？我以为，对此不必有什么顾虑。这种形式与《圣经》里《四部福音》的情况十分相似。据说在主耶稣受难的那个时代，在羊皮书上记录圣事的人很多，当时民间的福音书有上百种。后来教会的宗徒们在一起讨论，最后定下来至今通行的《四部福音》，认为《四部福音》的神学体系已经很完整了。因此对于《黄帝内经》，我们也应该持有同样态度。明代张景岳是分类研究整理《黄帝内经》的第一人，将《黄帝内经》分为十二类，分别为：摄生、阴阳、藏象、脉色、经络、标本、气味、论治、疾病、针刺、运气、会通。其中，阴阳五行为会通类之首。张景岳分类研究整理《黄帝内经》的贡献是完成了《黄帝内经》理论知识的系统化、体系化分类。这是中医基础理论发展史上朝着系统化、体系化发展的重大进步。

在张景岳十二项分类的基础上再加以梳理，中医基础可概括为自上而下依次联系的六个范畴。这依次联系的六个范畴是藏象、四诊、病机、治则、方剂、药物。先秦时期的《黄帝内经》，重点完善了藏象、四诊、病机、治则这四个范畴，以汉时的《伤寒杂病论》和《神农本草经》为代表，主要完善了方剂和药物这两个范畴。

第三个层次，是临床医学。

中医临床医学由两部分构成，一部分是临床基础医著，一部分是临床分科医著。临床基础医著，主要是四大经典里的《伤寒论》《金匮要略》和明清以来的温病学著作。作为中医临床学科的重点，我们首先要理解《伤寒论》《金匮要略》和温病学的重要性。因为中医研究的对象是整体层次上的机体反应状态，即证候。而中医最需要训练的是辨证论治的技能。所谓辨证论治，就是从证候出发，以《黄帝内经》藏象、四诊、病机、治则的理论为基础，运用阴阳五行学说及其哲学思维，把握证候在发生、发展、运动变化的过程中的病机，然后才能以病机为根据，完成疾病治疗中的立法、选方、用药。每一位医生能不能完整地把《黄帝内经》的理论、思想应用到临床之中，这是验证临床基础医著是否学好、用好的关键。掌握了中医辨证论治的基本技能，接下来内、外、妇、儿各科的临床治疗则一通百通。因为各科的临床思维方式都是与临床基础医著的思维方式完全一致的。《伤寒论》《金匮要略》和温病学著作，尤其是《伤寒论》出现之后到现在，经过将近两千年的时间检验，历代医家都把它奉为经典，证明它是学习中医必须首先学好的课程。我们在读《扁鹊传》的时候是否会问，扁鹊是妇科大夫，是儿科大夫，还是内科大夫？扁鹊到过不同的国度，碰到不同的病人。遇到妇科病比较多的时候他就看妇科，儿科病比较多的时候他就看儿科。你能说扁鹊是哪一门临床学科的专科大夫吗？所以一名中医，把作为临床技术层面的《伤寒论》《金匮要略》和温病学著作学好了，在临床各科遇到问题都会迎刃而解。临床基础医著，是上接《黄帝内经》，下连内、外、妇、儿各科的关键性的临床基础。

2. 西医学（生物医学）知识结构体系

我们通常讲的西医学，即来自西方的生物医学。西方的社会医学、心理医学起步较晚，而且与生物医学在基础理论上互不相融。社会医学与心理医学，并不是依靠物理学、化学而形成的，也不一定关注人体局部的结构与功能。我们在中西医比较中的西医，当然也指的是生物医学。这里讲西医学知识结构体系，大体也分为三个层次。

第一个层次是数学、物理学、化学。

数学是研究事物空间形式和数量关系的科学。它与人类文化、科学发展的历史同步，是推动文化、科学发展的基础科学之一。数学的门类、分支很多，其理论与方法应用于各种学科之中。总体上看，数学可分为模糊数学和精确数学两大类。美国数学家理·查德首先于 20 世纪 50 年代提出了模糊数学的概念。其实中国阴阳这一对范畴中，便含有模糊数学的思想与方法。中医学阴阳之间的消与长、缓与急、多与少、盛与衰、强与弱、虚与实、有余与不足、太过与不及等，都是模糊数学在中医中的体现。"模糊兮精确所倚，精确兮模糊所伏"。春秋秦汉时代中国模糊数学的思想与方法的领先发展，无疑为中医学的成熟产生了重要推动作用。而精确数学的发展，是西方近代的强项，也是近代生物医学在西方快速发展的基础和推动力。

物理学、化学的发展，是生物医学发展的钥匙和加速器。文艺复兴之前因为人类的物理学、化学还处于经验性的摸索阶段，不论西方的生物医学还是东方的生物医学，都处于茫茫黑暗之中。15 世纪文艺复兴以后，物理学、化学逐步成为西方的带头学科，于是 18 世纪以来西方的生物医学才得到了长足的发展。19 世纪中国专制王朝的衰落，严重影响了东西方文化的交流，使中国失去了向国外学习、引进生物医学的历史机遇。20 世纪后半叶，中国的生物医学才迎来了快速前进的良好时机。物理学、化学的发展是生物医学进步的方法论基础，无疑是世界范围内的共识，也使中国生物医学的进步与世界处于同步发展的时代。

由此可见，物理学、化学与精确数学，既是还原性科学研究方法论的基础，也是生物医学发展的方法论根据，当然也是西医生物医学知识结构体系发展的钥匙和加速器。

第二个层次是其基础理论部分。

西医基础理论包括人体解剖学、人体生理学、组织胚胎学、生物化学、免疫学、病原微生物学、病理学、药理学、诊断学、影像学等。这些生物医学基础理论学科，既是基于物理学、化学与数学发展而来的，也是指导生物医学的临床技术学科的基础理论学科。

西医这些学科与中医基础理论的藏象、四诊、病机、治则、方剂、药物相比，前者是相互平行的并列关系，后者是自上而下的指导关系。前者彼此间相对独立，后者的藏象是基础的基础、理论的理论，依次统摄着四诊、病机、治则、方剂、药物理论原则的延伸。这里讨论中西医基础理论体系上的比较，就是要多想一想中西医在各个环节上的不同。

第三个层次是其临床应用的技术学科部分。

西医临床技术学科包括内科学、外科学、儿科学、妇产科学、传染病学、骨伤科病学等，以及心血管、肿瘤等专病学科。

西医的临床学科之间，彼此的相对独立性比较强。西医临床内、外、儿、妇产、传染、骨伤各科之间，疾病分科界限明确，彼此之间的交叉相对比较少。通常情况下，从患者的年龄、性别、内感、外伤上，从发病、病种、诊断、治疗特点上，已经将彼此的区别划分得比较明确了。见图7-2。

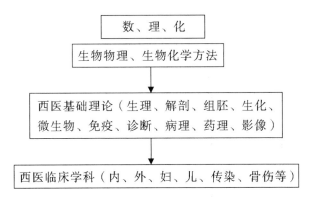

图7-2 西医生物医学知识结构体系示意图

中医的临床学科之间则不同，中医内、外、妇、儿，各科诊断治疗的全过程，都强调以藏象理论为根据的辨证论治。不论内、外、妇、儿各方面的各种疾病，最终的病机都要落实在共同的五藏六府、气血阴阳的消长变化上。所以从整体层次的辨证论治上讲，中医的内、外、妇、儿各科，本质上就是大内科整体辨证论治理论思维统摄下的临床分科。整体的辨证论治理论思维是本，内、外、妇、儿各科之间的具体差异是标。所以人们常说，一个熟练掌握辨证论治的大内科临床中医师，他同时就是一位兼通内、外、妇、儿各科的医师。即使像骨伤科、耳、鼻、喉、眼科这一类疾病，在需要配合内服中药以进行治疗时，也要依据五藏六府、气血阴阳的消长变化，从整体层次上采取辨证论治的原则选方用药。

基于上述，中西两种医学第一、第二层次上的知识结构明显不同，这就注定了第三层次上的临床技术结构体系也必然不同。从文字表面看，两者在临床技术结构上皆有内、外、妇、儿各科，但是这并不是分辨中西医两者同与不同的本质。两者第一、第二两个层次知识结构上的不同，才是本质性、决定性的。中西医知识结构体系的区别和临床技术分科的不同，彼此之间差异很大，完全不可同日而语。这是值得我们深入思考、铭记在心，任何时候都不容疏忽的原则问题。

二、具体概念与抽象概念

概念是反映事物本质属性和特征的逻辑形式，也是思维的细胞和构成判断、推理的基本要素。在客观世界中存在着许许多多的事物，它们都有许多性质，并与其他许多事物存在着各式各样的关系。这些性质和关系，都是事物存在的属性。由于诸多事物属性、特点的相同和不同，于是便形成了各种不同的类别。属性相同的事物形成一类，属性不同的事物形成了不同的类别。所以人们根据事物的相同和不同，抽象出反映事物本质和特征的各种各样的概念。

从人们的认知活动来看，感性认识是关于事物表象的认识，理性认识是关于事物本质的认识。人们的理性认识形成了概念，而概念又成了人们理性思维的细胞。随着概念的不断累积与丰富，人们理性思维的能力和理性认识的水平也不断提升，并由此推动哲学与科学的不断成熟与不断进步。为了规范人们的理性思维，以利于哲学与科学的不断成熟与不断进步，于是产生了哲学与科学的认识论与思维逻辑。

从人们的知识传播来看，由于概念是以语词来表达的，所以语词是表达概念的形式，概念是语词的知识内容。所以在哲学与科学知识的传播中，以准确的语词来准确地表达概念的内涵，就成为重要的逻辑原则。也就是说，用恰当的语词准确地表达概念，就成为人们认识客观事物、从事科学研究、进行知识传播中一项至关重要的前提性学术任务。这些前提性学术任务的实质，则是以准确的语词达到准确地表达概念的修辞逻辑。否则，因为由语词表达概念的不准确，就会使人们的一切学术活动陷于彻头彻尾的逻辑混乱之中。

从逻辑的角度来讲，人们在哲学与科学研究上，在哲学与科学知识的传播中，概念大体可以分为两类：一类是具体概念，也称为实体概念；另一类是抽象概念，也称类比概念、属性概念。在香港与台湾的中文逻辑文献里，抽象概念也往往称之为模拟概念。物理学、化学及以物理学、化学为带头科学的各个学科里，其基本概念多属于具体概念或者实体概念。哲学及以哲学为带头科学的各个学科里，其基本概念多是抽象概念，或者类比概念、属性概念、模拟概念。下面我们从具体概念、抽象概念和抽象概念的普遍性三个方面，做一些说明。

1. 关于具体概念

具体概念，也称实体概念，与抽象概念相对。是反映具体事物的概念，例如，珠穆朗玛峰、长江、动物、水果等。具体概念的外延是一个或者一类事物，例如，苹果、橘子、葡萄各是一个具体概念，而水果这一概念的外延包括苹果、橘子、葡萄等。具体概念一般用语言中的具体名词表达，不允许使用形容词。比如需要表达某一物体的结构、功能时，就必须使用名词，是就说是，非就说非。名词表达的是"是什么"，形容词讲出来的是"像什么"。倘若讲这一物体的结构、功能"像什么"，这就是概念表述的逻辑问题了。

这里讲到具体概念，顺便也说明一下抽象概念。抽象概念，亦称属性概念，或者类比概念、模拟概念，与具体概念相对。是以事物的某种属性为反映对象的概念，例如，善良、理性、矛盾、统一、相同、大于等。它反映的不是事物的本身，而是从事物或者诸多事物间抽象出来的某种属性以提供思考、交流的概念。抽象概念往往是以类比、模拟的语词，来说明事物的本质属性或特征的，所以这里的抽象、类比、模拟，或者可以用"像什么"来让人理解其属性、特征"是什么"。在哲学及以哲学为带头的各个学科里，抽象概念是表达事物属性、特征的最基本的概念。抽象概念，与中国文字学"六书"里的指事、会意、假借、转注有相近的意思。在无法直接使用名词以表达事物运动变化的属性、特征时，可以借以代名词、动词，以便从指事、会意、假借、转注或者类比的"像什么"中，达到对该事物属性、特征"是什么"的准确说明与理解。但是，抽象概念一般不宜直接使用夸张、溢美的形容词。

下面我们接着讲具体概念在科学领域中的广泛运用。应该说，在物理学、化学这一类研究物质实体的学科里，所运用的实验研究方法从属于由分析到归纳的方法论，以探求物质实体的形下性结构与功能"是什么"。所以凡是属于由分析到归纳的方法论所研究的领域或者学科中，表述其学科特点的概念基本是具体概念。

例如，人们通常所说的黄河、秦岭、泰山、华北平原、四川盆地、内蒙古草原、戈壁滩沙漠，眼前看到的松树、柏树、牡丹花、菊花、楼房、木屋、铁路、桥梁、汽车、火车、飞机、电车、书桌、椅子、电视机、手机，耳朵听到的鸟叫、雷鸣、歌声、笑语等，都是具体概念。

在物理学里，声学、光学、电学、磁学、热学、力学，以及声波、声速、声传输，光子、光年、光标、光量度、光合作用、光电效应、电子、电场、电压、电容、电阻、电路、电解、电子束、电力、电磁场、磁极、磁力、磁场、磁阻、磁波、磁力线、磁介质、热化、热压、热光、热阻、热波、热量、热切割、热介质、热平衡、热传导，力心、力场、力反馈、力常数、力能学、力三角形、力的合成、力的分解、力的守恒定律等，皆是具体概念。

在化学里，化合物、化合价、化合量、化合能、化学键、化学符号、化学合成、化学分解、化学分化、化学反应、化学分析、化学计量、化学平衡、化学向性、化学阻力、化学侵蚀、化学烧伤、生物化学、化学医学、化学疗法、化学感觉、化学工程、化学反应式、化学方程式、化学沉淀物、化学提取物、化学抑制剂、化学感受器、化学动力学、化学热力学、化学结晶学、化学冶金学等，也尽是具体概念。

综上所举，人们通常眼见、耳闻的事物反映在头脑里的概念，以及物理学、化学里的概念，都是用名词所表达的具体概念或者实体概念。人类的近代，是以物理学、化学为带头科学的诸多分支学科不断涌现的科学技术时代，所以实体概念是这一时代的人们最熟悉的概念。相形之下，抽象概念在近代许多人的视野与思维里，则显得有些疏远了。

2. 关于抽象概念

世界上万事万物的运动变化间，总是相互联系、相互作用着的。抽象概念是综合地观察诸多相关事物、现象的运动变化的实践中，抽象出诸多相关事物、现象共同的属性或特征，进而借概念的形式将其共同的属性或特征明确固定下来。世界上某一事物的运动变化，也总是在"多因素相关"的环境、条件中存在的。对某一具体事物在"多因素相关"的前提中进行综合的观察，进而在理性思维中演绎、抽象出该事物本质属性和特点的概念，也是抽象概念。如上所述，对于运动变化的原形进行研究，看到的都是种种原形的运动、发展、变化着的状态和现象。在研究原形的存在状态、现象的领域，反映原形本质属性、特点的概念，都是抽象概念。

可以说，在文、史、哲及文、史、哲体系内的各门学科里，抽象概念是普遍存在的，而且是必须存在的。文艺复兴以来的近代，研究原质结构、功能的自然科学高速发展，形成了人类前所未有的物质文明与经济繁荣。然而人类空前物质文明与经济繁荣，与两千多年来文学、史学、哲学及其体系下相关科学的繁荣并不矛盾。只是陷于近代科学主义又同时存在哲学贫困的一部分人，才对抽象概念表现出一些茫然或错觉，甚至认为抽象的知识缺乏量化而欲将抽象概念改为具体概念。

这里我们先以道、德、气为例，对抽象概念做一些进一步的说明。

道的原意，就是路。道与路意思相同，本来都是具体概念。一条路走的人多了，就成为众人共同行走的道。于是便逐步成为众人做人和行事的规律、法则、原理。这时的道，就在人们的会意、转注之中，变成了文、史、哲领域里一个表征万事万物生存、发展、运动、变化的抽象概念了。它不再是原来意义的路，而是万事万物内在的规律、法则、原理，被人们抽象为至大无外、至小无内、无所不包、至高无上的道。

古时候的德字，与得字相通。得本来的含义，就是得到了的意思。《道德经》之后，从此规范为德。德与道相比，德是人所感到的道，是人们追随道的体验与感悟，却不是全部的道。德也是一个抽象概念，本质上也是道，只不过是人所感悟到的那一小部分道而已。万事万物内在的至高无上的全部大道，不是人类所能够完全体验与感悟的。于是在道的基础上不断体验和实践，形成了一种事物、一个学科所遵循的规律、法则、原理，形成了自然、社会、思维及文学、史学、哲学领域里的道。在这些领域里的道，其实都是德，都是人对道的体验与感悟的结晶。所以《道德经》开篇第一句明确告诉人们："道可道，非常道；名可名，非常名。"可见第一句以后所讲到的，其实都是德。所以《道德经》以德面世，向人们开启了广阔无边的道的领域。从概念的意义上看，道这一概念在至大无外、至小无内的认知领域里，是最大、最根本的抽象概念了。

气是一个具体概念，但在文、史、哲领域，则多是抽象概念。中国前人看到的云、雾、气时聚时散，聚散无常，由此抽象为万事万物有无相生、聚散无常的生存、发展、运动、变化的概念。庄子"人之生，气之聚也，聚则为生，散则为死""通天下一气耳"，是从气的有无相生、聚散无常讲的，佛学中"色不异空、空不异色，色即是空，空即是色，受想行识，亦复如是"，也与气的有无相生、聚散无常同理。宋明理气学说中的理与气，也讲的是事物有无相生、聚散无常的道理。所以气、道和德，实质上皆是一个意义相通的最大、最根本的抽象概念，只不过彼此的用字不同而已。

在《黄帝内经》，"道"字先后出现过287处，"德"字先后出现过64处，"气"字先后出现过3054处。如果按照德是人所感悟到的道，那么气则是道在具体学科里的体现。所以气与道、德一样，都是哲学体系中的具体学科的最大、最根本的抽象概念。

3. 关于抽象概念的普遍性

以下从三种哲学辞书和亚里士多德《形而上学》中文讲稿里，随机列举一部分抽象概念的例子，以说明抽象概念的普遍性。

其一，这里从生活·读书·新知三联书店出版的《简明哲学词典》第二画目录中按顺序抄来的抽象概念是：二元论、二律背反、人本主义、人民民主、人格主义、人道主义、人类中心说、十二月党人、十八世纪法国唯心主义。从第四画目录中按顺序抄来的抽象概念是：不可知论、中介、中世纪实在论、中世纪哲学、中国哲学、内容、形式、公设、分析与综合、反映论、反思、天赋观念、天体演化、幻想、心理、文化、文化革命、方法、方法论、氏族、氏族社会、父权制。从第六画目录中按顺序抄来的抽象概念是：先天、先验与超验、先验唯心主义、共相、共产主义、决定论、合法马克思主义、同一性、因果性、因素论、地理政治论、地理环境、多元论、存在、宇宙、有限、有评论、泛心论、泛神论、泛理论、百科全书派、自生性、自由和必然性、自在之物和为我之物、自己运动、自然主义、自然界、自然科学的唯物主义、自然种论、自然历史的唯物主义、自然辩证法、自发性与自觉性、自发的唯物主义、行为主义。《简明哲学词典》中往后笔画的名词这里一并从略。

其二，这里从台北水手读书出版事业有限公司出版的《中国哲学辞典》第三画目录中按顺序抄来的抽象概念是：士、才、亡天下、小人、小康、小国寡氏、大心、大理、大丈夫、大一统、大学之道、大义灭亲、三才、三至、三世、三事、三表、三从、三纲、三不去、三达德、三年之丧、三教合一、三代与汉唐。从第五画目录中按顺序抄来的抽象概念是：生生、生死观、生之谓性、民主、民本、民族思想、四端、四维、四德、玄、玄学、正心、正名、正统、以吏为师、平等、仙、白马论。从第七画目录中按顺序抄来的抽象概念是：兵、均、志、忍、孝、孝治、赤子、坐忘、足欲、改过、更换、克己、臣道、君道、君臣、君子、君子不器、良心、良知、良贵、宋学、言默、言意之辨、形而上学、形上与形下、形与神、形与气、攻乎异端、见闻之知。《中国哲学辞典》中往后笔画的名词这里一并从略。

其三，这里从台北科学与文化月刊杂志社出版的《哲学大辞书》第八画目录中按顺序抄来的抽象概念是：事实、两汉哲学、两仪、具体、函数、卦、卦象、命、命运、和、坤、宗风、宗密、宗教、宗教哲学、定、定言命令、定言论证、定义、尚志、尚贤、幸福、忠、性、性向、性命、性宗、性即理、性善论、性恶论、所知障、抽象作用、明明德、明智、明显性、易、易学系统、东林学派、河图、治国、法、法言、法身、法治、法律哲学、法界缘起、法家、法眼宗、泛生机论、物化、物自身、物质、物理、直、直观、知、知行合一、知识论、知言、知命、知性、空、空观、金刚界、金刚智、非攻、非物。《哲学大辞书》其他笔画的名词这里也一并从略。

其四，我们从台北商务出版印书馆出版的曾仰如先生的《形上学》讲稿中，举出亚里士多德原著《形而上学》里一些常见的哲学基本概念，以进一步说明抽象概念的普遍性。为了便于对西方哲学中抽象概念的理解，这里依曾氏讲稿原意对相关概念进行一些简要的解释。曾仰如先生在其《形上学》导论的第一段里指出："形上学是一切学问的基础。学问之巩固性、普遍有效性、合理性及确实性全基于形上学。是以形上学一被忽略、藐视，学术的进步及真理的揭发就无形中大受阻碍。人类的推理能力也普遍趋于薄弱，知识界也将变得混乱不堪，各学科所研究的对象、范围也认识不清，因而在学术界里常有越俎代庖之事的发生。"从这些最基本的概念里，或者也可以让人们感受到《形而上学》为什么是"哲学的皇冠"，以及它在哲学体系中的重要地位和价值。

4. 类比词常常用作抽象概念

类比词即类比概念。对各物所表示的意思不是完全相同，也不是完全不同；它所指的意思对各物一部分是相同的，另一部分是不同的。以下举例，皆是类比概念，亦即抽象概念：

人——理性动物。指有生命、有感觉、有理性的物质自力体。

动物——有生命、有感觉的物质自力体。

植物——有生命的物质自力体。

生命——变易之物，即是生命。

宇宙——天地万物的总称。包括一切空间与时间，四方上下谓之宇，古往今来谓之宙。

存有——亦称万有或有，指"宇宙间的一切存在物"，即一切客观实在，是形上学研究的对象。包括现实的、潜能的，原形的、原质的，存在的、本质的，自立体的、依附体的，有生命的、无生命的，有限的、无限的，感官的、思想的，物质的、非物质的……

形上学——"形上学"三字根据《周易》"形而上者谓之道，形而下者谓之器"而来。根据亚里士多德《第一哲学》译为中文时，取名为《形而上学》，也称《形而上学》。《形而上学》是论"存有"的专著，简称为论"有"之学。"它所讨论的是所有物的共同点及其共同点所拥有的特性，即亚里士多德所说的'论万有之有及其特性之学'，常被称之为'哲学的哲学'"。

形上学的意义——形上学所研究的对象是最普遍的、最共通的，故形上学所得到的结论是最基本的，也是最重要的，是其他一切学问的基础。其他学问都要借形上学的原理作为研究的出发点。故形上学有如建筑物的地基，建筑物之巩固与否多半以地基之巩固性为衡量。是以其他学问之有效性、合理性及确实性，全基于形上学所研究的原理，这是事实。

原理——即源头或根由的意思，其真正的定义为：任何物不管在什么方式或情形下从斯而来者也，或一些其他物首先从它而来、而有、而认识。

第一原理——第一原理也称自明原理，包括矛盾律、同一律、排中律三个逻辑原则，是世界上所有人类的一切思考的原始基础。矛盾律："有"不能同时及在同一观点下看成"非有"，"是"不能是"不是"。同一律："有"就是"有"，"是"即等于"是"。排中律：一个东西只能是实有与虚无，二者中必居其一，没有第三个可能性。这三个逻辑原则，是一说就明白而无须证明的自明原理，也可以称之为逻辑定律。他不仅是所有学问的基础，而且人类的语言是否有意义，人类的思考是否可能，全依赖这些原理。

因果律——即"有果必有因"，也是一说就明白而无须证明的自明原理或逻辑定律。因果律是形上学研究的对象，不论从果求因，还是从因求果，一切学问皆以因果律为基础。谈学问而不懂因果律，或者对此定律的性质、有效性不加以研究与讨论，那简直是纸上谈兵或不着边际。除了纯粹的数理学之外，因果律一被否定或推翻，一切学问都无法有任何结论。

因——对于一事一物的发生或变化据有实际影响的根由。主要包括质料因、形式因、动力因、工具因、模型因、目的因。

真理——名实相符之谓真理。定义里的"名"，指物在理智内的替身，即观念；定义里的"实"，指观念所代替的对象，即物本身，实体物。有本体真理（实与名相符）、论理真理（名与实相符）、伦理真理（心口合一）三种。

善——一切物之所欲者。有本体善（物之内在组织或本性）、物理善（各物性所要求的自体方面的成全）、伦理善（指那些符合伦理律法则所要求的善）。

美——悦目者也谓之美。有依附体美、自立体美，自然美、人造美，精神美、感觉美等分别。

现实与潜能——现实表示动作、行为，或指动作的终点，事情的完成；即表示日前的实有。潜能表示能够变为事实，能够实现的，但目前尚未实现，尚未成为事实。

原形与原质——原形是原质的第一现实与原质一起构成物之本质。原形使原质成为定形或趋向完成，是物的类别的决定因素；物之为此种物或另一种物是为原形来决定的。原质是物之所以来由的基本及第一自立体；不是任何物，也不是任何的依附体或质量，且没有固定的物形。

存在与本质——存在是一种物因之而具体存在的现实，指事物的客观实在性（亚氏）。本质是物之所以是该物而别于他物之理，或者决定一物属于其一种或其一类的因素。

自立体与依附体——自立体是不必依赖他物而存在，且他物存在于其上，或者能独立存在及不必仰赖他物而存在之物，是形上学研究的主体。依附体是自己不能独立存在，必须依符他物之上才能存在。

变动——从潜能到现实的过程。

5. 感谢两千多年来第一次东西方哲学比较大师

以上所列举的三种哲学辞书和《形上学》讲稿里，《简明哲学辞典》是从苏联翻译而来的，另外三种皆是台北出版的中文繁体字著作。其中，韦政通先生的《中国哲学辞典》，是我读到的当代最好的中国哲学辞书。曾仰如先生的《形上学》和邬昆如先生的同名著作是带领我真正读懂亚里士多德《形而上学》最好的入门向导。罗光先生、李震先生领头主编和发行的《哲学大辞书》，当属两千多年以来由中国人诠释、汇通东西方哲学的第一套大型中文哲学辞书。而罗光先生的《中外历史哲学之比较研究》和李震先生的《中外形上学之比较研究》，可谓两千多年来世界上由中国人比较研究中外历史、哲学、形上学的中文翘首之作。

人常说：语词是概念的载体，概念是思维的细胞。所以，东西方哲学比较研究，始于从语词到概念、从文字到翻译的深入而又艰巨的比较研究。而这种深入又艰巨的比较研究，只有罗光、李震、曾仰如、邬昆如先生这样的汇通东西方哲学的真正哲学大师，才是世界上东西方哲学比较、交流、互补、发展的真正奠基者。而奠基的意义，首先是从语词到概念、从文字到翻译的比较研究。长期以来，未能登堂入室地深入学习、研究中国传统哲学的一些西方学者，常常以为中国传统哲学里没有知识论、逻辑学和形上学这些内容，这当然是一种极大的误会。中国哲学界固然缺少苏格拉底、柏拉图、亚里士多德那样在逻辑学、知识论、形上学有突出贡献的哲学大师，但不能不看到庄子、惠施、邓析子、荀子、公孙龙子、墨子。也许像一些哲学家所说的那样，中国的逻辑学、知识论、形上学往往是散见于、隐含于中国的传统哲学之中的。深入地读过罗光、李震、曾仰如、邬昆如诸先生的著作，当会对此有深刻的感受。如果中国传统哲学家的头脑里没有知识论、逻辑学、形上学的思想，就不可能产生群经之首的《周易》，不可能产生以《道德经》《论语》为代表的自然伦理学、社会伦理学，也不可能将佛学的生命伦理学融入中国哲学之中。

我们在前面多次讲过，中医是哲学体系下的医学科学。今天在这里尤其要对学习"中西医比较"的浸会大学、香港大学、中文大学的中医同学们说一句：希望有机会好好读一读罗光、李震、曾仰如、邬昆如等大师的著作。他们与我们生活在同一个时代里，是我们千载难逢的学习东西方哲学的好老师。他们作为两千多年以来东西方哲学、形上学比较研究的带头人，不仅为中国传统哲学的复兴打下了基础，更为中医学的复兴铺平了道路。大家应当懂得，我们与两千多年来第一次中外哲学、形上学比较研究的带头人相逢，是多么幸运，是多么难得呀！

东西方哲学比较研究需要有从语词到概念和从文字到翻译的基本功，中医学的继承与发展同样需要有从语词到概念、从文字到翻译这种基本功。近代中国人背离、歧视自己传统文化、哲学的恶习，给当代人从语词到概念、从文字到翻译及学习、继承、发展中医学，带来了极大的困难和干扰。当代一些人只重视中医名词术语的文字学诠释，却忽视了这些名词术语作为中医学特定概念所承载的来自哲学体系的特定内涵。当代中医学在西医化中严重衰落的根本原因，是我们把具体概念与抽象概念的逻辑关系混淆了。具体而言，是我们用近代物理学、化学体系下西医基础理论里的具体概念，来替换哲学体系下中医基础理论的抽象概念而造成的结果。构成中医基础理论的概念内涵被人为地偷换掉了，建立在哲学体系下的中医学，也就随之而寿终正寝了。

常常听到人们说：中医忘记了自我。这话说得实在太笼统、太模糊了。中医忘记了自我的关键，是模糊了中医既有的概念内涵，或者是中医的概念内涵人为地换上了西医的内容。我们接着要讲中西医概念的比较，就是为了防止模糊了中医既有的概念内涵而造成的中医忘记了自我的现象；就是为了防止把中医的概念内涵换上了西医的内容。前面讨论了具体概念与抽象概念之后，将进入中西医基本概念范围进一步做一些对照比较。

三、中西两种医学概念属性的比较

1. 具体概念与西医

西医是近代物理学、化学体系内的医学科学。近代物理学、化学的研究对象，是物质世界的原质在结构与功能上的规律及特点；近代物理学、化学的研究方法是还原性方法，亦即逻辑学讲的由分析到归纳的研究方法。所以按照前面所讲的概念属性，西医基础理论中的概念则主要是具体概念。具体概念，也就是实体概念，是回答人身整体水平以下的实体结构与功能"是什么"的概念。

表达西医生理学和解剖学中的骨骼、肌肉、组织、器官、神经、体液、消化、循环、泌尿、生殖、内分泌、免疫、细胞、分子等是具体概念。

骨骼里的椎骨、胸骨、肋骨、脑颅骨、面颅骨、上肢骨、下肢骨等是具体概念。

肌肉里的斜方肌、背阔肌、菱形肌、竖脊肌、颈肌、胸肌、膈肌、腹肌、头肌、面肌、咀嚼肌、上肢肌、下肢肌等是具体概念。

消化系统的口腔、咽、食道、胃、小肠、大肠、直肠、肛管、胰、肝等；呼吸系统的鼻、咽与喉、气管与支气管、肺、胸膜、肺膜、纵膈等是具体概念。

表达医学生物化学中的蛋白质、酶、核酸、糖代谢、三羧酸、三酰甘油、脂蛋白、多糖复合物、氨基酸、核苷酸、基因、水盐、酸、碱、钙、磷、维生素等是具体概念。

致病因子里的病毒、细菌、立克次体等是具体概念。

病理解剖中的萎缩、坏死、淤血、血栓、梗死、炎症是具体概念。

疾病中的上皮细胞瘤、间叶组织瘤、急性风湿性心脏病、动脉粥样硬化症、高血压病、大叶性肺炎、间质性肺炎、肝硬化、十二指肠溃疡、肾小球肾炎、肺结核病、麻风病、伤寒、细菌性痢疾、流行性乙型脑炎、流行性出血热、克山病、大骨节病等，都是具体概念。

尽管这里仅是简单、随机性的举例，但是已足以看出表达这些具体概念的，无一不是具体的名词，而且没有一例是用假借、转注、会意的文字或语词，更没有使用形容词来表达的。

2. 模拟概念与中医

中医是哲学（系统科学）体系内的医学科学。哲学（系统科学）的研究对象是原生态事物的原形在运动变化着的现象、信息、状态上的规律及特点；哲学（系统科学）的研究方法是系统性方法，亦即逻辑学讲的由综合到演绎的研究方法。所以按照前面所讲的概念属性，中医基础理论中的概念，则主要是抽象概念。抽象概念，也就是属性概念、类比概念、模拟概念，是回答人的生命在整体水平上的证候及其运动变化的规律、特点"像什么"的概念。

曾经有人对我说：抽象概念真抽象，真让人感到难以理解。这里我想举一个例子。中国的农历年以后，人们逐步看到冰河解冻了、土地松软了、小草破土了、螫虫出动了、树叶发芽了、满山变绿了、耕牛下地了、燕子筑巢了、阳光暖和了、衣服要减了……这时候，你自然会感觉到"春天来了"。"春天"这个词，就是一个抽象概念，是我们从上面提到的多个"了"之中抽象出来的一个概念。其实"春天"这一抽象概念的产生，比上面提到的多个"了"还要多得多，甚至可以说多得不可计数。自从有文字以来，这一抽象概念伴随人们已经几千年了。往更远一些说，在文字出现之前，人类的祖先早就感觉到"春天"了，只不过那时候人类还没有"春天"这两个字而已。所以我要问，你觉得"春天"这一概念真抽象了吗？是不是因为我们头脑里早就装满了西医的具体概念，才感到中医的概念难理解了呢？这两个问题，各位同学们自己想一想。难道抽象概念与我们距离很远吗？

第一，中医最基本的抽象概念之说明。

为了讨论的方便，这里举中医基础理论中最基本的也是最重要的抽象概念，简要地做一些说明。

藏象——是以内在的器官为依托，以五行配五藏的框架为基础，以人体气血阴阳消长变化的分类与相互关系为核心，以生命过程中表现在整体层次上的证候运动变化为根据，而形成的中医学藏象信息系统模型。

这一句话进一步的含义是，当年人们对藏于体内的器官尽管有一些直观的了解，但是当年的人们并不懂得今天西医的解剖、生理意义上的结构与功能。于是在天、地、人、我相互关联的生命整体性的哲学原则之下，在以感官长期观察生命整体层次上的证候及其演变的过程中，以哲学阴阳五行的框架为指导，把与人体气血阴阳分类变化相关的数十种主要因素加以综合，形成了相互在生、克、乘、侮的关系中紧密联系的中医学藏象信息系统模型。

经络——是以藏象理论中气血阴阳的消长变化为要领，以临床针灸补泻的有效穴位为基础，进而演变为人身体表的针灸补泻联系网络模型。

这里的经络网络模型与中医学藏象理论模型，完全不同于西医的实体结构，这是中西医在基础理论上的根本区别。中医是抽象的，它讲的是属性、关系、联系，而人是具体的实体；西医是具体或实体的结构与功能，与表达属性、关系、联系的网络模型和理论模型完全不同。所以相互不可混淆，也不可代替。

病机——疾病过程中证候的进退变化，反映着藏象稳态系统的失调。中医师运用由综合到演绎的哲学思维，对藏象稳态系统失调后的寒热虚实表里阴阳关系所做的概括，为病机。

证候——证候是通过望、闻、问、切四诊所获知的，人的生命过程中表现在整体层次上的机体反应状态及其运动变化。

健康的人有健康的证候反映，生病的人有生病后的证候反映。中医学研究的人是整体证候的人，所以整体证候的人是中医学研究的对象。中医学所称的证候，在哲学里称之为现象，彼此名异而实同。故哲学的研究方法与中医学的研究方法，自然都是由综合到演绎的逻辑思维方法。

第二，中医学体系中抽象概念的普遍性。

以上只是举例说明了中医学体系中最基本的几个范畴的抽象性。而当进入藏象、经络、四诊、病因、病机、诊法、治则等范畴之后，抽象概念无处不在。准确地说，中医学体系框架就是由抽象概念搭建起来的。以下举一些例子加以说明：

在藏象中，君主之官的心、将军之官的肝、相傅之官的肺、作强之官的肾、仓廪之官的脾胃、受盛之官的小肠、州都之官的膀胱……

在脉诊中，举之有余、按之不足的浮脉，往来流利、如珠走盘的滑脉，端直以长、引绳转索的弦脉，举之无力、按之中空的虚脉，浮大中空、如按葱管的芤脉，波涛汹涌、来盛而去衰的洪脉，浮而搏指、如按鼓皮的革脉……

在病因中，外因方面善行而数变的风、炎上的火、润下的湿、收引的寒、肃杀的燥、湿热相兼的暑，内因方面怒则气上、喜则气缓、悲则气消、恐则气下、惊则气乱、思则气结……

在病机中，肝阳上亢、肾阴不足、心火偏旺、肺气不宣、脾不健运、营卫不和、枢机不利、阳明热盛、太阴中风、阳虚外感、阴盛阳微、上厥下竭、阴阳来复、寒热错杂……

在治则中，调和营卫、发汗解表、宣散表湿、疏利枢机、清宣郁热、清利湿热、宣畅气机、攻下腑实、急下存阴、和胃健脾、平肝熄风、通阳利水、回阳救逆、行气活血……

在方剂中，大、小、缓、急、奇、偶、复七方，以及汗、吐、下、和、温、清、消、补八法……

在药物中，寒、热、温、凉四气，酸、苦、甘、辛、咸五味，以及升、降、浮、沉，归经、功效……

以上所举中，无一不是抽象概念，而且都是西医理论体系中不会见到的概念。

第三，抽象的藏象信息系统模型。

中医学基础理论中最令人难以理解与把握的，是藏象信息系统模型。这里用依托、基础、核心、根据、模型五个方面，对高度复杂、抽象的藏象信息系统模型进行一些说明。

前面提到，藏象"是以内在的器官为依托，以五行配五藏的框架为基础，以人体气血阴阳消长变化的分类与相互关系为核心，以生命过程中表现在整体层次上证候的运动变化为根据而形成的中医学藏象信息系统模型"。这一段表述中的依托、根据、基础、核心、信息系统模型五个方面，倘若人们在其中某一个方面把握不准，都会对整个中医藏象理论模型产生重大的，甚至颠覆性的误解。

其一，"以内在的藏府为依托"的器官，是当年人们依稀可见的具体、实体之物。

但是，那时人们面对依稀可见的器官组织，却无法对其深层的结构与功能进行探察。因此《黄帝内经》不得不将这些依稀可见实体之物作为一种"依托"，借此另辟蹊径以寻求对人体器官的认识与解释。另辟蹊径的第一步，则是超越依稀可见的实体之物，转向支配其存在的关系、原因、联系上来。

其二，那时人们切实可见的，是"生命过程中表现在整体层次上的机体反应状态"，即"证候"。生病的人有证候可见，健康的人当然也有证候可见。于是，整体层次上的证候就成为当年人们研究思考生命过程的唯一"根据"。从而才可能在证候运动变化的时间与空间特征中，逐步穷究其理而认识整体生命的真谛。

站在现代信息论、系统论的角度来看，"整体层次上的证候"，就是整体层次上的信息。这便为现代人从一般系统理论角度上认识、理解中医藏象理论提供了可供借鉴的参照系。至少这一参照系的信息、系统，都是与证候同类的抽象概念。

其三，当年在天人相应的哲学观念里，已经形成了五行学说。中国五行学说里的"行"，是抽象概念，是规律、法则的含义，建构中医藏象理论，正需要以五行学说为基础。

这里首先需要强调，不能把中国的五行学说等同于古希腊、古印度时期关于物质实体的元素说、原子说。

当年自然界木、火、土、金、水五行中，木的抽象含义是曲直、敷和；火的抽象含义是炎上、升明；土的抽象含义是稼穑、备化；金的抽象含义是从革、审平；水的抽象含义是润下、静顺。而且，自然界木、火、土、金、水五行，还存在太过、不及的动态性差异：木性太过为发生，不及为委和；火性太过为赫曦，不及为伏明；土性太过为敦阜，不及为卑监；金性太过为坚成，不及为从革；水性太过为流衍，不及为涸流。另外，自然界木、火、土、金、水五行之间，还存在着相生、相克、相乘、相侮的相互关系。当年在天人相应的哲学观念里，自然界的五行理论为与自然共生的人体五藏框架提供了可靠的理论基础。因此对以上诸多抽象概念的准确理解，是至关重要的基础性问题。

其四，人的生命，毕竟不能同天地自然的规律、法则、原理完全对号入座。在人的生命过程中，影响"整体层次上的证候"运动变化的主要因素是内在的气血阴阳的盛衰虚实、消长变化，其次则是自然界四时阴阳、五行之常与太过和不及的影响。所以《黄帝内经》既重视自然界五行变化之常，以及太过与不及情况对人产生的作用，更重视人体自身气血阴阳消长变化的分类与相互关系。于是中医以自然界四时阴阳、五行之常与变化，以人体自身气血阴阳消长变化的分类与相互关系为"核心"，建构起中医的藏象信息系统模型。随着藏象信息系统模型的成熟，一个包括诊法、病因、病机、治则、方剂、中药在内的，以抽象概念系统表达的中医学理论体系，便以《黄帝内经》为代表屹立于世界的东方。中医辨证论治临床技术的成功发挥，就是中医学理论体系成熟、完善的见证。

其五，对于藏象理论，我们习惯用"信息系统模型"来表达。

这里的信息系统，取意现代信息论、控制论、系统理论，与钱学森"开放的复杂巨系统理论"直接相关。而且1999年我在《走出中医学术百年困惑》中已经说过："世界上第一个信息系统模型，是中国的阴阳五行学说。而人类医学上经历了数千年防病治病实践检验的，第一个成功的人体信息系统理论模型，是中国的中医学。"为此在中西医比较这一课程里，在强调中医的抽象概念与西医的具体概念二者的根本差别时，自然也要联系到信息系统理论模型这一本质的特征。

3. 具体概念与抽象概念不可通约

从文字表面上讲，中西医基础理论中所使用文字或语词，有许多是相似甚至完全相同的。但是从语词与概念上讲，抽象概念和具体概念之间，彼此的含义却大相径庭。比如，中医的心、肝、脾、肺、肾、胃、胆、膀胱、大肠、小肠，与西医器官、组织的名称在文字表面上完全相同，而在学术概念的含义上却完全不同。应当明确地讲，中西医是两种不同的医学科学体系，彼此在研究对象、研究方法、概念（范畴）之间，都是不可通约的关系。因此绝不能因为文字表面的相同或相近，而混淆了两者在研究对象、研究方法、概念（范畴）之间的本质区别。

有一次一位朋友问我："有人认为中医讲'心主血脉'，指的就是西医的心脏供血功能，对此你怎么看？"我说："那是典型的望文生义、因辞害义的错误。"站在西医的结构与功能的观点上看，心脏就是推动全身的血液沿着大循环和小循环的方向和路线，不断循环的血泵，它在西医的解剖学里称之为心脏。这是一个实体概念，是什么样子的，就有什么样的结构和功能。不接触中医藏象之心的全部，只抓住"心主血脉"把西医的心脏与中医之心等同起来，简单地说是不负责任的武断，逻辑上看是典型的偷换概念。凭文字表面上的"心主血脉"，便把中医抽象概念之心，换成了西医具体概念之心，这还要讲什么中西医学比较呢？我在《藏象为核心的中医体系》一文里，按照《黄帝内经》的论述，将中医学藏象的系统要素综合为三十多项。仅从当今流行的残缺不全的教材里，还讲到心属火，是君主之官，主神明，开窍于舌，与小肠相表里，应于夏，为生之本。至少这些并不完整的内容，也都是西医供血功能的心脏里所见不到的。

有学生问我："你说'常、道'是万事万物发生、发展、运动和变化的总原理、总法则、总规律，那么宋明理学家那里的理与气究竟应该如何看？"我说："我在谈到'道'这一抽象概念时，你应该记得我同时还说过'德'是人对'道'的感悟，'气'是'道'在具体事物上的具体体现。从'道''德''气'这一组抽象概念看，宋明理学家那里的'理'，可以从两个方面来理解，从大的方面讲，'理'是对'道'的另一种表述形式；从小的方面讲，'理'应当是人所感悟到的，或者与'德'一样，是人对'道'的感悟。如此说来，宋明理学家那里的'气'，也可以从两个方面来理解，一是'道'在具体事物上的具体体现，二是人所感悟到的'道'。接下来我想说的是，其一，这些概念都是抽象概念，后人应当从抽象的高度上把握其精神、原则，不必在文字上过分拘泥。其二，把宋明理学家那里的'理'与'气'，我以为改为'道'与'气'更好一些，这样更有利于中国哲学体系里概念先后的连贯性。"

总之，我觉得，"道""德""理""气"，本质是一回事，内在含义都是规律、法则、原理的意思。只是从量的角度上看，彼此有大与小，或者说是全部与局部的区别，并没有质的不同。所以我以为，前人既有"道""德"之大论，后来就不必再提出一个"理"来。这常常使普通人感到不容易区分，不容易理解，也使一些理学大师产生了迷茫。例如，朱熹从理学的角度回观太极、阴阳的时候曾经提出：太极是形而上的，阴阳是形而下的。引起了后人的不少争议，也使得不少后来人因朱熹的迷茫而陷于迷茫，而对于阴阳是形而上还是形而下的争论，至今还在继续。总而言之，"道""德""理""气"，太极、阴阳，都属于抽象概念，而且哲学里的抽象概念都是讨论形而上道理的。

也有学生问："《黄帝内经》里，'气'字先后出现过3054次，每一处的含义往往都有不同，我们读《黄帝内经》时应当怎么对待？"我说："这个问题也同样困扰了我许多年。"准确理解《黄帝内经》中"气"字的含义，的确是一个重要的问题。我的回答大体是："如果你们读《黄帝内经》或者读其他古典医著时，遇到'气'这个字而又感到不易理解时，不妨在头脑里把这个'气'字先换成'道'字来理解，接着再读一读、想一想，很可能就会理解的。你首先要在自己头脑里把先入为主、云雾缭绕的那个有形的、形下性的气字丢掉。因为头脑里云雾缭绕的那个有形的、形下性的气，在生活中也普遍存在。建议你换成'道'字来理解，其实是让你的思维回到哲学以及哲学体系下的《黄帝内经》之中来。然后你守住规律、法则、原理的意思，再联系上下文多读两遍。相信你真正回到无形的、形上性思维环境的时候，就会产生另一种读《黄帝内经》的激情和灵感。"这显然不是文字表面的问题，而是一个典型的概念转换的问题。也就是说，一个由具体概念转换到抽象概念的问题。

20世纪80年代，国内中医教育开设了医古文课程，这是一个进步。但是医古文课程的重心是古文字学，而不是哲学。懂得古文字学不等于懂得哲学，你今天所提出这个问题也是在这一点上。文字与概念，是完全不同的两回事，在中西医之间，具体概念与抽象概念尤其不可混淆。

第八讲　中西医防治观之比较

前面的第五、六、七讲，讨论了中西医在研究对象、研究方法、概念属性上的比较。从这一讲开始到第十讲，主要从基本理论的基本观点出发，立足于临床对中西医的区别进行一些比较。

这里我们需要从基本理论的基本观点上，进行一些回顾。按照亚里士多德的形质论，中医的立足点是人的原形或者原形的人；西医的立足点是人的原质或者原质的人。按照《周易》"形而上者谓之道，形而下者谓之器"的论断，中医的立足点是形而上的人，或者形上属性的人；西医的立足点是形而下的人，或者形下属性的人。从系统论的观点讲，原形的人或形上的人都属于信息状态的人；原质的人或形而下的人则不在系统论研究范围之内，因为原质、形而下之人的结构与功能不是系统论研究的范围。

用中医通常的说法，中医面对的是整体前提下的，生命过程中运动变化着的证候的人；西医面对的是把整体生命解剖之后的，局部结构与功能的人。与前面的内容联系在一起，整体前提下的，生命过程中运动变化着的证候的人，亦即原形的人、形而上的人、信息状态的人、生命过程中的人，这是中医所面对的整体之人的全部特性。解剖之后的，局部结构与功能的人，亦即原质的人、形而下的人，非信息、非证候、非生命状态的人，这是西医所面对局部结构、功能之全部特性。以上这些概括性回顾，就是中医与西医研究对象上的基本差异。

在研究方法上，哲学方法、系统论方法，都属于由综合到演绎的逻辑思维方法范畴，也称综合方法、系统方法。这是中医的研究方法之源。以物理学、化学研究方法为基础的，由分析到归纳的实体实验研究方法，常称之为分析方法、还原性方法。这是西医的研究方法之源。

一直以来中医所讲的阴阳五行学说，其实是中国传统哲学一贯运用的研究方法，也是世界上最早、最成熟的系统科学方法。在哲学的研究实践里，前提是综合，需要综合历史上千万年，幅员千万里之内的事实、现象；在哲学的研究里，演绎是哲学成果的产房，需要研究者在综合广泛、雄厚的事实、现象的基础上，以高度理性的逻辑思维能力演绎出超凡的哲学智慧。在系统科学研究里也一样，前提是建立以信息为基础的系统模型。这一系统模型可以理想地将研究目的相关的信息，尽可能穷尽地包容进来。这其实就是信息（事实、现象）最大限度的综合。然后在广泛、雄厚的信息及其信息之间正反联系、关系、作用的基础上，以高度理性的信息处理能力（包括逻辑思维能力、数学计算逻辑能力等）演绎出系统识别、处理的结果来。

中医学的成熟，源于中医从自身需要出发，完善、发展了以综合演绎为基本特点的阴阳五行学说。把与人体生命健康相关的来自天、地、人、我的三十多项要素，以非凡的智慧包罗于藏象系统之中。从而使中医的藏象系统成为世界上最早的，以人体生命健康为目的的"开放的复杂巨系统"，成功地运用于以辨证论治为特色的中医临床长达两千年之久。直到今天，以中医的藏象系统所体现的这一"开放的复杂巨系统"，仍然不愧为世界上最早的、最成熟的系统科学方法的成功典范。凡是有西医常识的人都懂得，建立在解剖、分析基础上的以局部结构与功能为特色的西医基础理论，不仅与哲学、系统科学方法不相关，而且是与中医学基础理论不交叉、不重叠的。

在这一问题上，西方科学家比我们发现和认识得更早。20世纪30年代，旅居德国的华人罗志希先生写了一本书，书名叫《科学与玄学》。到目前为止，这本书是最早提出"近代科学是描写的"这一观点的。所谓"描写的"，就好像在做局部分析性实验的时候，随时把显微镜下，实验之中看到的结果一一描述出来、记录下来一样。从"近代科学是描写的"这一提法上看，建立在近代科学上的近代西方医学，毫无疑问也是"描写的"。

近代西方医学在有了显微镜时，把看到的东西描述出来、记录下来。随着一个层次一个层次逐渐深入细致的研究，不断层层深入地发现了人在组织水平、器官水平、细胞水平、分子水平上的结构和功能。然而描述出来、记录下来的层层深入的结构和功能之间，上下并没有必然的因果联系。比如，现代人看到肿瘤的时候，发现肿瘤患者的基因也有不同，有人便认为找到了发生肿瘤的真正原因。其实，这只是用基因层次的所见去解释器官、组织层次的所见。实践证明，不同层次上的所见，彼此并不存在必然的因果关系。况且，基因也是会变的，基因突变的原因找不出来，肿瘤发病的机理仍然在猜测之中。记得 2003 年的"非典"疫情暴发时，北京朝阳医院院长王辰先生也讲了与罗志希先生同样的话，他也说了近代科学原则上是描写的。

西方近代伟大的哲学家叔本华，在《自然界中的意志》里说"一种庸俗唯物主义的危险"正在威胁我们，"就连生命都被否认了，有机界被贬低为一种化学力的一种偶然的游戏。应该告诉那些坩埚和曲颈甑先生们，纯粹的化学确实可以造就药剂师，却绝不能造就哲学家"。这里的生命，从哲学的角度上叫"变易"。一切处于不断运动变化中的事物，都叫生命。《周易》的"易"，本来的意思就是"变易"。"生生之谓易"，就是哲学角度上对生命最好的诠释。从中医的角度理解生命，人的生命就是证候的不断运动变化。而从证候的定义上回过头来看，证候就是"生命过程中表现在整体层次上的机体反应状态及其运动变化"。进而上升到天人相应的高度上看，人在"整体层次上的机体反应状态及其运动变化"，又是与天地自然的生命休戚相关的。所以准确地讲，天人相应前提下人的生命，是天、地、人、我整体相互联系的生命。而坩埚和曲颈甑是搞化学使用的工具，现在西方化学药的不良反应就是这些药剂师造成的。它可以针对细胞、分子发生作用，是针对坩埚和曲颈甑里的化学反应，针对的不是整体意义上的人，所以没有办法解决化学合成药中出现的不良反应问题。这一些问题与西医的医学模式直接相关，却与中医的天人相应之人或者"整体层次上的机体反应状态及其运动变化"，并没有直接关系。站在现代西医学的角度上看，西医遇到的问题，本质上是医学模式上的问题，而不是化学研究方法或化学合成药的问题。因为西医研究的是原质的人，而不是原形的人。也就是说，当西医面对构成人的细胞、分子的时候，它把原质的人切割开了，切割为构成生命之人的原质了，它所面对的是已经没有"生生"之变的，并非真正意义上的人了。叔本华在《自然界中的意志》一书里的这些论述，到现在将近百年了。可惜中医人仍然把物理学、化学方法肢解人的研究，当作中医学向前发展的方向。

以上是我们在讲中西医防治观之比较之前，对前面几讲的简要回顾。也是讨论中西医两者的防治观时，首先理解清楚的一些前提性的基本观念。

一、三道合一之人与三个不同层次

1. 中医的三道合一而治

第一，三道合一之人及其表现。

中医的三道合一之人，指的是天道之人、人道之人、个体化之人。三者合而为一，即中医学所面对的、研究的人。这里的"道"，仍然是规律、原理、法则的意思。天道之人，即天地自然的规律、原理、法则作用下的人。用现在习惯的说法，包括自然与社会两方面的规律、原理、法则对人的塑造或影响因素。《黄帝内经》的《上古天真论》《四气调神大论》《生气通天论》《阴阳应象大论》及往后的七篇大论里说得比较多、比较集中一些。人道之人，即人自身固有的规律、原理、法则。用现在的说法，包括人类自身在心与身两方面最基本的规律、原理、法则。心身合一之人，在《黄帝内经》里处处皆是。个体化之人，指的是人与人之间个体化差异。最有代表性的是《灵枢》里的《阴阳二十五人》《生气通天论》，还有《寿夭刚柔》《逆顺肥瘦》《本脏》《论勇》《通天》等篇。而人与人之间性别、年龄、性格、禀赋，乃至一个人的生理残疾、固有疾病等，都在人个体化差异的范围之中。不过，人体藏象模型的建构主要是从天道之人与人道之人这两个方面，提取要素而成的。

作为中医研究对象的证候，即三道合一之人的具体体现。也就是说，三道合一之人是"生命过程中表现在整体层次上的机体反应状态"展现出来的，而这种机体反应状态就叫"证候"。所以三道合一之人，就是证候之人，亦即作为中医研究对象的整体层次之人。而中医藏象模型的出现，就是以整体层次之人所表现的证候为根据，以由综合到演绎的逻辑思维方法在长期的实践检验过程中，最终概括而成的。如果从一般系统理论的角度上讲，我们的祖先从证候运动变化的长期观察中，提取、凝聚了构成整体层次之人的三十多项基本要素。接着对这三十多项基本要素通过系统化的整合，于是便形成了作为中医基础理论核心的藏象模型。如果再换一个角度来讲，中医的证候在现代哲学来说，就是事物表现于外的现象。然后以哲学的理性思维透过现象所认识到事物的本质，也就是中医的藏象模型。我们在这里从三个角度上的反复说明，主要是希望大家在头脑里形成这样一条关系线：三道合一之人——证候之人——藏象之人。这三者既是并列的关系，又是中医基础理论形成中由浅入深的先后关系。

证候是通过中医专业人员的望、闻、问、切四诊所察知，作为中医学研究对象来对待的。中医通过证候，把人运动变化着的形上性的现象或者信息、状态，都融合在一起了，所以它的研究方法与概念范畴体系，自然而然是合一的。

第二，三道合一之治。

中医三道合一而治的原则，体现在临床辨证论治上。而统摄临床辨证论治全过程的理论基础，当然是藏象。在整个临床辨证论治的过程中，首先根据藏象理论展开望、闻、问、切四诊。只有在藏象理论的前提下，四诊才会把疾病中运动变化着的证候尽可能穷尽地收集起来。接下来仍然是根据藏象理论以通过由综合到演绎的哲学思维，从对疾病证候的全面认识，上升到对疾病病机准确认识的高度。然后才可以根据病机诊断，确定治疗原则，进而遣方、用药，实施治疗。

《黄帝内经·阴阳应象大论》里讲："治病必求于本。"对这一句话的习惯解释是"本于阴阳"，这显然有些过于笼统。准确地讲，应当是本于藏象理论基础上的五藏阴阳之变。最后的这一个变字，着重强调了中医面对的人是整体的、动态的、活着的人。

《黄帝内经·至真要大论》里讲的"谨察阴阳而调之""以平为期"，则是对人身五藏阴阳平衡协调的方法与目标。中医辨证论治达到了人身五藏阴阳的平衡协调，应该是中医临床治疗的最高标准。

中医内、外、妇、儿各科的临床辨证论治过程，都是遵照以上原则而实施的。虽然自古中医的"大方脉"中，有内、外、妇、儿的临床分科，然而藏象理论基础上临床辨证论治，从临床思维方法到临床遣方用药，基本上是相通的，甚至是相同的。所以常常有人说中医的"大方脉"是集中体现中医辨证论治特色与优势的主体；这一主体领域，其实也是同一个理论与思维统领下的一个大内科。只是"小方脉"的皮外、骨伤、耳、鼻、眼科等，类似西医的专病专治、经验方药才比较多了一些。

《黄帝内经》里关于辨证论治的观点很多，我们在这里举几个例子供大家思考。

关于调理阴阳。《终始》篇说："和气之方，必通阴阳，五藏为阴，六府为阳。"《根结》篇说："调阴与阳，精气乃光，合形与气，使神内藏。"这两篇中的"气"和"精气"，其实都是人生命中的规律、原理、法则，而"精气"则是更重要的规律、原理、法则的意思。《根结》篇的"使神内藏"的"神"，与精气相近。按照《黄帝内经》讲"神者精气也"的说法，"神"是比精气更高一层的人道里最精华、最纯真的气。所以《黄帝内经》用到"神"的时候，同样具有强调生命中最重要的规律、原理、法则的用意，只不过"神"更具有变化难测的意思而已。从这一意义上说，"神"在一定程度上指的就是难以为人所知的天道。《根结》篇的"调阴与阳"，也就是调阴阳之道，在这里具体所指的，便是五藏与六府之道。以上将这些概念的含义进行一番分辨之后，具体到临床上调阴阳的时候，那就要以天道调人道，以达到保持人身生命之道平衡协调的目的。由此还可以说，当人们在临床上可以做到使天人之"精气""神气"达到"合形于气"的平衡协调状态时，那就是真正的苍天大医了。

关于临床治疗的标本缓急。《至真要大论》在这方面的内容最多、最完整。"标本之道，约而博，小而大，可以言一而知百病之害。言标与本，易而勿损，察本与标，气可令调，明知胜复，为万民式，天之道毕矣"。所谓"约而博，小而大"，就是说能够抓住提纲、见微知著，才能做到对疾病了如指掌，才能在临床上做到"言一而治百病之害"，以把握全貌，统摄标本缓急。

关于临床治疗的正反逆从。《至真要大论》里说："寒者热之，热者寒之，微者逆之，甚者从之""逆者正治，从者反治，从少从多，观其事也""逆而从之，从而逆之，疏气令调，则其道也"。这里只是对《至真要大论》临床治疗的正反逆从的一些举例而已。重要的是"疏气令调，则其道也"一句纲领性的总结。不论治疗上的正反逆从，最终的目的都是人身之气的疏通与调和。也就是说，人生命中的规律、原理、法则的疏通与调和，才是临床治疗正反逆从的总规律、总原理、总法则的正确、合理的体现。按照《至真要大论》的说法，《伤寒论》里治疗热结旁流的通因通用法，当然是从治之法。《伤寒论》在多数情况下的治寒以热、治热以寒，自然是反治之法。因此整个辨证论治过程，如果做不到心身、天人合一，这些原则都是无从谈起的。

基于上述，三道合一而治是中医防病治病的基本原则；以中医藏象理论为基础的辨证论治统领着中医临床各科，是中医临床的主体特色与优势所在。中医面对着整体状态的人，所以中医防病治病中密切关注的，必然是人的整体本性。这是中医防治观与西医的根本不同之处。

2. 西医分科、分层而治

第一，西医的分科与中医差别甚大。

首先看西医的临床分科。西医临床学科里的内、外、妇、儿、五官、口腔、骨伤、危重、传染、肿瘤、肛肠、皮肤、性病、精神等，不论解剖部位还是疾病特点，区别严格，很少交叉。在诊断、治疗上，不像中医那样有一个统领各科的辨证论治原则。尤其是按照解剖部位而分的临床各科，彼此完全不存在交叉的问题。解剖之后，人的整体本性完全不存在了，看到的、关注的只是由解剖而定下来的这一小块组织、器官。所以在治疗上，界限也非常清楚。

除了以上大的分科，有些临床学科分得更细。内科里分心、肺、肝、肾、消化，还有神经、免疫等。外科里同样分心脏外科、胸部外科、脑外科、泌尿外科、神经外科、骨伤科等。一些大的医院里，按照专病分科的也不少。至于为诊断服务的技术分科，如检验、影像等，这在中医方面是完全没有的。

第二，是西医的分层深入使西医进入发展的极限。

在西医生理、解剖的进展中，早期研究的是组织、器官水平，后来进入细胞水平，近代已经全面进入分子水平。每深入一个层次，就会有一批新的学科随即而产生。按照这一个方向再分下去，应该是原子、元素水平了。倘若进入原子、元素水平，人的生命现象不存在了，医学也就自然消失了。我以为，西医进入分子水平，到了分子生物学、生物化学这一步，也就走到了与人的生命相关的极限。与人的生命相关的极限，其实就是西医学的极限。倘若世界上有人幻想着用原子、元素搭建出生物大分子，进而再搭建出人造的人来，那不是疯子便是傻子。如果真的有那么一天，那将是人类，当然也包括医学彻底毁灭的一天。

随着西医进入生命和医学的极限，医源性疾病、药源性疾病随之大量出现。这其实正是当代西医自身面临的最大困惑，甚至可以说是最大的绝望。20世纪70年代，首先由美国生物学家恩格尔提出了生物医学、社会医学、心理医学三位一体新的医学模式。20世纪末，世界卫生组织采纳了这一观点并广为传播。应当说，这是当代西医在发展的困惑与绝望中，最为明智的一种选择，然而并不是最佳选择。显而易见，西医的生物医学、社会医学、心理医学，原本是三个相互不交叉的医学分支，在治疗上三个分支也自然是各行其道。因为在这三个相互不交叉的医学分支中，生物医学是形下性的，它是把整体的生命当作机器一样拆开了，拆开成没有生命的组织器官、细胞、分子了。而社会医学和心理医学，却又属于形上性的。仅从这一点看，这三个相互不交叉的医学分支永远不可能实现三合为一医学新体系，摆在生物医学面前的医源性疾病、药源性疾病将永远是防不胜防的最大难题。西医应当存在，但是它不可能超越自身存在的这一极限。这是当今的西医，尤其是中国的西医必须明白的大是大非问题。从这个意义上讲，中医一定要复兴。

以上的这些话我可能讲早了，但是不会有错的。既然不由得讲出来了，那就希望在座的年轻人记住这里讲的这些话。相信中西医比较这一课讲完之后，这些话你们一定会完全理解的。不过这里我还要再说一句，你们一定要把中医真正学到手，继承好，这是人类医学发展历史的需要。记住，肯定不会错！

二、治病中的人与治人身的病

"治病中的人"与"治人身的病"，这是涉及中医与西医治疗观的问题，或者说是中医与西医带有根本性的区别。

第一，中医在治疗上始终瞄准的目标是病中的人。

健康的人，是生命过程中表现在整体层次上的机体反应状态如常。生病的人，则是人的生命过程中表现在整体层次上的机体反应状态变了。如果问什么叫疾病？从中医上说是临床所见到的证候改变了，从哲学上说生命运动的现象改变了，从系统论上说是系统反馈的生命信息改变了。如果问什么叫治疗？因为一个人由整体层次上健康的人变成了整体层次上病中的人，所以赶快找一位中医把他的生命现象调理过来就是了。如果再要问中医是怎么治病的？这位中医首先要根据中医的藏象理论，通过望、闻、问、切四诊以察明病人表现在整体层次上的证候，然后他要通过藏象理论指导下的逻辑思维以明辨证候背后的病因病机，接着他要以病因病机为根据，确立治疗原则，合理选方、用药，把因疾病而改变了的生命现象重新调回到以往如常的状态上来。这就是一直以来中医临床上"谨察阴阳所在而调之，以平为期"的辨证论治的诊疗过程。用现在的话讲，就是把生命过程中病理性的状态，调回到正常的状态上来。既不用手术刀对人实施剖肠破肚，也不用抗生素在体内追杀病菌，这就叫"治病中的人"。生命过程中整体层次上的机体反应状态恢复正常之后，人身上的病也就自然而然地不可能存在了。

如果求诊的病人患了化脓性阑尾炎、宫外孕、肠梗阻，在没有西医手术条件的情况下，中医仍然是治病中的人。早年在临床中，《伤寒杂病论》里的大黄牡丹汤、薏苡附子败酱散、温经汤、当归芍药散、厚朴三物汤、大承气汤、大建中汤、四逆散等方剂，在以上疾病中经常使用，而且疗效十分满意。《伤寒杂病论》讲的阴阳自和，《黄帝内经》讲的以平为期，永远是中医临床治疗的目标。只要能抓准病机，接着的治则、选方、用药都很恰当，病人的藏象、阴阳、气血都达到平衡状态了，阑尾炎、宫外孕、肠梗阻往往只需三五剂药，随之即转危为安。中医在内、外、妇、儿各科及外感病、杂病的治疗中，都是治病中的人。及时帮助病中的人重新恢复到阴阳自和、以平为期的目标，这是中医临床的基本特色。不论什么时候，不论什么环境下，中医治病中的人这一基本临床特色都不会改变，也不能改变。

第二，西医临床的基本特色，是治人身的病。

病人走进西医医院的时候，同样是一个生命整体的人。西医一开始也要问病情、症状的，但是西医关注的重点不是整体之人，也不关注中医那么繁杂的证候、现象、信息等。西医通过病人对病情、症状的简单表述，他的思维很快便转到局部组织、器官、细胞、分子水平上去了。接着他会针对人体的局部，开出一系列化验、检查的项目来。他不需要中医那么多苦苦的、深沉的哲学辩证思维，坐等这些化验、检查的结果出来之后，人身上的病便基本清楚了。诊断明确之后，他不会再关心病人说什么，放心地埋头去治人身的病去了。所以，治人身的病，这也是西医临床的基本特色。什么时候，什么环境下，西医治人身的病这一基本临床特色不会改变，也不能改变。

当今中国的西医，已经成为事实上的主流医学了。治人身上的病这一临床特色，不只是大夫，连老百姓也习以为常了。血压高了，用降血压药；血脂高了，用降血脂药；血糖高了，用降血糖药；心率快了，用降心率药；转氨酶高了，用降转氨酶药……许多中国的老百姓对西医的病理，也能说出不少来。说起高血压来，不少老百姓会说是血管硬化了、血管壁变厚了、管腔变细了、弹性减弱了，导致血液流通不畅了；有的还解释说，血液的黏稠度高了，血脂高了，导致血流不畅了，所以需要提高压力了，血压就高起来了。

治人身的病，本质上是对症治疗。血压高了，便使用扩张血管与舒缓血管紧张的药，临时性地降低血压。降压的药今天吃，血压今天就降下来了；明天不吃，血压又升上去了；连续吃，就连续降；什么时候停下来，什么时候就反弹。这就是典型的对症治疗。对症治疗，对于临床急病的临时缓解病情，是非常有效的。但是对症治疗不可能关注疾病过程中错综复杂的诸多病因，也不可能关注生命整体的自我调控的本能。这是西医把人肢解之后，不得不采取的治疗方法，而且也是西医长期独占主流医学地位的历史与现实中不以为然、习以为常的治疗方法。

当代西医的手术发展很快，水平越来越高。特别是面对肿瘤，无论长在肝上、胃上、脑上，都可以手术切除，而且手术做得非常精细。发展到了显微外科的水平，这是过去西医自己也很少想到的。不过，手术切除病灶之后，西医类似修理机器零件的治人身的病，也就基本走到尽头了。产生肿瘤的具体原因，防止肿瘤的复发、转移这一类问题，至今仍是摆在西医面前的治疗难题。仅就术后的伤口愈合及自我康复而言，也是治人身的病这一临床特色能够给出满意答案的。

面对越来越多免疫系统的疾病，给西医带来了新的难题。激素疗法固然可以治一时之急，但是这还是一种对症治疗。对于免疫系统缺损、紊乱的问题，能否从治有病的人这一角度上另辟蹊径，应当是身居主流医学地位的西医需要认真思考、研究的一个大问题。毕竟中国是中医的故乡，给以中医藏象理论为基础的治病中的人这一特色领域，主动留下一条不排斥、不歧视的理性配合之路，应当是中国科学事业上高屋建瓴的明智之举。

在细菌和病毒造成的传染病、流行病上，西医历来重视外因，甚至崇尚外因决定论。而中医却强调内外因相互作用而为病，以内因为主导的防治观。在治疗外感病过程中，西医针对的是细菌和病毒，在人身上摆战场。中医治疗强调以人为本，促进人体自身阴阳气血的平衡与协调。人体自身阴阳气血的平衡、协调之后，细菌、病毒自然在人体内失去了生存的环境。"阴平阳秘，精神乃治""正气存内，邪不可干"，这是中医一直以来从未动摇的治疗观，与我们这里所讲的治病中的人，完全是一回事。

2003 年，我经历了 SARS 在香港流行的全过程。当年 3 月初 SARS 刚出现时，我的《病毒面前，以人为本》一文在国内及欧、亚、美地区广泛传播，点击量远超过千万人次。文中指出："一个'阴平阳秘'的人感染细菌、病毒之后，完全可以将这些致病因子在体内免疫掉，而不至于发生传染病……只要每个人都能在'天人相应'的前提下保持"阴平阳秘"的正常状态，就可以做到防病于未然。"2003 年初香港 SARS 疫情暴发期间，共 1754 人发病，发病率为香港总人数的 0.025%。2003 年 7 月我参与的香港浸会大学组织的"SARS 康复临床研究"结果表明，在全部诊断为 SARS 的 1754 人中，70% 的患者病情并不重，三天之内体温恢复正常，咳嗽症状也不突出。2004 年 2 月，香港大学的一项研究表明，从大样本抽血化验 SARS 之后人群体内产生 SARS 抗体的情况计算，SARS 流行期的发病人数应当在 3 万人以上。而 3 万多人体内产生 SARS 抗体的结果显示，在感染 SARS 病毒的人群里，发病率仅为 5%。2003 年的 SARS 流行中，完全由西医治疗而不允许中医参与的香港，死亡率为 17%，居所有疫区之首。而以中医药治疗为主的广州中医药大学附属医院，住院治疗的 45 位 SARS 病人，治愈率为 100%。

以上举例表明，传染病防治上的外因决定论，是不可能适应人类防病治病的客观需要的。从本质的意义上讲，"中医治病中的人"，即是对病中的人进行整体综合性调理。通过整体综合性调理，将病中的人内在的藏象、气血阴阳调理到相对健康的状态之后，人身上外感、内伤诸病也就不会存在了。这与"西医的治人身上的病"相比，不论对于防病还是对于治疗，都具有更为积极、更为本质的意义。以上讨论也同时表明，西医以局部结构为根本治疗原则，以及在药物治疗上的化学唯物论，在外科治疗上的机械唯物论，都存在着忽略整体生命之人在防病治病上的天然能动性。

三、整体综合性调节与局部对症性治疗

前面讲三道合一之人时，提到天道之人、人道三人、个体化之人，这就是中医临床上面对的整体之人。西医有时也讲整体，那是与解剖之后的器官、组织、细胞相比较的整体。准确地讲，西医的整体是结构性整体、实体性整体，那是相对于局部的器官、组织、细胞而言的。中医的整体不

同于结构性整体、实体性整体，而是生命过程中运动变化着的状态整体、现象整体、证候整体、信息整体。从系统论的意义上讲，那就是信息系统整体，或者关系统整体。

对信息系统整体的调节或治疗，首先要全面、准确地把握好系统论整体意义上的状态、现象、证候、信息。这里的全面、准确，就是对运动变化着的系统论整体中相互关联的状态、现象、证候、信息全面且准确的综合。在对相互关联的状态、现象、证候、信息全面且准确的高度综合的基础上，才能接下来思考系统论整体的临床病机，以及其病机基础上的以整体综合性调节为宗旨的临床治疗。

中医临床治疗上的整体综合性调节，主要有三个层次：整体综合性的病机概括、整体综合性的治疗原则及处方用药、整体综合性的各种治疗方法的有机配合。在说明中医三个层次整体综合性调节的同时，也与西医的局部对抗性治疗加以比较。

第一，中医整体综合性病机是以藏象理论为根据的。

中医藏象理论的形成，是以三道合一之人为根据的。在中医的藏象理论里，既重视五藏与五藏在生、克、乘、侮关系之中的常与变，也重视五藏之气血阴阳的消长与变化。可以说，中医的藏象理论是从纵与横两个维度表达与展现的：从纵向上看，气血、阴阳的消长变化，是人的生命整体的全过程。从横向上看，五藏与五藏生、克、乘、侮的相互关系，构成了人的生命整体。所以，五藏与五藏生、克、乘、侮的相互关系离不开气血、阴阳的消长变化；气血、阴阳的消长变化体现于五藏与五藏的生、克、乘、侮的关系之中。

中医临床病机的认识，是以藏象学说为根据，从以上两个方面而确立的。我们在前面知道，三道合一之人是以证候的形式展现出来的。所以，证候既是藏象理论形成的根据，也是临床上认识病机的根据。人所共知，张仲景的《伤寒杂病论》是中医"辨证求因求机、审因审机论治"的楷模，而通过辨证以认识临床病机，在《伤寒杂病论》中主要体现在两个方面：外感病临床病机的分类和判断，着重于气血、阴阳的消长变化，并关联到五藏与五藏在生、克、乘、侮关系中的常与变；内伤杂病病机的分类和判断，着重于五藏与五藏在生、克、乘、侮关系之中的常与变，并关联到气血、阴阳的消长变化。直到今天，张仲景"辨证求因求机、审因审机论治"的模式，仍是中医内、外、妇、儿各科临床普遍遵循的。历时近两千年，不会变，也不能变。

西医的临床病理学，完全是针对人体局部结构和功能的研究、解释、说明。当一位西医在临床上遇到病人时，也像中医接诊病人时一样，需要听取病人的详细陈述。病人陈述出来的，可以视为症状，或者可以视为进一步深入检查的向导。在这些症状或向导的提示下，医生接着要进行一些一般性的听诊、叩诊、腹诊检查。除了临床上一些简单的轻病、小病之外，医生会在对疾病有一些大体的认识之后，接下来需要进行许多相关的影像检查、生化检验等。等到各方面的检查、检验结果都出来之后，医生才可能对疾病做出诊断。

由此可见，西医对疾病的临床病理学诊断与中医对疾病病机的诊断，至少有两方面明显的不同。一方面，中医的诊断是由专业训练有素的医生，在接诊的过程中运用哲学逻辑思维而独立完成的；西医的诊断则是由接诊医生与相关检查、检验科室配合下共同完成的。同样是一位门诊医生，中医需哲学逻辑思维能力；西医门诊医生则不需要哲学逻辑基础。另一方面，中医的临床病机是对三道合一之人整体性病因病机的认识或判断；西医的临床病理只是对病人局部结构、功能层面上的病理认识或判断。所以在中医的临床诊断里，除了"不内外因"而导致的特殊疾病之外，一位患者尽管有外感、内伤并见的复杂疾病，大体都会涵盖在整体性病因病机的统一认识或判断里。而西医则不同，不仅生物、心理、社会三个医学分支体系的临床病理各有各的标准，而且仅在生物医学体系，如呼吸、消化、循环、泌尿、血液、免疫、内分泌等各个系统同时出现问题时，临床上才会同时有多种临床病理诊断的存在。

第二，中医治疗原则及用药相当于军事的战略决策与战术安排。

基于三道合一之人而形成的中医藏象学说这一根本特点，中医的临床治疗原则必然是针对三道合一之人而形成的整体宏观调理总体性谋划。从军事的角度上看，中医整体宏观调理的总体性谋划，则相当于从军事全局出发而制订的战略决策。疾病过程中，五藏中的某一脏病了，人身五藏之间生、克、乘、侮的关系和联系则全变了。中医要治疗某一脏的病，应当从变化了的五藏之间生、克、乘、侮的关系上来考虑。

张仲景在《金匮要略·藏府经络先后病脉证第一》的第一条，围绕治未病这一主题说："见肝之病，知肝传脾，当先实脾。四季脾旺不受邪，即勿补之。中工不晓相传，见肝之病，不解实脾，唯治肝也。"他在这里虽然举出的是治疗肝病的具体例子，但是他要启示人们的却是整体综合性调节的重大治疗原则。他强调在临床中应当从五行、五藏相互关联的整体高度，来思考疾病治疗的基本原则及其思路方法。接着，他以肝虚病的治疗为例，提出了"补用酸（入肝），助用焦苦（入心），益用甘味之药（入脾）调之"的方剂配伍原则。把五行、五藏相互关联的整体观，具体运用在方剂配伍的医疗实践之中。然后，他以前人"虚虚实实，补不足，损有余"的名言，告诫后人忽略五行、五藏相互关联的整体观，在临床治疗中所造成的严重不良后果。最后，他用"余皆准此"四个字，将以上论述上升到中医临床治疗的普遍原则的高度。全篇从一个具体的小例子入手，论述的却是一个普遍性的中医临床大原则。其实中医整体综合性调节的治疗原则，与军事、兵法上的战略决策一样。

这一战略决策，也体现在方剂、药物的战术运用和安排上。张仲景的"补用酸（入肝），助用焦苦（入心），益用甘味之药（入脾）调之"，就是这样。中医的方剂学里的"方"，来自兵法上的排兵布阵。方剂配伍中的君、臣、佐、使，来自社会管理上主次从属关系。这其中体现的，依然是五藏与五藏生、克、乘、侮，相互关联的整体观。

说到这里，不由地想到了人们口头上的一句话："用药如用兵。"其实从中医的方剂学上讲，"用药如用兵"改为"用方如用兵"更为贴切。方剂学的"方"，由军事学引申而来，是兵法上排兵布阵的含义；在兵法里"兵"，指的是一兵一卒。方剂里的君、臣、佐、使指的是兵法结构，而一兵一卒决定于对兵法的合理选择，取决于临床医生知兵善用的战术安排。离开了兵法上的合理排兵布阵，一兵一卒之勇是不能担当中医临床治疗大任的。人们常说："人参虽好，并非人人可取而啖之。"所以中药的四气、五味、升降浮沉、归经、疗效，是通过方剂体现出来的，是在方剂长期使用的临床实践中总结而成的，也是五藏与五藏生、克、乘、侮之间相互关联的整体观在中药学上的具体体现。有些人往往强调单味中药的研究与应用，其实是他走错路了，是他的思维跑到西药那里去了。

整体综合性调节的治疗原则，贯穿于中医临床治疗的全过程。每一次诊疗之后，病情都有可能发生变化。随着病人临床脉证表现的具体变化，反映在病人身上的临床病机也随之变化，自然要确定新的整体综合性调节的治疗原则。因此每一次诊疗中病情细节上的具体变化，同样是宏观调理战略和战术的灵活、熟练的具体运用。

西医的局部对症性治疗，也包括局部化学药物的对抗性治疗。这种治疗方法直接面对的都是人体局部的结构与功能。在西医的观念里，人身整体是局部结构与功能相加的整体，所以认为局部结构与功能的治愈结果叠加后的人身整体也就应该恢复了健康。

我常常和西医的朋友开玩笑说："真羡慕你当初选择了西医专业。你半天接诊二三十个病人一点儿不累，我半天看二十个病人就浑身乏力、头昏脑涨。"西医临床医生在对病情大体了解之后，疾病的诊断基本上依靠生化检验科室、影像科室来完成，不需要像中医临床医生那样从前到后、从上到下、从外到内，翻江倒海似的反复思考。当西医常用的生化、影像等方面的检查报告送到诊断桌面上之后，治疗原则、治疗方法及用什么药物，基本上是无须挑选、习以为常的照章办事。某些具体治疗方法的变化，最多只是一些经验性的药物替换或者手术方法的另一种选择。

一百多年来，西医对人体局部结构与功能研究的水平越来越深，越来越细。从早期的组织器官水平进入细胞水平，接着由细胞水平进入分子水平。近几十年来，当西医进入分子水平之后，人们面临着两种不可回避的事实。一方面，西医治疗的方法与药物越来越丰富，与此同时药源性疾病与医源性疾病却越来越多。临床医生同时面对着治疗方法和药物的有效作用与不良反应，处于两难选择的困扰之中。另一方面，当代西医进入分子水平之后，再往下走半步便是非生命领域的原子水平。西医已经走到自身发展的尽头，进一步的危机也许离今天只有半步之遥。

在这两种不可回避的事实面前，不少人想到了两千多年前哲人们"整体大于部分之和"的名训。显而易见，三道合一之人的整体，永远大于局部结构、功能叠加的人身整体。这同样是讨论中医整体综合性调节与局部对症性治疗时，不可忽视的重要问题。

第三，整体综合性治疗方法有机配合是中医药物治疗的补充。

在整体综合性的各种治疗方法的有机配合上，这里的"整体"，还是天人合一的整体，心身合一及五藏相互联系的整体。这里的"综合性"，则是中医在临床治病过程中，多种治疗方法在同一理论体系基础上的相互配合。这里的"整体综合性调节"，应该是以药物治疗为主的前提下，包括针灸、推拿、中药外治及其他一些辅助手法的共同配合。除了这些治疗方法之外，中医十分注意病人的病中将息、病后康复、饮食宜忌等医者与患者相互配合的防病、养病措施。对于病人思想情志的疏导、养生观念的提升、家庭式医疗环境的配合等方面，也常在整体综合性的中医临床医嘱之中。

当今国内外的西医医院，主要用的是西医生物医学领域的临床治疗。生物医学领域治疗的重点是对病人躯体疾病的治疗，也就是对器官、组织、细胞、分子层次疾病的治疗。所以当今西医医院临床治疗的特点，基本上是局部对症或对抗性治疗。这里的对症，主要是局部躯体疾病的具体治疗，也包括典型症状的具体治疗。在局部具体的疾病中，一方面是针对局部器官、组织疾病的手术治疗，这是西医独到的临床优势；另一方面是针对器官、组织、细胞、分子层次用化学药物进行对抗性的治疗。局部有细菌、病毒感染，则用抗生素、抗病毒药物杀灭细菌、病毒。循环、消化、呼吸、血液、泌尿、生殖系统有什么疾病，则用特定的化学药物瞄准特定的局部进行对抗治疗。至于典型的症状，比如疼痛止痛、发热退热、出血止血、呕吐止吐、腹泻止泻、头晕止晕、血压高降压、血压低升压、血脂高降脂、血糖高降糖、瘙痒止痒、白血球低增白，以及免疫疗法、激素疗法等，都是典型的局部对抗性治疗。

随着西医从器官、组织、细胞、分子的层层深入，西医的临床分科随之也越来越细。而临床分科越来越细，离开整体之人则越来越远，直接导致了西医临床体系的破碎化。而西医临床体系的破碎化，是基础理论破碎化的结果。外行人从表面上看是医学研究深入的表现，内行人从本质上看是医学远离人身整体的结局。因为把生命中的整体之人分解到分子层次时，在接近非生命的破碎化的局部里，注定找不到每一个破碎化局部上发生疾病的真正原因。《黄帝内经》有云："人以天地之气生，以四时之法成。"由父母所生，由天地自然养育的生命整体，既不是化学的化合与分解可以制造出来的，也不是简单的化学药物的对抗性治疗可以包办的。当代愈演愈烈的医源性、药源性疾病，就是最有力的证明。这是讨论中医整体综合性调节与西医局部对症、对抗性治疗时，不应忽视的一个问题。

第四，关于经络、针灸加以补充说明。

药物治疗与针灸治疗是中医并行不悖的两种临床治疗方法。早在《黄帝内经》里，藏象与经络是相辅相成的中医基础理论共同体。前面提到，中医的基础理论就是一个纵横相连的整体系统。横向上看，五藏与五藏之间的相互联系，构成了人生命整体；纵向上看，气血阴阳的消长变化是人的生命活动的全过程。经络是气血阴阳的通行之道，它内合五藏六府，外连四肢百骸。经络上的腧穴，是人身气血阴阳的聚会之处。临床上用针灸手法在腧穴上施以补泻，外可通调四肢百骸，内可调和五藏六府。由此可见，临床上对藏象与经络同一体的相互配合的药物治疗与针灸治疗，是中医临床上不可或缺的独特优势。

《黄帝内经》问世以来，针药同源、针药配合始终是每一个临床中医必备的基本技能。以"大方脉"为代表的中医内、外、妇、儿各科的临床治疗中，极少有人主张针药分家而削弱中医疗效与特长的。20世纪60年代我在基层临床工作的十多年间，县以下基层乡镇的西医医疗条件十分薄弱，临床上的针药并用是老百姓对中医的习惯要求。在遇到高热昏迷、四肢厥逆、虚脱休克、癫狂抽搐、痰涎壅盛、小儿惊风、产后晕厥等急性病处理中，针灸常常是首当其冲、效如桴鼓的临床救治第一法。中风引起的肢体偏废及风寒湿痹、腹痛、腰痛、头痛、牙痛、喉痹、眩晕、哮喘、颜面麻痹、眼耳鼻诸病的治疗中采用针药配合的方法，疗效甚速。在儿科的推拿、割治、埋线、药敷，在骨伤方面的整骨、理筋、捏脊、刮背等，也是普遍运用的治疗方法。所以在辨证论治基础上以针药并用为代表的综合性的治疗，是自古以来中医临床治疗的基本原则与方法。只是到了近代，我们才将中医临床上药物治疗与针灸治疗相互配合的特长与优势，从教学、科研、临床、学术交流、国际往来等各个方面，人为地一分为二了。

第五，从系统论的角度看中西医治疗的差异。

中医整体综合性调节，相当于系统论里所讲的信息调控性治疗。这是与西医用化学药物实施的局部对抗性治疗完全不同的。维纳在其《控制论》里有一句名言："信息就是信息，既不是能量，也不是物质。"中医用银针刺进人体穴位时没有带进去任何能量与物质，银针从人体穴位退出来时也没有带出来任何能量与物质。只是通过针灸师提插或捻转的不同手法，给人施以或补或泻的不同感觉信息而已。这种感觉信息或许与手指按压穴位的感觉相近，只是所施的信息感觉更准确，更容易传递和调控而已。而且提插捻转的过程中，同样不存在能量和物质的传递、输送问题。完全因为接收信息的穴位不同和给穴位或补或泻的信息不同，所以治疗的疾病和收到的效果则大不相同。这种信息调控疗法在满脑子化学药物的局部对抗性治疗来看，是无法想象和理解的。

在系统论信息的调控里，中医的药物治疗本质上也是负反馈信息调控治疗法。什么叫负反馈信息调控呢？负反馈在系统论里，是对应信息的正反馈而言的。疾病过程中见到的证候、现象，是疾病临床的自然表现。这些证候、现象，在系统论里视之为疾病自然反馈出来的信息，也称正信息。中医根据疾病的正信息，经过辨证而认识病机之后，采取药物、针灸方法进行治疗，这在系统论里称之为负反馈信息调控。因为负反馈是针对信息的正反馈而来的，所以把中医的临床治疗称之为负反馈信息调控治疗法。这种负反馈信息调控治疗法，针对的不是疾病过程中人体局部的物质结构与功能改变，而是在临床表现背后所反映的临床病机。也就是说，中医的临床治疗是针对病机采取的负反馈调控，而不是针对局部的结构与功能而采取的物质性对抗。比如中医的治寒以热、治热以寒，虚则补之、实则泻之等，都是负反馈调控的运用。这里针对病机的寒、热、虚、实而采取的以热、以寒、补之、泻之，就是典型的负反馈信息调控治疗。病机里包括了病因，负反馈调节实质上也是针对病因的负反馈。

中药的寒、热、温、凉四性，酸、苦、甘、辛、咸五味，以及升、降、浮、沉的特性，都是对疾病进行调控的一种负反馈信息。而对疾病具有负反馈信息治疗作用的中药，不论是植物还是金石，只要在临床上可以见到同样的疗效，那就是同一类药物。比如，金银花、连翘、石膏的味辛性凉、性寒，并不是用舌头品尝出来的，而是由疾病治疗的负反馈信息作用而确定的。尽管它们彼此在质地与来源上差别很大，但是在疗效上皆属于同一类。讲到旋覆花时人常说："诸花皆升而旋覆独降。"旋覆花的药性沉降，同样也是由疾病治疗的负反馈信息作用而确定的。它虽然在质地上与诸花一样轻扬，在临床功效上却有明显的降气作用，所以与其他诸多花不属于同一类药物。同样的道理，只要某一种药物具有某一方面特定的防治疾病的负反馈信息作用，临床上就可以根据治疗的需要而用于相应的方剂之中。《伤寒杂病论》的麻杏石甘汤、大青龙汤，《温病条辨》的桑菊饮、银翘散，《伤寒六书》的柴葛解肌汤，都属于辛凉解表的同一类方剂。尽管这些方剂在药物配伍的品种选择上差别很大，但是从防治疾病的负反馈信息作用上考量，都属于同一类方剂用于同一类疾病的治疗。

西药以药物的有效化学成分作为药品质量与疗效的标准，中药以药物、方剂在治疗实践中的负反馈信息作用为疗效标准。这两种标准是由中西医药的基础理论与长期临床实践决定的，既不能用中药的标准评判西药，也不能用西药的标准代替中药与方剂。

与中医的治疗特点相比，西医治疗则是局部对抗性干预。我们在讲对症治疗的时候，已经说明了对抗性干预的特点。比如，在内分泌失调的情况下，西医不是调节内分泌失调的这种状态，而是直接补充或者抑制什么东西。细菌性感染，使用的药统称为抗生素，抗生素的作用目标，毫不含糊地针对着细菌。这种治疗是以消灭细菌为前提来干预病情发展的。

这里谈到西医局部对抗性治疗，首先联想到青霉素。20世纪60年代初我从医时，抗生素逐步取代磺胺类药物并在临床中广泛使用。当时，青霉素的包装规格是每支20万单位。感冒、发热、咳嗽的病人一般一天注射一支，早晚各用10万单位，一两天病情就缓解了。据说20世纪50年代初青霉素刚在国内使用时的包装规格更小，一支 10 万单位，早晚各用 5 万单位，病情便很快得到了控制。后来随着青霉素的广泛使用，用药剂量逐渐加大。20 世纪 60 年代末，四环素、土霉素、氯霉素、合霉素、金霉素接连问世。细菌的抗药性和广谱抗生素的不良反应，开始引起了人们的广泛关注。20 世纪 70 年代红霉素的出现，使四环素、合霉素等广谱抗生素相继淡出临床使用的视线，抗生素更新换代的节奏不断加快。

20 世纪 70 年代，北方流行性脑脊髓膜炎连年流行。1972 年天津医学院药理学教授戴自英的一篇文章，让我至今记忆犹新。文中谈到一位 20 岁出头的成年男性病人患流行性脑脊髓膜炎，病情十分严重。当时治疗流行性脑脊髓膜炎的特效药是青霉素，辅助药是磺胺嘧啶。而磺胺嘧啶的用量不能加大，一天不得超过 6 克，否则可能导致病人尿道损伤而出现尿血。尽管给病人的青霉素用量成倍地加大，数日之后，病情仍然不断加重。后来多位专家会诊讨论，决定将青霉素的用量超越极限，孤注一掷。每天用青霉素两亿单位，连续用了 7 天，该病才得以治愈。

这一典型的病例说明，在细菌抗药性不断加剧的情况下，医生已经搞不清楚多大的用量才是合理的治疗量了。20 世纪 70 代以来，一批又一批抗生素相继退出临床，一批又一批新一代的抗生素接连推出。而且近三十多年来，抗生素在养殖业中的广泛滥用，进一步导致了生态环境中抗生素的严重污染。在这样的情况下，因人群普遍间接接触抗生素而形成难以估计的人体抗药性问题越来越严重。这就使得西医的对抗性治疗，尤其在细菌性和病毒性疾病的治疗上，越来越显得被动。

四、个体化原则与群体化标准

个体化原则是中医临床治疗的基本原则，群体化标准是西医临床治疗的基本原则。

1. 中医个体化的治疗原则

大家知道，我们在讲到中医的辨证论治时常常会说辨证求因、求机，审因、审机论治。病因是导致疾病的内因与外因，病机是内因与外因作用下的病情变化的特点。掌握内因、外因和病情变化特点之后，中医个体化的治疗原则也就了然于心了。

由于中医面对的人是"三道合一之人"，而且每一个人的先天禀赋、后天长养、心理环境、人文修养各不相同。因此要想准确认识一个人疾病过程中的内因、外因和病情变化特点，这本身就是一个复杂的系统工程，或者一场通过复杂哲学逻辑思维来识别的繁重脑力劳动过程。从系统论的角度上看，人是一个开放的复杂巨系统。在这一巨系统里，影响疾病的内因、外因、病情变化的变量太多。即使遇到的是一个外因引发的外感病，但由于每一个人先天禀赋、后天长养、性格特点、文化教养、生存环境、生活习惯不同，病情的轻重、缓急、变化趋势则各不相同。所以复杂的个体差异而形成的疾病过程中诊断、治疗的个体化，是中医突出的也是根本性的特点。

所以在讲到中医的临床辨证论治时，常常有这样一种说法：同病异治、异病同治。对这一说法进一步的解释是：同病者异证，异证者异机、异机者异治；异病者同证、同证者同机、同机者同治。这是对中医辨证论治诊断与治疗的个体化特色的一种简单解释而已。不过这一解释也让我们明确地看到，决定同病异治、异病同治的核心，是疾病过程中的临床病机。

在中医学里，疾病的名称是一个笼统、模糊的概念。中医学里的病名，只是对病人五藏及其气、血、阴、阳不正常的提示性说明。就像一个人头痛、咳嗽，另一个人说你感冒了一样。在临床上，一个人表现在"四诊"上的证候不正常，则提示这个人内在的五藏及其气、血、阴、阳不正常。中医通过深入、细致的临床辨证以认识不正常证候背后的病机，才是对疾病性质、特征的准确识别，也才算掌握了临床治疗的根本依据。在中医来说，病机既是对病人五藏及其气、血、阴、阳不正常的本质概括，也是对病人不正常证候内在原因的真正解释，更重要的是临床中医抓住了对疾病实施治疗的根本依据。所以通过辨证以明察病机是中医临床诊断与治疗的核心所在。在中医的临床观念里，疾病是一个时间性的过程，因此在这一过程中的辨证以明察病机，也是在疾病治疗中不断进行着、超越着的。总而言之，中医临床的病名是笼统的、模糊的、相对不变的，而疾病过程中的病机诊断必须是准确的、清晰的而且是灵活和变化的。换一句话讲，准确、清晰地把握疾病过程中病机的变化转归，是判断一个合格中医的基本标准。

在中医外感病的治疗上，不论从六经辨证、卫气营血辨证还是三焦辨证的角度上看，所展现的都是对个体化治疗原则的灵活运用。这里以《伤寒论》为例做些说明。六经辨证的太阳病阶段，有中风、伤寒、温病三种基本类型；有传经与不传经的不同演变趋势；有病情较轻时三种基本类型治疗上的不同混合；有太阳病的兼证、变证；有太阳病与少阳、阳明的合病、并病；有太阳病的疑似证，更多的则是太阳病误治之后的种种虚实寒热交错呈现的坏病。上述病情都与太阳病的治疗有关，张仲景则要将上述病情一并纳入外感的辨证与治疗范围，并对种种病情之变，推出种种个体化治疗原则和方法。这里且不讲《伤寒论》阳明病、少阳病、太阴病、少阴病、厥阴病的具体内容。仅就太阳病篇复杂的诊断与治疗而言，已足以说明个体化治疗是中医临床辨证与治疗的普遍原则。

综合起来讲，要想真正理解中医治疗的个体化特色，则需要对以"三道合一之人"为基础的中医藏象、四诊、病机、治则、方剂、中药一系列基本理论，真正做到全面理解。只有这样，才能在临床上参天地之化育、观心身之交融、守定生命之整体、专注证候之变化、谨察病机之转归，做到一人一病、一时一方、方随法变、机圆法活。这才叫以病机为核心的中医个体化治疗原则。

2. 西医群体化的治疗标准

什么是西医群体化的治疗标准呢？大家知道，西医在对流行病、传染病的诊断和治疗上，首先关注的是引起疾病的细菌、病毒等外来病源。在对外来病源侵犯的病灶、病位准确诊断的情况下，对同一类疾病诊断与治疗都有一套相对规范的原则与标准。具体在对抗细菌、病毒的药物选择及用量、用法上，也就随之趋于群体化规范。即使有一些差异，也只是规范过程中一些局部性、细节性的小问题了。另外，西医在对外科疾病的诊断和手术治疗方面，群体化规范的标准则更仔细、更严格。影响外科诊断和手术治疗结果的往往是设备的配备问题，而不是医学自身的问题。在设备齐的情况下，不论什么时候，不论什么地方，只要诊断为同一种外科疾病，不分男女长幼，都执行相同的治疗原则与标准。这就是西医治疗标准的群体化特点，可以说是一病一标准、万人一标准。

由于西医面前的人，是局部结构、功能的人，因此呈现在西医面前的，永远是人的局部。局部出现了病变，便对着局部认识病变，对着局部解释病变的原因、机理。在西医的基础理论里，人体被划分为若干功能系统。这些建立在解剖学基础上的功能系统，与一般系统理论的系统，与中医五藏、五藏相互联系的整体系统，概念的内涵与外延完全不同。西医的功能系统是人身局部结构组织连成的系统，西医的人身整体是局部系统叠加起来的整体。所以，西医的临床诊断是关于局部组织与功能异常的诊断。即使在多系统同时发病的情况下，也只是多个局部组织与功能异常的相互累加而已。这在西医的临床诊断上，既不复杂，也不是难题。

西医的临床诊断明确之后，临床治疗自然是关于局部组织与功能异常的群体化对抗性治疗。如上所述，只要诊断为同一种疾病，不分男女长幼，都执行相同的治疗原则与标准。即使病情复杂一些，临床治疗也自然是各种个体化对抗性治疗的相加。20世纪70年代以来，西药不良反应导致的医源性、药源性疾病，引起了全世界的广泛关注。针对局部的群体化对抗性治疗而出现的药物不良反应，是造成医源性、药源性疾病增多的重要原因。在病情相对复杂的情况下，群体化治疗基础上的局部不良反应也随着病情的复杂而增加。这种局部不良反应的相加之和的问题，是当代西医面临的无法自我解决的最大难题。这一方面，大家可以于课后关注一下各方面的报道。这里不再举例说明了。

这里讲中医的个体化治疗原则，其实并没有什么新意。不过在当代中医临床治疗越来越经验化的情况下，辨证论治前提下的个体化治疗就显得更新鲜、更可贵。前不久在一次学术交流中，有学者谈到："个体化的具体治疗是临床治疗的最高标准。"这一提法原本出自世界卫生组织的一次会议，是在西医一病一标准、万人一标准的现实情况下，对人类医学未来发展的一种期盼。今天我可以断定：如果人类医学的总体模式不改变，如果西医独占人类主流医学的现状不改变，这一期盼将永远不可能成为现实。我以为应当在这一提法中加上"中医"两个字，即"个体化的具体治疗是中医临床治疗的最高标准"就好了。加上"中医"这两个字，不仅准确地揭示了两千多年来中医防病治病的一贯标准，而且也为中医走向世界和未来医学模式的改变指明了方向和道路。国内外许多人都曾经谈到过未来人类医学革命的问题，今天当着同学们把多年来埋在心里的一句话说给大家：中医基础理论与辨证论治走向世界之日，就是人类医学革命到来之时。

第九讲　中西医辨证与辨病之比较

辨证与辨病的比较，这个问题是四十多年来中医的热门话题，同时也是理论上一直在讨论的问题。中医辨证与西医辨病，本来就是各自临床上不同的两条路。我们在前面几次提到过这个问题，今天把前面一些思路重新梳理、讨论一下。

在西医生物医学里，临床上必须按照西医基础理论，找到疾病发病的原因，找到疾病的具体病灶。我们前面曾经提到，现代科学是描写的科学，因此西医也是描写的科学。它必须在自己系统化理论知识的基础上，把临床疾病的病理，包括发病原因、疾病性质、病灶部位等阐明或描写清楚。西医在纵向上分组织器官层次、细胞层次、分子层次等。或者用上一层次的病理解释下一层次的病理，或者用下一层次的病理解释上一层次的病理，这要看具体疾病在病理认识上的需要。我们前面也曾经提到，现代科学是还原性的科学，因此西医也是还原性的科学。在还原论里，物质就是西方哲学讲的原质，原质就是物质。因此西医属于研究构成人的物质或原质的医学。当对人的物质机体阐明或描写到分子这一层次时，就是人体物质结构的极限了，往下就是非生命领域了。可见西医对发病原因、疾病性质、病灶部位的病理认识，便定位在人体组织器官层次、细胞层次、分子层次的空间结构和功能里。而西医的临床病理诊断，则是上述层次的空间结构和功能在生化检验、影像检查室的再现。

在中医学里，临床上必须按照中医基础理论，找到疾病发病的原因、病机。中医对于人体局部组织、器官的认识，十分粗浅、模糊，细胞、分子水平则完全没有涉及。而西医组织器官层次、细胞层次、分子层次的病理研究与中医没有联系。我们前面也曾经提到，哲学是综合性的思维科学，因此中医也是综合性的思维科学。在哲学思维里，原生态的客观实在就是哲学思维里的原形。也就是说，原生态的原形就是哲学思维里的客观实在。因此中医属于研究原生态的原形之人的医学。原生态的原形之人是生命之人，运动变化是生命的本质特性，因此中医就是研究人的生命运动变化特征的医学。当偏离了原生态的原形之人的研究范围时，也就偏离了中医研究原形之人的具体对象了，而偏离中医研究对象的其他解释也便与中医学无关了。中医眼里的疾病，是五藏与五藏之间生、克、乘、侮的平衡关系被打破，或者流行于全身的气、血、阴、阳的正常消长被颠覆而产生的。因此中医的病因、病机，便定位在五藏与五藏之间平衡关被打破，人身气、血、阴、阳消长变化被颠覆的时间与空间里。中医临床病因、病机判断，一方面是中医工作者哲学思维和中医基础理论的素养，一方面是中医工作者临床智慧的积淀。这是西医的基础理论不可能解释，并且西医的生化检验、影像检查不可能代替的。

另外，西医的社会医学模式、心理医学模式，当代尚在发展完善之中。而西医的生物医学与社会医学、心理医学之间，是相互不交叉的三个分支。社会医学、心理医学虽然研究的也是现象的范围，但其理论与研究原生态的原形之人的中医学，相互并无明显的重合。因此在讨论中医辨证与西医辨病的比较时，不涉及西医社会医学与心理医学方面的内容。

一、中西医临床症状与证候的比较

1. 关于西医学的症状

西医的《诊断学基础》教材（1988 年第 2 版）在第一篇"症状学"开篇，对症状一词的定义解释说："疾病对病人引起的主观不舒服、不正常的感觉或某些病态改变称为症状，如头痛、发热、咳嗽、呼吸困难等，这是通过病人的主诉和对病人的问诊而得来的。医生通过对病人的体格检查得到的客观表现称为体征，如杂音、啰音、肝脾肿大等。广义的症状可包括体征。"接着进一步解释说："（症状）是认识疾病的向导，并能为诊断疾病提供重要的线索。"这里明确指出，症状来自病人的主动口述和医生接诊时的初步检查，是临床诊断向导、线索而不是依据。接下来的生化检验、影像检查和其他实验研究，才是对疾病做出准确诊断的依据。

这里以《诊断学基础》教材关于发热这一症状为例，将围绕发热的临床疾病分为两大类

第一，感染性疾病的发热。

感染性疾病的发热，西医临床上常见于：病毒性疾病，如流行性感冒，以及其他病毒性上呼吸道炎、病毒性肝炎、流行性乙型脑炎、脊髓灰质炎、麻疹、流行性腮腺炎、水痘等；细菌性疾病，如伤寒及其他细菌性上呼吸道炎、结核病、布氏杆菌病、细菌性心内膜炎、败血症、大叶性肺炎、猩红热、急性细菌性痢疾、丹毒等；支原体感染性疾病，如支原体肺炎；立克次体感染性疾病，如斑疹伤寒、恙虫病等；螺旋体感染性疾病，如钩端螺旋体病、回归热等；真菌感染性疾病，如放线菌病、念珠菌病、隐球菌病等；寄生虫感染性疾病，如疟疾、急性血吸虫病、阿米巴肝病等。

第二，非感染性疾病的发热。

非感染性疾病的发热，西医临床上常见于变态反应与过敏性疾病，如风湿热、药物热、血清病等；结缔组织性疾病，如急性播散性红斑狼疮、结节性动脉炎等；组织坏死与血液吸收性疾病，如急性溶血、急性心肌梗死、出血热、肢体坏死、大面积烧伤等；血液病、恶性肿瘤性疾病，如急性白血病、恶性淋巴瘤、癌、肉瘤等；内分泌代谢障碍性疾病，如甲状腺功能亢进、重度脱水等；体温调节功能失调性疾病，如中暑、重度安眠药中毒、脑出血、脑震荡等；植物神经系功能紊乱性疾病，如神经官能症等。

感染性疾病和非感染性疾病两大类的多种疾病之中，临床上都会出现发热；临床见到发热这一症状，也向医生提示了以上多种疾病发病的可能性。但是发热这一症状与上述疾病的临床诊断并无直接的、决定性的关系。临床上可以对症使用退热药以控制症状，但是退热与感染性和非感染性疾病的治疗，也无直接的决定性关系。因为对症治疗，并不是针对疾病病理的特异性治疗。

2. 关于中医学的证候

自从西医学传入中国以来，症状是随之而来的专门的概念。中医学里

原无症状这一名词，规范的概念称之为证候，简称为证。前面多次讲到，中医研究的"三道合一之人"与西医面对的局部结构、功能叠加之人，两者之间相差很大。所以"三道合一之人"表现在"整体层次上"的证候，是通过望、闻、问、切四诊所获知的疾病过程中机体"反应状态"的总和，是中医辨证论治诊疗体系里的核心概念。证候的内涵中虽然也有来自病人主诉的成分，也有认识疾病的向导、线索的意义，然而与西医里症状的内涵差别很大。推行中西医结合的六十年以来，症状与证候混淆，以及症状代替证候的现象越来越严重，这里引用的《中医诊断学》教材（1987年第1版）的用意也在于此。该教材第五篇第二章，原名为"症状鉴别"，其实应当是证候鉴别。为了与西医症状的临床意义做比较，这里仅举恶寒发热与壮热两则，以资对照。

第一，先看一看恶寒发热。

恶寒发热是病人在发热的同时必伴有怕冷的感觉，虽衣被厚裹或围炉近火亦不能解其寒象，是外感表证的主要表现。其病机类似于《伤寒论》太阳病或温病学卫分证阶段，多出现在以下的具体病机之中（计十六类）。

风寒束表：恶寒发热，恶寒重、发热轻，兼有身痛、无汗而喘。脉浮紧。多发于冬季。

风热犯肺：恶寒发热，发热重、恶寒轻，微汗出，头痛，咽红，口干，咳嗽。舌苔薄黄，脉浮数。多发于春季。

风湿客表：恶寒发热、身体困重、头眼如裹、关节疼痛。舌苔白腻，脉濡数。多发夏秋之季。

太阳中风：恶寒发热、自汗。脉浮缓。发于冬、春二季。

太阳伤暑：恶寒发热，兼有身重疼痛。脉弦细或芤迟。多发于夏暑之季。

暑温兼寒湿：恶寒发热，身形拘急，兼有头痛、无汗。苔腻。发于夏季。

湿温湿遏卫气：恶寒发热，身热不扬，午后热甚，兼有头身重痛、胸闷不饥、面淡黄。苔白腻，脉濡缓。多发于夏末雨湿之季。

温燥：微恶风寒，发热重而兼头痛，少汗，咳嗽、痰少而黏、鼻燥咽干，口渴。舌红苔白，右脉数大。多发于秋季。

凉燥：恶寒重，发热轻，兼头微痛，无汗，咳嗽、痰少而稀，鼻塞流涕，咽干唇燥。苔白而干，脉弦。发于秋季。

伏暑：恶寒发热，兼头痛无汗，心烦口渴，尿短赤，胸闷。苔腻，脉濡数。起病较急，发于秋、冬二季。

冬温初起：恶寒轻，发热重，兼有头痛无汗，口渴，咳嗽气逆。苔薄黄，脉数。发于冬季。

风水：恶寒发热，兼有眼睑浮肿，继则四肢及全身皆肿，四肢酸重，小便不利，咳喘。舌苔薄白，脉浮滑。多发于春、冬两季。

肺痈初起：恶寒发热，重则寒战，兼咳嗽，痰多而黏，胸痛、咳时尤甚，继则咳吐脓痰腥臭，口干，鼻燥。

烂喉痧：恶寒发热，兼头痛身楚，咽喉红肿疼痛，或有点状糜烂，皮肤隐有丹痧。舌红苔白而干，脉浮数。多发于冬、春二季。

肠痈初起：恶寒发热，重则寒战，兼有少腹痛、拘急拒按、痛连右足、屈伸不利，汗出。舌苔薄黄，脉浮滑而数。

疮痈初起：恶寒发热，局部有红、肿、热、痛，兼有头晕，食欲不振，大便秘结，小便短赤。舌苔白腻或薄黄，脉滑数。

第二，再看一看壮热。

人壮热是以发热较甚，扪之烙手，或出现恶热、烦渴的高热，是外感热病至中后期阶段，邪正交争、正盛邪实的表现。其病机类似于《伤寒论》阳明病或温病学的气分、营分证阶段，多出现在以下的具体病机之中（计八类）。

阳明腑实：潮热日晡加剧、手足濈濈然汗出、腹部硬满疼痛、大便秘结或纯利稀水，甚则烦躁不安、谵语。舌苔黄燥，脉沉实。

湿热邪留气分：潮热、身热不扬、午后增重、胸脘痞闷、头身困重、腹胀便溏、口渴不欲饮、呕恶不欲食。舌苔厚腻或淡黄，脉濡数或濡缓。

肺肾阴虚：潮热、午后或入夜发热，兼有盗汗、颧红、干咳少痰、头晕耳鸣、失眠多梦。舌红少津，少苔或无苔，脉细数。

阴虚火旺：骨蒸潮热、久热不退，兼有颧红盗汗、口燥咽干、四肢乏力、形体消瘦、咳嗽痰少而黏，或痰中带血。舌光红少津，脉细数。

瘀热内停：潮热、午后或夜间发热、咽燥口干、但欲漱水而不欲咽、身有痛处或腹有癥块，甚则肌肤甲错、两目暗黑。舌有瘀斑或青紫，脉细涩。

3. 关于证候与症状临床意义的区别

基于以上的陈述，中医的证候与西医的症状，虽然都来自病人的表述与医生的问诊，都在疾病诊断时有一定的向导和线索的作用，但两者各自的临床意义明显不同。

第一，西医的症状对于疾病诊断不具有主导作用。

不同版本的西医《诊断学基础》《内科学》教材都在首篇提到症状学，综合起来列举的症状名称不足二十个，如发热、咳嗽、胸痛、心悸、水肿、呕吐、腹泻等。在症状向导、线索的作用下，西医随即通过检验、检查，进入西医临床疾病的诊断、治疗领域。所以在西医的《诊断学基础》教材里，症状的内容少之又少。

相比之下，中医的证候与西医的症状则差别其大。一方面中医的证候不只是病人简单的口述和医生初步的问诊，而是临床四诊所见、所知、所想的总和；另一方面中医临床四诊所面对的是"三道合一之人"，是当代"生物—社会—心理"医学发展新模式里所能预见到的人类生命现象的总和。从这里提到的两个总和来看，中医通过临床证候，才全面认识了人类生命的现象及其过程。所以在《中医诊断学》教材里，证候的主导地位贯穿始终。应当说，中医基础理论与临床治疗体系，就是以证候为研究对象而形成的。

第二，症状与证候，分别进入中西医两者体系。

如上所述，西医以症状为向导、为线索，引领西医进入临床检查、检验的大门。当西医的临床检查、检验完成之后，西医对疾病的病理认识与诊断也便完成了。这时候，病人口述的症状在西医的诊断中便自然而然地被边缘化。与此同时，西医症状存在的最后临床意义，便是在必要时接受与诊断不直接相关的对症治疗——头痛止痛、咳嗽止咳、有痰化痰、有热退热……而对症治疗是连病人也懂得的治疗方法，本身的病理学意义十分有限。

在讨论中医临床治疗体系中的证候时，我们首先要指出：证候在中医理论与临床上的主导地位，并不是每一位临床中医接触每一位病人时，立即可以全面、真实、准确、合理把握的。要做到全面、真实、准确、合理，需要在临床的理论思维中一步一步地逼近。比如，临床上一遇到前面所讲的恶寒发热、潮热时，需要立即联想到前面教材里所讲的恶寒发热、潮热条目下的诸多病机分类。这是第一步。

第二步则要从与恶寒发热、潮热的诸多病机分类中，联想到不同病机分类中反映在望、闻、问、切上的不同病态证候。

第三步是理论思维功底坚实的临床中医才会联想到的。即不同病机分类的不同病态证候在藏象理论的参照下，它的常态证候到底应该是什么样的。用中医的一句口头话来讲，这就是"知常而达变"。

第四步则是将常态证候与病态证候相互参照、比较，并在四诊合参的理论思维中达到对病态证候的临床确认。

第五步才是以临床确认的病态证候为根据，进入中医临床中最复杂、最细致的"辨证求因、求机，审因、审机论治"的最后环节。

这里不难看出，在以上五步中我们反复讨论的证候，自始至终处于中医认识、思考、判断、决策的中心位置。这是我们对西医症状与中医证候进行比较时，必须深刻思考、认真消化的重点中的重点。至于第五步辨证论治的思维过程，我们将在下一节进一步具体讨论。

4. 从时空观念看症状与证候的区别

哲学是研究事物现象的科学，近代科学是研究物质结构、功能的科学。再具体一些讲，哲学是研究世间的"物之事"的，这"事"反映在人的大脑里的就是现象；近代科学是研究"物之质"的，把这"质"揭示出来的便是其结构与功能。现象是运动变化的，故现象的存在既是空间性的，也有时间性的；结构与功能是某一物质固有的、不变的，故结构与功能只有空间属性而没有时间属性。中医是哲学体系下的医学，西医是近代物理学、化学体系下的科学。以上这些观点，是我们在第一讲反复讨论的结论性观点。因此，西医只赋予了症状的空间意义，中医的证候却是时间与空间的双重存在。

在这里，我们想起了美国罗伯特·索科拉夫斯基讲解胡塞尔的现象学时所用的两个提法，即片段与环节。他要强调的意思是，现象学创始人胡塞尔所讲的现象，不是片段而是环节。所谓片段，好比从一部电影胶卷里剪下来的一小段胶片，洗印出来就是一张不动的空间平面照片。所谓环节，好比从一部电影胶卷里剪下来的可以播放数秒钟的一段胶片。如果把电影胶卷比作一条长链，那么这一段胶片就是其中的一个环节。每一部电影承载着一个在时间和空间中演变的故事，其中的每一个环节都是有时间和空间属性的一个部分。所以在哲学角度上看，西医的症状是不变的空间属性的显现，中医的证候却是变化着的空间与时间属性的过程。这一点，才是症状与证候在根本属性上的区别，也是以上讨论症状与证候时的重点中的重点。

另外，当西医进入人体局部组织、器官、细胞、分子水平时，呈现给人们的也只是不变的空间属性的显现。这里有一个最基本的事实，请大家千万不可忽视。从人们手中举起解剖刀的那一刻起，当人们接下来把视野集中在人体局部的组织、器官、细胞、分子的时候，这些局部在人体内既有的时间属性随即消失在人体解剖刀之下了。人体解剖是西医步入医学研究的第一关，所以从第一关之后的西医理论与临床，关注的重点自然是人体局部与局部疾病的空间特性，而不是人体局部与局部疾病的时间特性了。正是因为中医的证候在疾病过程中是不断变化着的，所以中医的病机、治则、处方用药，也必然是随着证候的变化而变化着的。所以从解剖与不解剖的意义上讲，这同样是我们讨论中西医关系时，不可忽视的重点中的重点。

在现实的中医教学与临床中，不少人认为中医临床证候的辨识，到了我们以上讨论的第二步也就可以处方用药了。以上讨论已经表明：我不是这样认为的。围绕这一问题的进一步讨论，留给在座的同学们，或者还需要留给同学们在以后的临床实践中逐步消化，也许才更好一些。

二、中西医临床病名的含义各异

1. 西医临床疾病的命名，大体有三类

第一类是直接以疾病部位、病源、病性命名的，第二类是以某某"症"来命名的，第三类是以某某"综合征"命名的。在不同时期，不同版本的教科书或大型专著里，在疾病命名上有一定的差异，但从总体上看，基本上是这样三类。2004 年由叶任高、陆再英担任主编的，普通高等教育"十五"国家级规划教材，全国高等学校五年制临床医学专业《内科学》第 6 版中，以疾病部位、病源、病性命名的疾病约占 80%，以"症"来命名的约占 12%，以"综合征"命名的约占 7%。与 1980 年由人民卫生出版社出版的，由林兆耆、戴自英担任主编的大型《实用内科学》相比，三大类疾病命名及各类疾病在全部疾病命名中的比例，也基本一致。

第一，病灶部位、病源、病性都比较明确的疾病占多数。

比如，在呼吸系统的疾病中，急性气管－支气管炎、细菌性肺炎、病毒性肺炎、真菌性肺炎、卡氏囊虫肺炎、支气管扩张、支气管哮喘、肺结核、慢性阻塞性肺病、肺源性心脏病、间质性肺病、胸膜积液、原发性支气管肺癌等。再如，消化系统疾病中，胃食管返流病、食管癌、胃癌、消化性溃疡、结核性腹膜炎、慢性腹泻、慢性肝炎、肝性脑病、胰腺炎、消化道出血等。这些疾病的病灶、病因、性质等都是比较明确的，治疗的思路、方法也都比较明确。

第二，病源不明或病性比较复杂的疾病名之为"症"。

比如，小动脉性肾硬化症、白细胞减少和粒细胞增多症、传染性球形细胞增多症、真性红细胞增多症、原发性血小板增多症、原发性骨髓纤维化症、遗传性出血性毛细血管扩张症、维生素 K 缺乏症、肢端肥大症、垂体功能减退症、尿崩症、甲状腺功能亢进症、甲状腺功能减退症、原发性慢性肾上腺皮质功能减退症、低血糖症、低血钾症、高血钾症、能量营养不良症、低钠血症、高钠血症、骨质疏松症等。

第三，还有许多称之为"综合征"的病。

在西医的临床上，或多种原因引起的，或原因不明的，或多种功能紊乱的，或病情比较复杂的，或多系统综合发病的，或临床上很少见到的，或遗传上比较罕见的……以上这些疾病，西医常常称之为"综合征"。

综合征在西医的文献里出现较早，比如，帕金森氏综合征、美尼尔氏综合征、华弗氏综合征等。以后由于对疾病认识上的改变，帕金森氏综合征称之为震颤麻痹，美尼尔氏综合征称之为迷路积水或耳性眩晕，华弗氏综合征称之为弥漫性血管内凝血。随着时间的推移，一些综合征消失了，另一些综合征出世了，前后对照不同的文献，这种现象十分多见。综合征作为一种病名，文献中也有不同的解释。前面提到的大型《实用内科学》中，即将综合征解释为"症群""症候群"。其中的"症候"二字，显然是从中医里的"证候"中演变而来的。而在中医临床向经验化方向倒退的过程中，"证候"与"症状"相混淆的问题，中医临床诊断标准"症候群"化的问题，同样也是从西医的"症群""症候群"演变而来的。这些情况，我们在后面还将进一步讨论。

在《内科学》教材里，综合征累计出现过 14 次：睡眠呼吸暂停综合征、急性肺损伤与急性呼吸窘迫综合征、系统性炎症反应综合征与多器官功能障碍综合征、病态窦房结综合征、艾森曼格综合征、肠易激综合征、肾病综合征、Fanconi 综合征、骨髓增生异常综合征、抗利尿激素分泌失调综合征、Cushing 综合征、伴瘤内分泌综合征、代谢综合征、干燥综合征。

第四，关于以上三种西医病名的进一步讨论。

这里提到的《内科学》教材里，直接讨论临床治疗的内容有 9 章，共含 244 种临床疾病。其中，《呼吸系统疾病》《循环系统疾病》《消化系统疾病》《泌尿系统疾病》《结缔组织病和风湿病》《理化因素所致疾病》这6 章中，含临床疾病 140 种。这些疾病的病位都在人体的组织、器官层次，病灶、病源、病性清楚，诊断的难度不大，治疗的经验积累也多。所以在这 140 种临床疾病中，直接以疾病部位、病源、病性命名的疾病共 129 种，占 6 章临床疾病数量的 92%。而以"症"与"综合征"命名的疾病仅 11 种，占 6 章临床疾病数量的 8%。

《内科学》教材里另外 3 章，即《血液系统疾病》《内分泌系统疾病》《代谢性营养疾病》，共含临床疾病 74 种。直接以疾病部位、病源、病性命名的疾病 44 种，只占 3 章临床疾病总数量的 60% 。以"症"与"综合征"命名的疾病达 30 种，占到 3 章临床疾病数量的 40% ，是前面 6 章中这两类疾病所占比例的 5 倍。

在这 3 章临床疾病中"症"与"综合征"所占比例如此之大，我们分析与以下三个方面的原因有关。

其一，西医对人的研究从组织、器官、细胞、分子的方向自上而下地走过来，越是往下则离整体的人越远。倘若由分子再往下一步，则彻底地告别了人而进入了非生命领域。由于这 3 章疾病中细胞层次上的疾病所占比例较高，所以与组织、器官层次的疾病相比，其病灶、病源、病性则自然不清，诊断的难度也自然较大。

其二，当疾病到了细胞层次上的时候，表面看是西医对疾病的认识越来越深，实际上是西医与生命整体之人的距离越来越远。对于西医的研究而言，在对人体由组织、器官、细胞、分子自上而下层层深入的关系中，也同样包含着由分子、细胞、器官、组织自下而上层层从属的关系。由于细胞居于组织、器官之下，从属于组织、器官，所以西医针对细胞而采取的对抗性治疗，必然因其从属关系而存在越来越大的局限性。具体在临床实践上讲，一方面特异性治疗的药物选择越来越难；另一方面药物的不良反应也随之越来越多。

其三，也是最值得人们深思的两方面问题。一方面，"症"与"综合征"背后的危机是西医的特异性治疗在这里遇到的自我碰壁；另一方面，西医的基础理论研究在这里需要认真地自我反思。医学研究的根本任务与目的，是要更好地保护生命、治疗疾病、拯救生命。"症"与"综合征"的出现，令人联想到前面讨论的"症状"和"对症治疗"。尽管"症""综合征"与"症状""对症治疗"并不完全相同，但是西医临床病理与临床治疗上明显的裂痕或不对应现象，是不容疏忽的。在这些疾病的治疗上，肾上腺皮质激素、胰岛素、雌性激素、雄性激素及种种内分泌补充制剂的广泛使用等，都说明了这一点。为什么不能针对临床病理，通过直接改变病理而治愈疾病呢？这不仅说明西医基础理论与临床治疗的局限性，而且也正是需要西医冷静自我反思的重要学术问题。

2. 中医疾病的病名大体也分三类

一类是以阶段性的病机命名的，一类是以典型的临床表现命名的，另一类是以中医的疾病直接命名的。这里主要参照《伤寒论》《温病条辨》《金匮要略》和《中医诊断学》《中医内科学》的讲义加以说明。

第一，以阶段性的病机命名疾病主要是中医的外感病领域。

中医外感阶段性的病机，是按层次不断深入、不断变化，最终达到对病精准认识的。只有临床医生的思维对病机达到精准认识的时候，接下来才会考虑立法、选方、用药。可以说，从临床医生认识病机的第一步，到他对精准病机的真正认可，病机在他的思维中一层一层深入、一层一层略过。而这一层一层深入、一层一层略过病机，彼此有由浅到深、由粗到精的联系，但彼此又各不相同。

《伤寒论》关于外感病全过程的病机，是层层深入的。

其一，《伤寒论》对外感病的病机，先分为三阳与三阴病两大类。三阳病的病机特点主要是正气盛而邪气实；三阴病的病机特点主要是正气已虚而邪气不去。

其二，《伤寒论》从三阳与三阴病两大类，接着进入六经病的病机层次。三阳病里太阳病的病机特点是外感病初起，病在表、在肺、在营卫的阶段。少阳病的病机特点是枢机不利、邪热内郁的阶段。阳明病的病机特点是正盛邪实、壮热内蕴的甚极阶段。三阴病里太阴病的病机特点是正气已虚、脾阳不振的阶段。少阴病的病机特点是正气大虚、邪气过盛的危急阶段。厥阴病的病机特点是正气大虚、邪气不去、枢机不利的危重阶段。

其三，在六经病机之后，才是更为复杂的种种具体病机的分类鉴别。例如，太阳病之中，有中风、伤寒、温病之分；太阳病中风、伤寒、温病三者之中，各有传经与不传经的区别，更多的还是多种兼证、变证、合病、并病、疑似病，以及因治疗不当而出现的多种病入三阴而濒临死亡的坏病。这诸多的兼证、变证、合病、并病、证、疑似证，以及多种病入三阴而濒临死亡的坏病，各自的病机皆各不相同。自然，各不相同的病机在治疗的立法、选方、用药上也各不相同。其实，《伤寒论》讨论到六经病机辨别之后的种种复杂病机的辨别这一步时，也就与临床种种杂病的病机辨别相互融在一起了。所以世人常说，《伤寒论》的方剂同样可以治多种具体的临床杂病，其中的道理就在于此。因此我们也可以说，这就是中医的临床诊断治疗的特色。

许多行外人甚至西医们如果把中医的《伤寒论》与西医的《传染病》并列起来，那就大错特错了。至少就病机来讲，中医临床上的病机是随时随病的变化而变化着的。这在西医《传染病》的病理诊断与治疗来看，简直不可思议。根本的原因在于：中医是不断变化着的病机，西医一经确诊则是不再改变的病理。

接着讲的温病学，也是中医外感病学的重要组成部分。《温病条辨》中的语词、概念系统，与《伤寒论》有一定的差异。但是其所遵循的基础理论和辨证论治的临床模式，与《伤寒论》却是基本相同的。关于外感病全过程的病机辨别，《温病条辨》先分上、中、下三焦，再分卫、气、营、血。临床在分辨三焦与卫、气、营、血的基础上，进而辨别每一个具体外感病患者来诊时的具体病机特点。这里就不再重复解释、说明了。

总而言之，从病机的意义上看，《伤寒论》的三阳、三阴和六经辨证，《温病条辨》的三焦和卫、气、营、血辨证，都是外感病过程中在外来邪气与人体正气的相互作用之下所表现出来的阶段性的病机特点。而两者病机表述与解释各异的原因，只不过是不同历史时期的不同医学家的不同学术用语而已。当代不少人往往把《伤寒论》与温病学两者对立起来，说什么《伤寒论》是讨论风寒外感病的，温病学是讨论温热性外感病的。这其实是对中医藏象理论的误解而造成的一些偏见。我在《医理求真》一书第二章《伤寒与温病体系的同一性》《新感、伏邪析疑》《温病病因的厘正》三节中，系统地说明了以上这些问题。只要临床中医能够熟练掌握《伤寒论》和《温病条辨》各自总的阶段性的病机特点，在临床上就可以随机应变，并准确认识每一个具体外感病患者的具体病机特点了。在此基础上，接下来的审因、审机论治，自然只是水到渠成的照章办事而已。

第二，以典型的临床表现命名的疾病。

以典型的临床表现命名，是《金匮要略》及中医内、外、妇、儿各种临床教材中，较为普遍的命名习惯。

《金匮要略》是张仲景在杂病诊断治疗方面的专著。其中有的疾病以典型临床表现命名，有的是直接以特定的疾病命名的。以典型临床表现命名的疾病有：痉病、胸痹、心痛、腹满、咳嗽、消渴、小便利、惊悸、吐衄、下血、呕、吐、哕、下利等。

中医内、外、妇、儿临床各科，以典型的临床表现命名的也很普遍。以《实用中医内科学》为例：高热、神昏、抽搐、喘促、胃痛、腹痛、呃逆、便秘、脱肛、遗尿、遗精、早泄、尿浊、不寐、多梦、胁痛、眩晕、麻木、鼻衄、头痛等。

第三，直接以临床疾病命名。

直接以临床疾病命名，是《金匮要略》及中医内、外、妇、儿各种临床教材中，较为普遍的命名习惯。

《金匮要略》直接以临床疾病命名的有风湿、暍、百合、狐惑、阴阳毒、疟病、中风、历节、血痹、虚劳、肺痿、肺痈、奔豚气、寒疝、痰饮、水气、黄疸、肠痈、妊娠病、产后病、妇人杂病等。

《实用中医内科学》直接以临床疾病命名的有：风温、湿温、秋燥、痢疾、霍乱、肺痨、鼻渊、痞满、淋病、癃闭、癫狂、癫痫、疝气、忧郁、水肿、瘿病、痹证、脚气等。

以上讨论的中医三类病名，不论以阶段性的病机命名疾病，以典型的临床表现命名的疾病，还是直接以临床疾病命名的疾病，都只是文献疾病分类上的表达形式而已。临床上不论遇到哪一种疾病，都必须回到中医基础理论指导下的逻辑思维之中，准确认识导致疾病的病机。然后以病机为根据，方可有的放矢地对疾病进行治疗。也就是说，支撑中医病名的是病机，决定中医临床治疗的也是病机。

3. 西医病名基于病理，中医病名基于病机

基于上面的讨论，不论西医的病名还是中医的病名，也不论西医的病理，还是中医的病机，都是以各自的基础理论体系为根据的。换句话说，

中西医各自的病名从属于中西医两个不同的基础理论体系。西医的病理诊断是西医病名的根据，中医的病机诊断是中医病名的根据。至于中西医各自命名在文字、语词上的异同问题，那是由不同的医学理论体系内各自的概念规定性而决定的。也就是说，中医与西医两种医学理论体系的概念之间，往往存在着一定的文字、语词上的交叉，但是不能因为这一点而望文生义地将两种医学理论体系的概念相互混淆。在文化、科学的传播和发展中，这种一字多用、一词多义的问题，是一种普遍的文化现象。尤其在相邻学科之间，文字、语词相同或相似而概念内涵彼此不同的问题，尤其不得望文生义、不求甚解地彼此混淆和泛滥。一百多年来的西学东渐中，中医与西医基础理论体系之间彼此概念混淆和泛滥的问题，表现得十分突出。而在西学东渐的潮流下，受害的主要是中医一方。所以厘正彼此概念的混淆和泛滥，则成为中西医比较这一课程的重点任务之一。

第一，西医的病名是以病理诊断为基础的。

西医在临床上遇到病人时，首先会询问病人有什么症状表现，并做些视、触、叩、听、嗅之类的一般性检查，接着便进入心电图与超声诊断、实验室诊断、X 线诊断相关检查阶段。当准确查明病人的病灶、病源、病性之后，才能做出明确的病理诊断。所以西医临床的病名往往是以病理诊断来命名的。例如，细菌性支气管肺炎、病毒性肺炎、肺炎衣原体肺炎、病毒性咽喉炎、支气管哮喘、肺脓肿、肺结核、原发性支气管肺癌、慢性阻塞性肺疾病、支气管扩张症、急性呼吸窘迫综合征、胸腔积液、慢性肺源性心脏病等。倘若未经过心电图、超声波、实验室生化检验、X 线透视检查等，在西医基础理论意义上的临床病理诊断不明确，病名则不能确定，治疗也不便进行。

当西医临床病名确定之后，在疾病的不同病程阶段，治疗的基本原则不会改变。比如，肺结核，不论在浸润期还是空洞期，利福平、链霉素之类抗结核药物，还是按照规范的疗程持续不变地使用的。再如，在西医至今并无理想的抗病毒药物可供选择的情况下，2003 年香港 SARS 流行期间，宁可超过常规剂量十多倍而孤注一掷地使用利巴韦林、类固醇的做法，让人们见证了西医病理诊断在临床上不可动摇的决定性。

第二，中医的病名是以病机诊断为基础的。

我在《中医临床辨惑》一书第五章《辨证论治的思维程式及临床举隅》中，有一张"辨证论治的思维程式示意图"。这一章是专门讨论中医临床辨证论治思维程式和过程的，理论性、逻辑性比较强。图中将中医临床辨证论治的思维程式和过程概括为由先到后依次联系的十个环节。请大家仔细读一读那一章，对于我们这里讨论的"中医辨证与西医辨病两条路"一定很有益处。联系本书多处提到的三道合一之人，为了在这里便于大家前后系统地对照和理解，因此将临床辨证论治逻辑思维的全过程简单地归纳为先后联系的十二个环节。这十二个环节如下：

三道合一之人（含三十余项要素）──→藏象学说系统──→望、闻、问、切四诊及合参──→初步病机──→临床病机──→病机诊断──→确立治疗原则──→选择基本方剂──→合理使用药物──→形成临床处方──→复诊评估判断疗效──→新一轮辨证论治。

这十二个环节之间，是由先到后依次联系、指导、决定的关系。三道合一之人和藏象学说系统，是中医基础理论甚至整个中医学的基石，是这十二个环节的理论根据。在临床辨证论治逻辑思维的全过程中，望、闻、问、切四诊，是三道合一之人和藏象学说系统在中医临床上的展现。一个对三道合一之人和藏象学说系统有完整理解的中医临床人士，就可能在四诊的过程中，全面、真实地掌握病人的临床证候。明代张景岳曾经指出："望、闻、问、切，欲于四者去其三，吾恐神医不神矣。"指的是中医临床人士如果胸中没有三道合一之人和藏象学说系统，只靠病人的口述和一项问诊是难以全面、真实掌握病人的临床证候的。所以望、闻、问、切四诊，是中医临床辨证论治的重要基本功。接下来的以四诊合参为前提的初步病机、临床病机、病机诊断，是中医临床辨证论治的核心中的核心。

如果中医临床失去了中医基础理论的基石，四诊中的望、闻、切三诊也便随之流失，接下来的初步病机、临床病机、病机诊断，也随之流于形式。到了抓不准病机诊断这一步，整个中医辨证论治的临床优势，便彻底地倒退回《黄帝内经》之前的经验性治疗的水平了。如果中医的临床辨证论治由此异化为西医针对症状的"对症治疗"，中医独到的临床治疗优势也便彻底蜕变为经验疗法了。所以，由于中医临床辨证论治的萎缩而导致的中医临床经验化，已经是当今中医临床的现实。这也是我们在这里反复讨论的真正意图。

中医的病机诊断与西医的病理诊断相比，彼此的根本区别有两点：

其一，两者都是以各自的基础理论为根据的临床延续，因此两者之间没有可比性，也没有可代替、可融合性。

其二，西医的病理诊断明确之后，它在疾病的不同病程阶段治疗方法是不会变的，中医则不同。在中医的临床过程中，每一个诊次的证候都在变化，每一个诊次之后的病机也在变化，治疗的原则与方剂药物当然也要随之改变。相比而言，如果说西医的临床是不变的病理，那么中医的临床则是变化着的病机。假如一次一次临床诊断的病机不变，这位医生的临床水平就很值得人们怀疑了。

三、从证候的异化到中医病证诊断标准

我在《中医复兴论》一书第一章第二节，专门讨论了證、证、症、候的沿革和证候意义的研究。研究的结论表明：在三千多年的中文繁体字时代，由言、正组合而成的"证"字逐步变成了一个死字，其含义已经包融在言、登组合的"證"字之中了；而"症"字是言、登这个"證"字的俗字，与毛病、病證雷同，没有独立的意义。故在历代的中医文献中，"證"是唯一的规范字，"證"与脉、舌、色三者意义相同，是四诊所见的临床表现，统称为"證候"。所以"證候"是具有时间与空间双重特征的中医理论体系中的核心概念之一，其定义是：生命过程中表现在整体层次上的机体反应状态及其运动变化。

1964年文字简体化改革以来，在"證"字被简化字"证"取代的同时，"症"字也被保留了下来。1964年以后的辞书中对"症"字有两个解释：一是"症状"，为西医所常用；一指"症结"，取代了繁体字里的"癥"字。如前所述，西医的"症状"是西医进入临床诊断的向导、线索，进入生化检验、影像检查的病理学诊断之后则相对淡化；中医的证候及其

运动变化是临床辨证论治全过程中须臾不可疏忽的诊断依据。因此自从1964 年之后，随着中西医结合的不断发展，症、让两个字并存于中医学体系内，从此形成了西医的"症状""体征"与"证候"相互混杂的局面。

后来症从西医《实用内科学》的"症群""综合征"，变异出中医学体系内"症（证）型""症（证）候群"等提法。又以西医体系内的"症状"，代替了中医体系内"证候"，还将中医作为临床表现的"证候"，扭曲为中医疾病本质的"病机"。由于变异、扭曲而来这些概念都是中医体系的核心概念，因此在核心概念歧义与扭曲的同时，造成了当代中医学理论与临床体系颠覆性的严重混乱。为了澄清当代中医理论体系与临床辨证的严重混乱，这里则需要从证候在临床中真实显现这一源头上谈起。

1. 从证候在临床真实显现看证候的异化

中医的证候在临床中完整、真实的显现，是决定中医临床辨证论治成败的关键。我们这里着重从以下六个方面，讨论如何做到中医的证候在临床上完整真实显现的问题。

第一，关于证候的变化特征。

在当代流行的"症（证）型""症（证）候群"的习惯里，证候在疾病中不断变化的时间属性被丢掉了。病人主诉中所讲的头痛、咳嗽、呕吐、腹泻等空间属性的内容，成为"症（证）型""症（证）候群"的主要成分。与此同时，疾病过程中由于病人心理特点、生理特点、生活习惯、土地方宜、四时气候、社会条件等因素而存在的证候内容，也被忽略掉了。比如，同样的一个湿温病，南方与北方患者的证候表现往往不完全相同。再如，《黄帝内经》讲的阴阳二十五人，每一类型的人在感受风寒之后的证候表现是不会完全一样的。所以，病人讲出来的证候固然是客观实在，而疾病过程中运动变化的证候也是客观实在。当疾病过程中证候的时间属性被丢掉之后，无疑会造成中医辨证论治特色与优势的严重损伤。

张景岳说："不知《易》，不足以言大医""《易》为医之理，医为《易》之用。"这里不知《易》的"易"，指的是《周易》；而《周易》要明确告诉我们的，则是用运动变化的思维来看天地万物不断变化的道理。为什么中医不能脱离《周易》呢？因为《周易》的易，就是变易。而证候是一种状态，状态是在不断变化着的。所以我们必须以《周易》变易的哲学道理，读出证候不断变化的道理来，读出证候的时空二重性。否则那就是白读书、读死书了。如果我们在"症（证）型""症（证）候群"的习惯影响下，把中医的证候误以为西医的症状，那就是读错书、错读书了。

第二，证候在理论中完整真实的再现。

早年在学习《实践论》时，有这样一段让我至今记忆犹新的话："感觉到了的东西，我们不能立刻理解它，只有理解了的东西我们才会深刻地感觉它。"这段话要告诉人们的就是现象在理论中再现的问题。其中感觉到了的东西，相当于中医的证候；其中理解了的东西，则相当于中医的病机。

中医临床一开始对疾病证候有一定的认识之后，便会在理论思维中对其病机形成初步的判断，比如肝阳上亢、肝胃不和、气血不足等。接着医生将带着初步的病机判断返回临床四诊，在发现新的临床证候的基础上，形成对病机的新的理性判断。如此经过多次反复，对证候的认识越来越详细，对病机的判断则越来越深入、越来越准确。用哲学的语言讲，这就是现象在理论中的深入与再现。随着现象在理论中的不断深入与再现，人们对现象背后的事物本质的认识，也就越来越深刻了。

一个病人走进诊室内，医生在短短十几分钟之内，他的思维围绕着临床证候—经络藏象—病因病机这一组中医核心理论，在不断地多次的反复之后才会对一个病人的疾病病机形成准确的判断。围绕这一组核心理论不断、多次的反复思考，就是在现象与本质之间艰苦哲学思维的过程。这种现象在理论中不断深入与再现的哲学思维过程，病人和西医，是理解不了的。

《金匮要略》在第一篇第一条中说："见肝之病，知肝传脾，当先实脾。"意思是临床见到肝病的证候时，根据藏府相关理论便应该知道往后可能出现脾病的证候，所以在治疗上应该提早懂得"当先实脾"的道理，便可以取得主动，治病于未然。这其实也是《素问·至真要大论》"谨守病机""有者求之、无者求之"的思想，是把尚未出现而将要见到的"无"，纳入"无病早防、有病早治"的思维智慧里。

第三，证候在临床中完整真实地呈现。

证候在理论中的再现，取决于临床医生的理论基础；证候全面真实地体现于临床，取决于临床医生的人文素养和临床水平。

中医临床四诊中，内容最丰富而又最难把握的，是望诊和切诊。人们提到当年秦越人的"入虢之诊、望齐侯之色"都十分羡慕他望诊的功力。其实在日常临床中，病人的神色形态都活生生地展现在临床医生面前，只是秦越人那样的医生一看便知，而人文素养不足和临床体验不深的人视而不见而已。当年我的老师告诉我，生活中要多留意观察所有的人，包括所有常人与病人。他还调侃地说："这一辈子你若能看到神色形态完全一样的两个人，你把这两个人请来我们一起讨论。"我后来逐步明白，一个人面部的神色形态，就像一部读不尽、悟不透的经典；每一个人的五藏六府和气血阴阳的盛衰消长、生克顺逆、寒热胜复、虚实真假，都毫无保留地摆在医生的面前。看得多了，想得多了，自然会逐步了然于心中的。倘若把一位病人的临床望诊与分析写下来，只怕也少不了一两天的工夫。人们常常说，中医四诊要靠一个人的悟性。我觉得这悟性，只不过是人文知识积累较多，哲学思维训练有素的中医日复一日地辨证论治而已。这其实就是证候在临床中全面真实呈现的问题，只是人们平常不这样说罢了。

曾经有同学问到如何提升望诊的水平时，我说了一句经常挂在口头的实话："多读几遍《红楼梦》。"书中的核心人物三四十位，每一个人物都写得栩栩如生、活灵活现。熟悉《红楼梦》的读者只要听到其中的某段对话，或者关于一个人的一段描写，他便能说出来此人是谁。一位临床中医若要有这般知人知心的人文素养，还担心临床上读起一个人面部的神色形态来，会有什么困难吗？

切诊也一样，中医界有一句流行的话："胸中了了，指下难明。"这其实是一个由书本知识到临床应用的问题，是临床阅历不足和四诊合参的哲学思维太少的缘故。比如，就浮脉的主病而言：在浮脉主表，里必下足的前提下，还进一步有浮迟风虚、浮数风热、浮紧风寒、浮缓血虚、浮虚伤暑、浮芤失血、浮洪虚火、浮微劳极、浮濡阴虚、浮散虚剧、浮弦痰饮、浮滑痰热等不同的主病。这当然也是一个证候在临床中全面真实呈现的问题。只要四诊合参的哲学思维习惯养成了，自然就不会抛开其他三诊而独说"指下难明"了。

中医临床四诊中，望诊与切诊内容最丰富，也最复杂。单独研究文献而不从事临床的"读书匠"，除了感到这两方面内容难以完整、准确地书面表达之外，还讲出一句讳莫如深的糊涂话："可意会而不可言传。"这其实是脱离中医临床实践而囿于纸上谈兵之故。我国历史上不少仕途不就的读书人，遁于医书之中而修成自作高深的"中医作家"者不在少数。欲达到证候全面、真实的临床呈现，既要读好哲学经典，又要投身临床实践。这一点，同学们一定要牢记。

第四，关于异证同机的问题。

中医学里，证候与病机之间的关系，与哲学里现象与本质之间的关系一样。从证候或现象出发，在逻辑思维中以认识病机或本质，这在同类学科里本来就是一回事。表面上貌似异证同机的情况是有的，但是从深层上看，证候与病机的内在关系，完全没有矛盾。典型的例子是《伤寒论》里桂枝汤的使用。《伤寒论》里的桂枝汤用于太阳病中风的治疗，临床证候主要是头痛、发热、汗出、恶风、脉缓等，主要病机是肺经的卫气不固。《伤寒论》中治疗自汗时出现的"病人脏无他病，时发热自汗出而不愈者，此卫气不和也"用桂枝汤；在治疗太阴病中风时，用桂枝汤；《金匮要略》中治疗妇人妊娠恶阻，也曾用到桂枝汤。表面上看，临床表现有部分不同，但其病机都是卫气不固。从《黄帝内经》营卫之气生于中焦脾胃的理论原则上看，太阳病中风、卫气不固的自汗、太阴病中风、妇人妊娠时的脾胃不足者，都基于中焦脾胃中气不足这一原则。所以这里的异证，其实是站在脾胃中气不足这一病机上，来看从属于这一病机之下的证候时，所见到的一些小异。而站在脾胃中气不足的病机上看那一些小异的各种证候，其实是同机之下的证候总和。以上四个共同用桂枝汤治疗的这些临床实例，固然可以理解为用药灵活，但从本质上看则是中医异证者同机，同机者同治的具体见证。

第五，关于证候真假的问题。

事物的外部形式常常歪曲和不正确地表达事物的真正本质。故人们常提醒说"不要被现象所迷惑"。在中医临床上也常有"内真寒外假热""外假寒内真热"的现象。所谓"大实有羸状，至虚有盛候"等，即是指此。这里的假热，其实是真热；这里的假寒，同样是真寒。只是临床阅历不深或者临床粗心大意的人容易出现的失误，故在提醒而已。这种情况在忽视其内在病机的"症（证）型""症（证）候群"中，是无法得到解释的。

第六，关于证候的因果联系、异时连续问题。

在中医临床辨证中，今天的病机是昨天病机的果，今天的病机则是明天病机的因，而证候又是随着病机的变化而变化的。如果不能完整地了解昨天的病机与证候，就不能准确地理解今天变化了的证候，自然也就难以把握今天新的病机。必须把握了昨天、今天的证候与病机变化，才可能掌握明天的疾病演变趋势、预后转归及治疗。这里讲的昨天、今天、明天，是借以说明过去、现在、未来三个时限上病机变化的因果关系和证候异时连续的病程关系。其实，这正是中医辨证求因（机）、审机论治的原则和治病求本思想的含义。

我在《中医复兴论·日本汉方医学衰落轨迹》一节里，用哲学语言表述了中医临床疾病的特点：疾病是一个时间上无数的异时连续的因果关系和空间上无数的相互依存关系交织的不断变化的过程。这样的表述好像有些绕，主要意图在于从时间与空间两个维度上来强调中医的疾病观。从时间上讲，它是不断运动变化着的前后因果关系；从空间上讲，它是多样性相互依存的构成关系。把运动变化着的，多样性相互依存的双方联系起来，就好像一张由时间与空间交织在一起的网。疾病病机是这个样子，疾病的临床表现也是这个样子。所以，证候在人身上变，在时间过程中变，而只有在证候演变的过程中，医生才能把握疾病演变的趋势及其演变趋势所展现的病机。

如果你拿出一份记录某一位外感病人三个诊次的临床病历，把一次一次的病情诊断与治疗连贯起来仔细观察和思考，你就会感觉到临床上的证候在变，病机在变，治疗方法也在变。这时候你便会体会到一张时间意义与空间意义交织在一起的网，以及支撑这一张网的病机在中医临床上的重要意义。

以上讨论了证候在临床中完整真实地呈现问题。为什么会造成当代中医证候的异化？其实，对照我们在以上八讲里的讨论，对照我们在本讲关于中西医临床症状与证候的比较、中西医临床病名的含义各异的讨论，造成当代中医证候异化的原因，已经无须再讲了。这种异化造成的结果是：

其一，素有神、圣、工、巧之喻的望、闻、问、切四诊中，居于重要地位的神、圣、巧，则退居为中医临床上空有其名的摆设。医生与病人对话交流式的问诊，独占了中医临床诊病的主位。如此的临床证候，已经完全失去了临床疾病表现的完整性、真实性。

其二，按照以上临床辨证论治逻辑思维的"十二个环节"，临床证候失去了应有的完整性、真实性之后，三道合一之人、藏象学说系统、初步病机、临床病机、病机诊断这五个环节的理论地位与价值，则随之失去了存在的意义。其后的确立治疗原则、选择基本方剂、合理使用药物、形成临床处方等环节，也随之失去了可靠的临床根据。

其三，在这种情况下的中医临床辨证论治，便无可幸免地沦落为《黄帝内经》之前的经验疗法了。无论今天采取什么名义去包装和美化，中医都无法改变其朝着早期经验疗法倒退的厄运。

荀子谈到治学时说："心枝则无知，倾则不精，二则疑惑……观物有疑，中心不定，则外物不清……以疑决疑，决必不当。"孙思邈谈到对医生的要求时说："为医者，无一病不穷究其因，无一方不洞悉其理，无一药不精通其性，庶几可以自信，而不枉杀人矣。"王焘在谈到医生的责任时说："庸臣误国与庸医误人，其情同，其罪均，而其源皆本于不学。"叶天士在谈到医生临床时说："盖病有见证，有变证，有特征，必须见其初、终、转、变，胸有成竹，而后施之以方药。否则，以药治病，实以人试药也。"吴鞠通谈到辨证时说："不求识证之真，而妄议用药之可否，不足与言医也。"喻嘉言曾告诫人们说："不学无术，急于求售，医之大过也。"这里我们还要提到张景岳的警句："望、闻、问、切，欲于四者去其三，吾恐神医不神矣。"可惜千百年前中医前辈们不断殷切告诫，并未能唤醒当代中医学海迷途人。

2.《中医病证诊断标准》与辨证论治相违背

以上讨论告诉我们，证候在临床的真实显现，是一个极其复杂、极其严肃的问题。如果不首先对证型、症候群及症状代替证候，证候代替病机这一类核心概念进行认真的厘正，中医理论与临床每往前走一步都将面临严重的困难和混乱。

20 世纪 80 年代初，国家在科学技术领域大力展开标准化、规范化工作，是我国科学进步的必然。准确地讲，科学本身就是规范和标准的学问。科学技术标准化、规范化，实际上是应用学科里的工程、技术的标准化、规范化。但是中医与其他科学技术领域不同。中医临床病证诊断治疗的标准化、规范化，首先是中医基础理论体系自身的概念范畴体系的规范问题。而且中医基础理论体系的规范，首先是对证型、症候群、症状、证候、病机等核心概念的规范。这两个首先要解决的科学层面上的规范不进行，中医临床病证诊断治疗的标准化、规范化就不具备起码的条件。

20 世纪 80 年代初，中医界标准化、规范化的呼声很高。当时中医界有两本对中医病证诊断治疗标准化、规范化影响较大的书：一本是《中医症状鉴别诊断学》，一本是《中医证候鉴别诊断学》。在没有对中医基础理论中固有的证候进行定义的前提下，《中医症状鉴别诊断学》把当年流行的"症（证）型""症（证）候群"称之为"症状"；在没有对中医基础理论中故有的病机进行定义的前提下，《中医证候鉴别诊断学》一书把"病机"称之为"证候"。这显然是中医传统理论体系中两个核心概念相互混淆的逻辑错误，或者是对两个固有的核心概念人为造成的严重不规范。企图跳过中医基础理论体系自身的概念范畴体系的规范，甚至连被自己搞乱了证型、症候群、症状、证候、病机等核心概念的规范也不去做，那怎么可以呢？这一问题，我在前面的《从证候在临床真实显现看证候的异化》一文中，已经反复讨论过了。而且我在《中医复兴论》第二章第二节一开头就曾经说过："欲致其高，必丰其基，欲茂其末，必深其根。否则如同沙滩上建高楼，根基不固而寄望于热情或者侥幸，终将难免事与愿违，甚至楼毁人亡的结局。"这一点，其实当时许多人都看到了。

1990 年由我负责筹办在湖南长沙召开的中华全国中医学会"中医病名

证候规范化学术研讨会"期间，我接到了湖南省中医研究院教授、《中国大百科全书》中医卷的编写人之一的欧阳锜老师的一封亲笔信。信中主要讲述了分管《中国大百科全书》医学卷的一位副主编，对中医方面的书稿中病、证、症以及证候、症型、证型、病性、病位、病势、病机、病因等概念（述语）混乱的问题，并提出了尖锐的质疑。欧阳锜老师希望我深入关注、研究此事，并希望在我负责筹办的那次学术会议上引导大家深入讨论。会后，欧阳锜老师邀我到他的家里，从得与失两个方面详细地谈了他对正在开展的中医规范化、标准化研究的思考与不同看法。然后把他在这方面的研究资料交给我，要我结合此次学术会议的研讨深入研究下去。这就是 1996 年我发表的《證、证、症、候的沿革和证候定义的研究》一文，收录于《中医复兴论》第二章第二节。

当年在全国应用学科里的工程、技术标准化和规范化的高潮中，中医的标准化、规范化也在持续进行。1994 年 6 月 28 日，由国家中医药管理局发布了《中医病证诊断疗效标准》。众所周知，《黄帝内经》奠定了中医学的科学原则与标准。而《中医病证诊断疗效标准》却明显淡化、忽视了《黄帝内经》奠定的中医学科学原则与标准。这里随机从中抄录《黄疸症的诊断依据、证候分类、疗效评定》一节，以资参考、讨论。

黄疸的诊断依据、证候分类、疗效评定：

黄疸系感受湿热病邪，阻滞肝胆，气机受阻，疏泄失常，胆汁外溢所致，以目黄、身黄、溲黄为主要临床表现的病症。多见于肝胆系统疾病。

1. 诊断依据

目黄、肤黄、尿黄，以目黄为主。

初起有恶寒发热、纳呆厌油、恶心呕吐、神疲乏力，或大便颜色变淡。黄溲严重者皮肤瘙痒。

有饮食不节、肝炎接触或应用化学制品药物等病史。

肝脏、脾脏或胆囊肿大，伴有压痛或触痛。

血清胆红素（直接或间接）、尿三胆试验、血清谷丙转氨酶、谷草转氨酶、R–谷酰转酞酶、碱性磷酸酶及 B 超、胆囊造影、X 线胃肠造影等有助于病因诊断。

必要时进行甲脂蛋白测定，胰、胆管造影，CT 等检查，以排除肝、胆、胰腺等恶性病变。

2. 证候分类

肝胆湿热：身目俱黄，黄色鲜明。发热口渴、心中懊恼、口干而苦、恶心欲吐、腹满胁痛、大便秘结或呈灰白色、小便短黄。舌红，苔黄腻，脉弦数。

湿困脾胃：身目俱黄，黄色晦滞。头重身困、胸脘痞满、恶心纳少、腹胀、大便溏垢。苔腻微黄，脉弦滑或濡缓。

热毒炽盛：发病急骤，黄疸迅速加深，色黄如金。伴有高热烦渴、神昏谵语，或见衄血、便血，肌肤瘀斑。舌质红绛，苔黄而燥，脉弦滑而数。

寒凝阳衰：病程较长，身目俱黄，黄色晦暗。纳少脘闷，或腹胀便溏、神疲畏寒、口淡不渴。舌淡，苔白腻，脉濡缓或沉迟。

3. 疗效评定

治愈：黄疸消退，其他症状消失，实验室指标正常。

好转：黄疸及其他症状减轻，胆红素正常或降低，其他实验室指标好转。

未愈：黄疸不退或加深，其他症状及实验室指标无改善。

从以上三项来看：其一，"诊断依据"一项，显然是以西医临床症状学、接触史和实验室检查为依据的；"疗效评定"一项，也是以西医症状学和实验室检查为主的。作为《中医病证诊断治疗标准》，显然是以宾为主了。

其二，"证候分类"一项的证候，显然指的是病机分类，而不是中医本来的临床表现的含义。既如此，则应以中医病机分类来说明，如中医的六经、八纲、藏府、气血等辨证原则。否则，病机分类则成为没有中医理论支持的空洞干枯的虚词，抑或下边一组症状的代名词了。这显然与《中医病证诊断治疗标准》的主题相违背了。

其三，病机分类之下的四组症状，显然是西医习惯所称的"症群""症候群""综合征"，而不是中医本来的临床表现的证候。前面的讨论里讲过，中医的证候是不断变化的，有时空二重性的。而从四组"症候群"中，体会不出黄疸病不断变化的时间特性来。以此来看，四组"症候群"各自只能用一个固定的处方来治，才算是标准。这样看来，中医固有的以辨证论治为特色的因时、因人、因病而异的临床治疗，就是不符合标准了吗？

其四，湿困脾胃之中的"脉弦滑或濡缓"，由"或"字关联在一起的弦滑脉与濡缓脉，两者之间的差异甚大，不可能出现在同一种病机之中。而且"或"字在以上几组中出现过四次，这在法定的诊断治疗标准中是不能允许的。

其五，随机翻阅了 1994 年之后的第六、七、八版《中医内科学》教材，黄疸病的分类还有阴黄、阳黄、热重于湿、湿重于热及病尚在表等多种类型。可见以国家名义颁布的《中医病证诊断治疗标准》，并没有起到标准化的作用。其中的原因，正需要重新深入研究。

在上一年讲授中西医比较这一课时，有学生提问说："你认为中医学应当如何进行规范化和标准化呢？"我大体是这样问答的：其一，首先要知道中医学属于形上性的科学，哲学体系下的科学，研究事物运动变化规律的科学，运用综合—演绎研究方法的科学，是地地道道的思维科学。在这些前提下，你就应当懂得中医学是以综合—演绎的逻辑思维方法，研究人的生命过程中表现在整体层次上的机体反应状态（即证候）的医学科学体系。那么西医学呢？西医学属于形下性的科学，近代物理学、化学体系下的科学，研究物质的形态结构与功能的科学，运用分析—归纳的研究方法的科学，地地道道的实证、实验的科学。在这些前提下，你就应当懂得西医学是以分析—归纳的实验研究方法，研究构成人的器官、组织、细胞、分子结构与功能的医学科学体系。其二，中医学的规范化和标准化核心是两条，一是知识结构的规范化和标准化，二是逻辑思维方式的规范化和标准化。知识结构与思维方式的规范和标准，关键要铸就哲学与中医经典基本功，接着再读懂一些后世医家的临床思维与临床经验就可以了。倘若从知识结构与思维方式二者的关系上讲，知识结构规范和标准之后，思维方式也便自然而然规范和标准了。这样的临床中医师将完全有能力驾驭临床辨证论治，完全有能力应对临床无穷之变。前面提到的《中医病证诊断治疗标准》，是以西医的标准捆绑中医的标准，是迫使中医后继乏人，甚至后继无人的标准。误人不浅，不可不废。

第十讲　中药与西药之比较

医学的起步，是从药开始的。几千年前人们偶尔有了病，用砭石在身上某些部位敲击，或服用某些非食物性的东西使病情取得了一定程度的缓解，于是逐步积累为防病治病的经验。在长期经验积累的过程中，人们把规律性的认识加以综合而上升为理论阶段，便出现了医学与药学。不论中医、中药还是西医、西药，都经历了相似的产生与发展过程。这里讨论中药与西药的比较，首先需要从中药与西药的起源说起。

一、中药与西药的起源

1. 中药历史的简要回顾及其药性

第一，中药历史的简要回顾。

追溯中药的源头，自然会想到神农尝百草的记载。《淮南子·修务训》里说："神农尝百草之滋味，水泉之甘苦，令民知所避就，当此之时，一日遇七十毒。"这一记载虽然不是出自中医中药专著，但是我们可以想象神农尝百草的艰难过程。这里的尝百草，是形象的比喻，说的是中药起源的实践过程。一日遇七十毒的"毒"，指的是药性的功能、作用，与人们通常所说的对人体造成伤害作用的毒性物质之"毒"，含义是不一样的。从中国医学史来看，神农尝百草应当是轩辕黄帝时代的事。自轩辕氏时代到方剂出现之前这一历史阶段，应当是中国医学的经验性用药的前期，可以称之为前经验时代。前经验时代的药物使用，以单味药为主，随意性很强。

《黄帝内经》之前，中国还没有一本完整的关于中药方面的专著。先秦之前的《山海经》里提到的中药达一百二十六种，其中动物药六十七种、植物药五十二种、矿物和其他药七种。不过《山海经》并非记录中药的专著，而且与后世的《本草纲目》相比，动物药所占的比例显然过高。《黄帝内经》是中医基础理论专著，标志着中国医学进入了理论成熟的阶段。其中有许多治疗原则的论述，不过该书收录的方剂只有十三首。这除了它是基础理论专著的原因之外，也表明那一时期在中药的使用上尚未全面进入方剂的时代。所以总体上看，应当是中国医学在临床治疗上的经验时期。

从中药上讲，中国第一本中药学的专著是《神农本草经》。但是《神农本草经》究竟出自什么时代，各种版本的说法不一。有说是战国时期的，有说是秦汉时期的，还有说是东汉时期的。而且后世不少人认为，它与《黄帝内经》一样，不是出于一时、一人之手。《黄帝内经》整理成书于西汉时期。张仲景的《伤寒杂病论》成书于东汉时期。此二书中都未提到《神农本草经》，可知《神农本草经》的成书应在《伤寒杂病论》之后，但大体是在同一个时代。

《神农本草经》中共收录了三百六十五种中药，并分上、中、下三品。上品一百二十种"主养命以应天"，中品一百二十种"主养性以应人"，下品一百二十五种"主治病以应地"。这种与天、地、人相应的中药分类原则，与《黄帝内经》的理论原则完全一致，也是方剂配伍原则在中药学专著里的体现。

在中药学里影响大的，当属明代李时珍的《本草纲目》。他出身世医之家，以毕生精力考察研究、整理汇集的这一本草巨著，全书约一百九十万字，分为十六部，著成五十二卷，收载药物一千八百九十二种，含方剂一万多首。至今在国内翻刻三十余次，最早传入日本，其后译为拉丁、法、德、英、俄等文本而流传于世界许多国家。

《本草纲目》之后，清代赵学敏编著的《本草纲目拾遗》，新增药物七百一十六种。为了配合临床实用，清代医家撷取《本草纲目》的精粹，还出版了多种摘要性本草专著。如汪昂的《本草备要》、吴仪洛的《本草从新》、黄宫绣的《本草求真》等，仅六七百种药。这反映出中医和中药的发展是不断补充、不断完善、不断积累经验的过程。

无论《神农本草经》《本草纲目》《本草纲目拾遗》，还是清代以来的摘要性本草专著，在中药临床使用的理论标准上是贯彻始终的。也就是说，单味中药的临床价值是中药在方剂配伍中的具体体现，离开了方剂配伍的单味中药是无法独立评价其功效或作用的。进而言之，中药的价值，是由《黄帝内经》《伤寒杂病论》《神农本草经》及《本草纲目》共同的理论与临床原则决定的。其实在清代以来的《本草备要》《本草从新》《本草求真》等摘要性本草专著里，在当今的《中药学》讲义里，每一味中药的药性与功效，都来自临床，都来自于历代方剂配伍原则的释义与临床实践之中。

因此，针对近代流行的把中药从中医理论体系中独立出来专门进行研究的倾向，我们在这里有必要强调两个原则性观点：其一，《神农本草经》与《伤寒杂病论》，是中药与中医在临床中融合为一的历史性样板；从《本草纲目》到《本草备要》《本草从新》《本草求真》，是中医临床对中药在选择中不断提高的历史结果。张仲景《伤寒论》中只用了八十四种中药，却为后世留下了中医治疗外感病经典的理论规范与精准的用药原则。清代《本草备要》《本草从新》《本草求真》虽然只有三四百种中药，却是对明代《本草纲目》的历史记录，在临床实践中检验、筛选、总结而成的，是由博返约的结晶。从历史的角度看，由东汉张仲景的八十四种到清代的三四百种，是临床中药从少到多、用药精准意义上的发展与进步。从明代的一千八百九十二种到清代的三四百种，是临床中药由多到少、由博返约意义上的发展与进步。

肯定地讲，这里的从少到多、用药精准，从多到少、由博返约，是两千多年来我国中药发展与进步的不可忽视的历史过程。对于一名合格的临床中医而言，欲用药精准，务必由博返约，只有不断地由博返约，才会不断地提高用药精准的水平。所以不论看待中药学的发展与进步，还是检验每一位临床中医的用药水平，这两条都是值得我们高度重视、值得我们认真思考的。

第二，脱离了方剂则无中药可言。

这就是说，人的疾病是藏府稳态关系的失调，是一身气血阴阳自和状态的紊乱。藏府之间，是彼此不同的相生、相克、相乘、相侮关系交织而成的整体。每一脏一腑之中，气、血、阴、阳的特点又各不相同。而在中医临床方剂的组成中，有君药、臣药、佐药、使药的不同。其中的君药、臣药、佐药、使药，是针对各藏府生、克、乘、侮的整体关系及各藏府气、血、阴、阳的不同特点，是医生以统揽全局的大将智慧，以治愈为目的的全局性战术安排。中药学中的每一味中药，固然各自有独到的酸、苦、甘、辛、咸之味，寒、热、温、凉之性，补虚、泻实之功，而从方剂的君、臣、佐、使的组合之中，才见到每一味中药具体的临床疗效。

张仲景《伤寒论》中，使用桂枝一药的方剂有十九首。桂枝甘草汤用桂枝四两，并且要求一次全部服尽（相当于现在一次服下桂枝 60 克），取急救心阳、以通为补之功。麻黄升麻汤用桂枝的量是桂枝甘草汤的 1/16，并且分三次服下（相当于桂枝甘草汤一次服下桂枝的 1/48），取其温通经脉之效。桂枝汤用桂枝、芍药各三两，意在调和营卫。麻黄汤用麻黄、桂枝各三两，意在发汗解表。桂枝加桂汤加桂枝至五两，治太阳中风兼心阳虚衰、冲气上逆……而当今《中药学》教材中在介绍桂枝功效时，说其有调和营卫、发汗解表、温通经脉、平冲降逆、峻补心阳等功效，其实都是从《伤寒论》中桂枝相关的方剂配伍那里来的。

我们这里说，脱离了方剂则无中药可言，其中的道理从桂枝一药可见一般。倘若有人因轻微经脉阳气不畅，而一次服用桂枝 60 克，恐怕因桂枝用量不当而形成的危害，要比长期服用少量马兜铃酸的毒性作用更可怕，也早该被人当作毒药而禁止使用了。所以，任何一味中药的不合理使用，都可能变为害人之毒。数千年来人们常说的"以毒攻毒"，前后两个"毒"字的含义明显不同。前一个"毒"字指的是药性的正面作用，后一个"毒"字指的是疾病的危害作用。倘若因用药不当而导致新的病害，那就是庸医乱用药、错用药而造成的医源性和药源性灾害，当属人为的毒上加毒、错上加错了。所以脱离中医理论与临床讲中药，尤其脱离方剂讲中药，极有可能造成毒上加毒、错上加错的危害。

讨论到这里，有两点我们应当重点强调一下。其一，人们常说：医为药之理，药为医之用；中医中药，同源同流；道归于一，理无二殊。当今，一些人把不懂中医理论与临床，把超越方剂原则而乱用中药的错误归咎于中医中药，这当然不对。一些人轻医重药，企图把中药从中医理论体系割裂开来，更是废医存药、中药西药化的方向性错误。其二，人们以往口头上讲"用药如用兵"，本质意义是"用方如用兵"。我们这里强调"用方如用兵"的兵，是兵法意义上的兵，而不是游兵散勇的兵。如果说中医临床治疗原则是以病机为根据的战略性决策，那么方剂则是战略指导下的战术运用。所以这里才说：脱离了方剂则无中药可言。

第三，性味是中药功效的根本标准。

用一句简单的话讲，中药的性能与功效就是以自然界物性的寒热温凉之偏，来矫正人体的气血阴阳之偏。《新唐书·裴潾传》里说："人无故不应药饵，药有所偏助，则藏气为之不平。"清代名医吴鞠通在其《温病条辨》一书里也说："用药治病者，用偏以矫其偏。以药性之偏胜太过，故有宜用，有宜避者，合病情者用之，不合者避之而已。"《黄帝内经》在治病上追求的是"以平为期"，《伤寒论》在治病上追求的是"阴阳自和"，两者都是同一个目的、同一个含义。这里的一个"偏"字，也就是中药的药性、功能、作用的总概括。现在人们口头上说："以来自天地自然的物性之偏，纠人体气血阴阳之偏，这就是中药的药性，也可以说是毒性。"此话完全正确。

比如，一个阴阳气血平衡的健康人，吃了大黄之后会出现腹泻、腹痛现象，有人会把它说成是大黄的毒性作用。这个说法不对，性味中正平和的五谷杂粮，健康人吃了谁会腹泻、腹痛呢？你用性味寒凉的大黄把自己的阴阳气血平衡搞乱了，把五藏与五藏平衡关系搞乱了，怎么能把责任推到大黄身上？所以一日遇七十毒的"毒"，应从两个方面理解：一是指中药正面的药性、功能、作用，一是指反面的不应当使用而使用所造成的偏上加偏，这便是不良反应了。

现代的《中药学》教材，把中药的特点称之为性能，而没有像化学合成的西药那样称之为功能。其一，药物的寒、热、温、凉四气，是针对人体藏府热、寒、凉、温的病机特点而调节的。其二，药物的酸、苦、甘、辛、咸五味，不能局限于味道上看，其重点讲的是，五味的酸，指收敛、固涩之功用；五味的苦，指泻、燥、降之功用；五味的甘，也包括平，指补、和、缓之功用；五味的辛，指散、行之功用；五味的咸，指润下、软坚、泻下之功用。另外，中医文献中的五味，也有呼应藏府或气血阴阳关系的不同含义。其三，药性的升、降、浮、沉，主要说明中药进入人体之后的趋向性。其四，药物的归经，是从藏府、经络的角度表示药物的作用及影响的部位。其五，药物的功效，前面已经讲过，包括药物正面的治疗作用和反面的不良反应。

这里讲的药性，即寒、热、温、凉四气，酸、苦、甘、辛、咸五味，药性的升、降、浮、沉，药物的归经，药物的功效，完全不是形容词，而是名词。这些名词从修辞学的意义上讲，统统称之为抽象名词，而不是具体名词。需要指出，西药体系中的药物名称、成分、性状、适应证、规格、用法用量、不良反应等，都用的是具体名词而非抽象名词。所以，不能因为抽象名词与具体名词在文辞类别上有异，也不能因为中药药性使用了抽象名词，便质疑或否定中药药性的本质含义及内容表述的科学价值。

2. 西方药学的简要回顾及其西药

第一，西方药学的简要回顾。

丹皮尔的《科学史》一书，记载了西方科学发展的历史。西方早期的第奥斯科理德，虽然写过一部植物学和药学方面的书，但是其专业深度远远不能与《神农本草经》相比，而且在以后的西方几乎没有留下任何痕迹。就是说，在西方医学史上，至今没有与《神农本草经》《本草纲目》相类似的以植物药学为主的专著。在丹皮尔的《科学史》里，也没有看到类似中医学这样的传统医药学。他在《起源》一章提到亚里士多德时说，在生理学方面，"他似乎也实行过活体解剖"。他在评价亚里士多德那一时代的解剖知识时说："这些作者之所以不能对事实给予很好的说明，主要原因在于他们不熟悉内部解剖。"丹皮尔显然是站在西方近代还原性科学的基础上，看待西方哲学鼎盛时期对生命现象的诠释的，他自然不会认同亚里士多德和西方医学鼻祖希波克拉底的四元素说。他还认为，不论亚里士多德提出的土、水、气、风四种元素，还是希波克拉底的血液、黏液、黑胆、黄胆，"在我们看来，这一切都是想入非非的无稽之谈"。他接着肯定地说："四种元素的学说一直存在到 17 世纪，而今天我们在形容朋友的脾气时，还要使用四种体液说的术语。"这种口气，与中国近代的余云岫、汪大燮相同，也从以下四个方面给我们提供了思考的空间。

其一，西方从公元前到 17 世纪的近两千多年里，并没有形成以《黄帝内经》《伤寒杂病论》为代表的传统医学体系，也没有以《神农本草经》《本草纲目》《本草备要》《本草从新》《本草求真》为代表的两千多年中药学发展、进步的历史过程。而且两千多年来中药学经历的"从少到多、用药精准，从多到少、由博返约"的历史过程，有力地证明了中医药学是世界上唯一成熟的、不同于西医药学的医学科学。

其二，西医的形成与成熟，是在西方的文艺复兴以后。对于一个在 17 世纪之前尚无成熟的医学、药学的地区而言，近一百年来自我标榜"欧洲文化中心论"，在理论与事实上都明显缺少根据而又浅薄武断。西方从一千多年前的盖伦、哈维、阿维森纳、阿尔腊济，到欧洲文艺复兴时期以来西医的快速发展，表明了在人体解剖上西方一直走在中国之前。尽管在西方历史上也曾有一些传统经验疗法，然而作为理论与临床体系完整的传统医学，却从来没有领先于中国。

其三，剑桥大学的李约瑟博士，在他的《中国科学技术史》一书里，对西方医学与中国医学进行了比较。他认为从医学的医疗效果看，西方医学在欧洲文艺复兴以后，外科的发展是惊人的，这一时期外科的治疗效果远远超出了中国，超出了中国《黄帝内经》以来任何一个阶段。《黄帝内经》以后，三国时期的华佗，曾经给曹操做过开颅术，史书记载华佗发明了麻沸散，可以起到麻醉的作用。但是从仅存的以华佗名义留下来的《中藏经》里，并没有涉及这方面内容。在并非医学著作的《三国演义》里，还流传着华佗为关羽刮骨疗毒的故事。故事中说，关羽忍受着巨大的痛苦，一边看着《春秋》，一边接受华佗为他进行的外科治疗。从关羽在手术过程中还可以看《春秋》这一点，说明华佗的麻沸散至少是很不成功的，它并没有在关羽身上起到全身性麻醉的良好作用。所以李约瑟博士推断，西方医学在总体的临床治疗效果上超过中国，大体在 1900 年前后，最早也不会早于 1850 年前后。而临床治疗效果超过中国的，突出的是外科领域，尤其是战地外科手术方面。

其四，西方内科治疗的历史，我们可以借鉴一个文献记载中的故事。17 世纪的时候，西班牙总督的夫人在随同外出南美的途中染上了疟疾，当地人给她用一种称之为魔叶的药让其煮水服用，夫人的发烧很快便消退了。病愈后总督夫人从南美回来时还带了许多这种魔叶，作为礼品送给法国和英国达官贵人的夫人们。她所带的魔叶，就是金鸡纳树的树叶。从这点上看，西方当时在疟疾的治疗上还是相当落后的。这与张仲景在《金匮要略·疟病脉证并治第四》理法方药的辨证论治相比，差距很远很远，大体上相当于《黄帝内经》之前随机治疗的经验医学水平。李约瑟在《中国科学技术史》里讲道："数千年来西方在药物治疗上，一直处在远远落后于中国的状况。不必说中医宋、元、明、清以来在内、外、妇、儿等临床各科的发展，仅从《黄帝内经》《伤寒杂病论》而言，就已经注定了西方的传统医学不可能超过中医的宿命。"

基于上述，西医学在西方取得长足发展，是 20 世纪以来的事情。随着化学方法的不断提升，对临床药物的发展起到了重要的促进作用。从 20 世纪以来西方药物发展的步骤上看，先是化学提取药的普及，再是化学合成药的发展。化学提取，主要是从过去曾经用过的植物性药材里提取其有效成分。就像西班牙总督夫人带回来的金鸡纳树叶一样，研究人员后来发现金鸡纳树的树皮里所含的金鸡纳霜比树叶所含的更多。后来在提取金鸡纳霜的基础上，进一步提取了奎宁，成为西医治疗疟疾的长期特效药物。西方药物在提取技术成熟之后，逐步走向了合成。西方生产的第一味化学合成药是阿司匹林，阿司匹林传到中国已经一百多年了，至今国内外都还在使用。化学合成药大踏步发展，是 20 世纪 30 年代，最早是磺胺类药物的广泛应用，接着便是以青霉素为代表的抗生素类药物的不断出现。

20 世纪以来中医与西医争论不断加剧。直接的原因是西医传入中国，而且正在西方处于快速发展的特殊时期；真正的争论只能在当代的中国展开，因为世界上唯一成熟的传统医学只有中国的中医。所以中医与西医在中国的争论和比较，代表着世界传统医学与现代医学之间的争论和比较，这一争论和比较也决定着人类医学未来发展的命运与前途。因此从某种意义上讲，我们在香港浸会大学开设的中西医比较这一门课程，肩负着人类医学发展的未来。

第二，着重于两种医学体系下的中西药比较。

2002 年，我在美国得克萨斯州农工大学时，遇到一位学术造诣颇深的华人孙立先生。孙先生早年在北京大学学习化学专业，留学美国后从事药物研究。讨论到从中药材里提取西药的问题，他坦率地说了四个字："不太可能。"问及为什么，他笑眯眯打了一个手势——左手高举朝上，右手直指下方。他说："西医是朝着下走的，中医是朝着上走的，这与我们中国古人说的形而上与形而下的道理一样。"令我顿生万里遇知己之慨，急忙会意地连连点头。他说："美国在药物研究上舍得花钱，大学研究部门也有的是钱。我们不少人曾经被派到南美，把南美各个国家早年土著人用的药材几乎全都拿到美国来，一种接着一种地变着花样反复分析研究。最后的结果是一无所获。相信把中国的中药拿到美国来研究，也不会有多少收获。如果要研究中医的每一个方剂，其难度简直大得不可想象。"他对他的观点解释说："前提是理论上、思路上中药与西药背道而驰。按照西药研究的理论、思路，人们宁可在结构化学上慢慢前进，为什么要用化学手段去解释柏拉图的理想国是什么元素构成的呢？又如何能够用那里发现的思维元素，制成西医用的化学药品呢！"他说的道理，与我们前面各讲里的内容、思路完全是一致的。总根子还是形而上与形而下、原形与原质、哲学与近代科学、大脑思维与实证实验、综合到演绎与分析到归纳这些根本性的问题。对人类文化基本分类的一般原则与普遍道理，我们怎么能够忘记和违背呢？

我们共同在浸会大学任教的胡世林教授，曾经是中国中医科学院中药研究所副所长，也是国内在道地中药材研究上颇有建树的知名专家。他多次说过，20 世纪 60 年代初启动的青蒿素研究，国家非常重视，一次又一次投入了大量的科研经费，也取得了可喜的成果。只要青蒿素的化学成分明确之后，下一步便有可能人工合成。20 世纪 90 年代，《中国药典》已经明确地将青蒿素列入西药的目录，这表明我国并没有因为青蒿素是从中药材青蒿中提取的，将它列入中药目录之内。当代用化学方法研究中药的课题铺天盖地，而中药材道地化问题却几乎少有人关心。中药材是生产中药饮片、中成药的原料，是确保中医临床疗效的最突出、最重要的问题。当代中药学研究发展的方向却背离了中药从属于中医学、应用于中医临床的根本原则。我们不赞成中药西药化，并不是反对西医从中药材里提取有效成分而生产为新的西药。而是中医行业应当抓好中药材道地化生产，西医行业应当抓好从中药材里提取有效成分的研究。这是中医与西医两者，各自应当分头抓好的学术问题。倘若相互混淆，搞错方向，甚至"以西代中"，那就是没有科学根据而且极不明智的做法了。

二、中药与药材中提取的西药之比较

对一种一个学科的科学定位，是一个学科传播、发展的首要学术问题。在中西医并存的这一时代，为中药与西药两个学科进行科学定位的比较研究，是必须解决且不可再拖的基础课题。在教科书里尚未对中药与西药在比较研究的前提下给出明确定义之前，我们不妨把它理解为对中药与西药的解释来看吧。

1. 关于中药学的科学定位

我在《中医复兴论》一书中，对中药是这样解释的：以中医经络藏象、病因病机、诊法治则理论为基础，按照药物四气五味、升降浮沉、功效归经的原则和指标，在中药材的基础上生产的，供中医辨证论治使用的饮片、成药，称之为中药。

需要说明，这里称之为中药的科学定位，是与当代的现实原因分不开的。20 世纪后半叶，中医与西医在中国的争论不断加剧。然而直到今天，什么是中医？什么是西医？中医是怎么来的？西医是怎么来的？这四个在争论的第一天就必须回答的前提性问题，至今依然没有引起社会界、医学界的足够重视。

在以上长达七十二字的解释里，为了强调中医中药与西医西药的不同，在七十二字中不得不用了五个"中"字。倘若从定义的逻辑原则与句式看，这里的确是自知啰唆却啰唆，自知不妥反不妥。所以在此称之为科学定位，也望同学们予以理解中药。是中医理论体系的一个部分，这里用"以中医经络藏象、病因病机、诊法治则理论为基础"一句，意在说明中药与中医理论的从属关系。

"四气五味、升降浮沉、功效归经的原则和指标"，是中药从属于中医基础理论的理论原则。这是中药定义的核心部分，也是中药与西药相区别的关键所在，故不可或缺。

"在中药材的基础上生产的"，意在强调中药材与临床中药的关系和区别。临床中药来源于中药材，但是中药材不经过必要的加工、炮制，是不能作为临床饮片直接用于中医临床的。固然，西医可以从中药材中提取西医确认的有效成分，成为用于西医临床的新西药。但是，从中药材中提取的有效成分已经是西药，便不能再划归于中药之中了。

"供中医辨证论治使用的饮片、成药，称之为中药"一句，包含两个重点。其一是"供中医辨证论治使用"。这里的辨证，一方面是以经络藏象的基本理论为根据；另一方面是以临床四诊所见到的证候为根据，然后在四诊合参中的基本理论与证候两者之间的反复理性思维中，做出对疾病的病机诊断。其二是"使用的饮片、成药"。这里的使用，包括三个方面：一要根据病机诊断确定治疗原则，二要根据治疗原则确定方剂组成原则，三要根据治疗原则或方剂组成原则，选择合理的饮片和中成药而对疾病进行治疗。

总而言之，在中医与中药两个基本原则和理论标准的基础上，以中药材为原料生产出来的饮片和中成药，才是可以供给中医辨证论治使用的中药。从中药材里生产出来的饮片配制为汤剂，是中医临床治疗的主要剂型；在汤剂理论的基础上用饮片制作出丸、散、膏、丹、汤、露等中成药，是对中医临床治疗的补充。对于饮片和中成药的临床运用，必须遵循中医基本理论，即藏象经络、病因病机、诊法、治则、方剂的理论原则。对于中药材四气五味、升降浮沉、功效归经的理论原则，应视为中药所遵循的不同于西药的客观标准。遵循中药独有的理论基础与客观标准，中医的临床辨证论治才能发挥出自己应有的特色和优势。

2. 关于药材中提取的西药的科学定位

这里关于药材中提取的西药的讨论，主要是为了便于理解西药与中药的区别。在《中医复兴论·中药理性探微》一章里，对中药材中提取的西药是这样表述的：用西医的药物物理和药物化学的方法，按照西医生理和病理的原则，从中药材中提取西医认为的有效成分，根据西医临床药理的指标，用于西医临床的药物，属于西药。

我们在这一含义或解释的表述中，总共用了六十八个字，其中用了六个西字。如此冗长的文字，意在与中药上下呼应、相互对照，以说明中药与西药的区别，是两个理论与临床体系之间多项的复杂的区别，不可混淆。

"西医的药物物理和药物化学的方法，从天然原料或中药材之中提取西医认为的有效成分"，这是西药研究、开发的基本方法之一。除此之外，就是化学合成了。不论物理方法萃取、化学方法提取还是化学方法合成，这都属于西药研究、开发的基本方法。具体研究、开发的方法和技术尽管不断地有所提高，但是基础原理至今还是以上几种。从中药材里萃取或提取西医临床所用的西药，也是如此。

在实施上述西药研究、开发的方法和技术时，西医生理和病理的原则始终是西药研究、开发实践中必须遵循的理论原则。毫无疑问，西药的用途是要解决西医认为的病理问题的，所以西药与病理和生理必然是直接相连的。按照西医生理和病理的原则，从中药材里提取西医认为的有效成分，也必然以西医的生理和病理为理论根据。否则，中医认为再好的饮片或中成药，西医临床上都是不会接受或使用的。根据西医的临床指标，从中药材中提取西医认为的有效成分的药物，当然应该划归为西药。

就像青蒿素，是用西医的药物物理萃取与化学方法提取的，用以解决西医面临的发烧或者疟疾的西药。西医所要解决的发烧或者疟疾问题，与中医所讲的发烧与疟疾的治疗是不同的两回事。青蒿素是从中药材青蒿里面提取的，能够杀灭与抑制疟原虫。西医针对的是疟原虫，而不是中医的寒热往来，也不是针对疟疾里的但热不寒、寒多热少。用青蒿素治疗疟疾的时候，作为原材料青蒿用于少阳病往来寒热的临床意义，就完全没有了。因为它只是青蒿素原材料青蒿中的一种成分，而不是中药材青蒿的全部。从中医、中药理论上看中药的性能，青蒿素在中药材青蒿里的性味、归经、功效、配伍等理论，已经不复存在了。所以不会再有人把《中华人民共和国药典》里的双氢青蒿素用在青蒿鳖甲汤、秦艽鳖甲汤的方剂配伍中。不言而喻，双氢青蒿素是一种新的西药而不是中药了。

西医的形成过程中，从天然药材里提取有效成分，是固有的习惯做法之一。中国闭关自守时期，西方没有把中国的医学体系放在眼里。中国大门打开之后，突然发现中国有这么多治疗疾病的药材，骤然引起了西方的极大关注。但是我们如何选择真实可靠的中药知识面对世界，是需要深思熟虑的。从 20 世纪 80 年代起，我国历经十数年编辑出版了一部中药巨著，名为《中华本草》，全书 2400 余万字，分为 34 卷，共收录药物 10112 种，是明代《本草纲目》收录药物的 5.3 倍。其中中药 30 卷，收录药物 8980 种，藏、蒙、维、傣四种民族医药 4 卷，收录药物 1641 种。当年在一哄而上的"中草药群众动"中，许多药材是动员全国百姓以"大无畏革命精神"选择而来的，随即收录于各地方的中草药志或中草药手册。这与两千多年来中药学经历的"从少到多、用药精准，从多到少、由博返约"的历史发展过程，显然大相径庭。因此面对《中华本草》这一部中药巨著，我们不能夜郎自大，也不容盲目乐观。其中的鱼龙混杂、泥沙俱下，有失科学、有失真实之处，可能需要一场比当年汇编时难度更大、时间更长的取精去粗和去伪存真的澄清。所以今天讨论中西药比较，我们只能将选用中药文献的时代确定在清末之前。这一点，相信大家是能够理解的。

三、由中西药比较引发的思考

基于本讲前面的讨论，当今中药学上存在的深层问题，是不容人们忽视和乐观的。

1. 问题与质疑

第一，中西药学术体系是一个还是两个的问题。

我国现存的中西药学术体系到底是一个还是两个，这是与中西医学术体系相同的大问题。具体而言，几十年来我们是承认西医西药一家独大，还是承认中西医药并存并重呢？是承认近代、现代科学是科学，还是承认作为科学之科学的哲学也更是科学呢？是承认以近代科学的观念、方法使中药现代化，还是承认内在于中药科学传统基础上的现代发展呢？在这些问题上，我们至今对历史欠下了一堆学术债。

20世纪50年代以来，国内在对什么是科学、什么是哲学，什么是中医、什么是西医，什么是中药、什么是西药这些问题的基本认识尚不明确的情况下，使中医中药的发展陷入前提不明、自相矛盾的长期混乱状态。这种混乱状态最典型的表现是，既承认中医中药是科学的，又把中医中药发展的希望和前进的目标，寄托在西医西药的模式上。为此我们前面用了较大的篇幅，对科学的出发点、科学的含义及科学的分类做了详细的介绍和说明。其实直到今天，绝大多数中国人的头脑里只有还原论科学的标准。只承认还原性科学是科学，而忽视甚至无视综合性科学、系统性科学尤其哲学才是更前卫、更重要的科学。这正是当代最为典型而且危害空前的近代科学主义思潮。在近代科学主义的思潮里，人们顽固而非理性地承认西医是科学，顽固而非理性地否认中医药学的科学价值和存在的合理、合法性。

常常有人说：草根、树皮、金石、贝壳那么原始，那么粗糙，现代社会怎么能接受这种东西呢？有些地方把中药的饮片加工、煎煮、过滤、干燥、加辅料定型、小包装定量，称之为中药现代化新剂型。许多地方把这种病人服用后无效，病人误用后无害，名义上的新剂型，临床上的安慰剂，誉之为科学中药和中药发展的新模式。在中医中药的行业内，不少人只接受近代还原论科学的标准，而且怀疑甚至不承认中医中药的固有科学标准。

随着近代科学主义的思潮在现代中医药领域的泛滥，近代科学主义的思潮进一步演变为近代技术主义思潮。中医中药的行业内，不少人所接受的近代还原论的科学标准，其实已经泛滥为迷信近代还原论的技术标准。不少人的头脑里，对中医药学自身的科学本质问题，对中医药学自身的命运前途、兴衰存废问题，科学意识越来越淡薄，甚至到了越来越不知自我的地步。而怀疑和不承认中医中药的科学体系的人士中，头脑里的科学标准只剩下了西医西药一家。

1996 年，中国科学技术部与卫生部联合推出了《中药现代化科技产业行动计划》。为了推行这一计划，1998 年在南京召开了"全球华人中药现代化学术研讨会"，七百多位来自全球的学者参加了会议。会议开幕的主题报告会上，我作为中国中医药学会的代表，做了《中药现代化和中医发展的若干问题》的专题报告。同时，根据会议的主题递交了《关于＜中药现代化科技产业行动计划＞的意见和建议》的专题论文（见《中医复兴论》），希望有兴趣的人仔细看一看。大会筹备期间，会议主办方提供的大会研讨的三个主题文件有：《中药现代化科技产业行动计划（草案)》及相关的两份说明材料。令人吃惊的是，三个大会主题文件中围绕"中药"这一主题概念的近似却不同的提法，竟然摆出二十多种。这里摘抄如下：医药、中药、传统医药、传统中医药、中西药、现代化中药、中医药、中药新药、中药材、国产新药、中成药、中药饮片、中草药、西方草药、中药复方、现代中药、中药产品、天然药物、植物药、天然药物复方制剂等。一个由国务院两部委联合主持召开的"全球华人中药现代化学术研讨会"，把来自全球关心中医药的华人请到南京讨论中药现代化问题，主办方竟然对中药现代化的出发点不清、方向不明，连"中药"这一概念尚且拿捏不准。如此的中药"科技产业行动计划"，到底能现代化到何处呢？几年过后，随着主办方的走马换将，一度轰轰烈烈的行动计划随之销声匿迹。然而直到今天，中西药学术体系到底是一个还是两个的问题，依然停留在当年的模糊不清之中。

第二，中药标准化、规范化的问题。

中西药学术体系的关系不清，中药的规范化、标准化工作将永远裹足不前。国内改革开放几十年来，中医药进入世界医药主流市场的口号时时在大声高唱。世界医药的主流市场在哪里呢？应该说，在中国之外的世界里主流医学是西医，西医药的主流市场当然在国外。倘若想使中医药进入世界医药主流市场，首先要做的是在中国全面实现中医药学的复兴。然后才能在中医药学内在规律的基础上，逐步制定出符合中医药学自身科学规律的规范和标准来。

就西医使用的药品而言，西方国家已经制定并运行着一整套规范的国际标准。比如，《药品非临床安全性研究质量管理规定》（GLP）、《药品临床质量管理规定》（GCP）、《药品生产质量管理规定》（GMP）等。这些标准完全是以美国为代表的西方国家为西药制定的标准。如果拿这些标准作为中药现代化的标准，那么，中医的经络藏象、病因病机、诊法治则，中药的四气五味、升降浮沉、性味归经如何体现？如果一定要中医药学执行这样的标准，那么在这种标准下的中医药学还能够继续姓"中"吗？

第三，中药材道地化的问题。

当代在中药发展的过程中存在的最大问题，是中药材生产道地化原则的严重丧失。早在《神农本草经》里，对药材的生产、加工就有了明确要求。《神农本草经》讲的"土地所出"，就是道地的含义。应该说从那时起，就已经确立了中药材生产、经营、使用的道地化原则。而且几千年来，这一原则一直是中药材生产、经营、使用中人们普遍遵循的基本原则。

1958年的"大跃进"运动中，政府下达了《关于发展中药材生产问题的指示》，指示提出"实行就地生产、就地家养家种是发展中药材生产和解决中药材供应问题的另一项带有根本性的措施"。并强调："必须打破道地药材不能异地引种和非道地药材不处方、不经营的迷信思想。"这里不仅忽视了以天地自然造化为根据的，以确保质量为重点的中药材生产道地化的科学标准，而且忽视了以敬畏生命、救死扶伤为根本宗旨的医药行业的人本主义思想和执业精神。表面上看，中药材的产量上去了；本质上看，中药材的质量下来了。

药材产地不一样，质量就完全不一样，临床效果当然也不一样。几十年来的中医临床中，最令人刻骨铭心、痛苦不堪的是仔细诊病之后精心开出的一张处方，不出药房其功效便折去大半。处方上写的是川黄连，药房里只有广东种植的黄连。处方上写的是绵黄芪，药房里竟然不知道"绵"字指的是什么意思。山西的绵山一带是历史上中国黄芪的最佳产地，如今却一棵黄芪也不种，难怪经营中药的人也不知道为什么黄芪前面还要加一个"绵"字？党参原产于山西的上党地区，上党地区历史上也叫潞安府。如今香港中医用党参，处方上都写的是"潞党"，两个字都指的是地名，却丢掉了最要紧的"参"字。当代药材的混乱，直接影响的是临床治疗。所以中药材道地化生产，是确保中药材品种统一、质量上乘的首要标准。不如此，不要说中医走不出国门，今天其实连家门也都走不出去了。

第四，饮片加工炮制的问题。

宋明以来，我国中药饮片加工就已经非常规范了。延续到当代，中药饮片加工却愈来愈混乱。例如，香港的中药炮制，像当归、白芍、天麻等，完全被商业理念和行为所左右，加工出来的饮片表面上越来越漂亮，但多数并非是传统的如法炮制，有的甚至是非法"化妆"的假外表。看起来干净漂亮的天麻片，除了着色抛光之外，有的原本就是白薯片。香港用的炮姜，是在封闭环境中炭化了的干姜，根本不是按规范方法"炮"出来的。香港的天雄、薏苡仁的炮制，都是用制作膨化食品的方法搞出来的，既不是传统的"炮"，也不是传统的"炒"。这种膨化出来的天雄、薏苡仁，我一点都没有用过，我宁可开生薏苡仁，绝不开炒薏苡仁。本来炒薏苡仁有它特殊的炮制要求，但这里的炒薏苡仁是用制作爆米花的方法膨化出来的，你怎么敢用？

中药炮制的问题主要有三方面：一是传统炮制技术的继承不好，水平不够；二是执业人员的责任感下滑；三是管理方法不内行，利益分配不合理，没有把中药炮制者的积极性调动起来。

第五，新药开发和剂型的问题。

20世纪80年代以来，内地把中药的新药开发分成了五类标准。第一类是化学成分非常清楚的，如青蒿素；第二类是化学成分比较清楚，但尚在进一步研究的，如现在内地已经广泛使用的丹参滴丸；第三类是中药的剂型改革；第四类是传统中医的丸、散、膏、丹；第五类是医疗部门的制剂，惯称院内制剂。这里我们只举两个例子，供大家分析、讨论。

已经掌握了一定的化学成分，但未完全清楚的药物，打入国际市场是十分困难的。典型的例子是丹参滴丸。如果丹参滴丸要雄心勃勃地打入美国市场，这当然很好。但是首先要把其中的有效化学成分与病理学关系解释清楚，否则是不可能在西方进入临床试验的。前面讲到的《药品非临床安全性研究质量管理规定》（GLP）、《药品临床质量管理规定》（GCP）、《药品生产质量管理规定》（GMP）等，丹参滴丸都必须一个接着一个地全部通过。当这些规定或标准全部通过的那一刻，丹参滴丸就是一种地地道道的西药了。如果那一刻过后还要说这就是"中药的新药开发"的榜样时，我们就必须公正地提醒说：对不起，你已经是西药了。这是科学分类上的公开标准，你已经通过西药新药的一系列规定，你难道今天还不知道吗？如果丹参滴丸有一天真的成为一种新的西药，我们当然感到高兴。但这并不是中药新药开发上的功劳，这一点是医学分类学上的常识，这是丹参滴丸在进入临床试验的时候就十分清楚、明白的事实。这与中药的新药开发应当走什么道路，完全是风马牛不相及的事情。如果说丹参滴丸走的路是中药新药开发的方向与道路，那更是早就不应当出现的常识性的错误了。

在中药剂型改革中，出现了一些既脱离了中药标准，也脱离了西药标准的剂型。这就是直接注入静脉里的所谓中药针剂，这里面的原则性问题很多，清开灵注射液就是其中之一。清开灵注射液的配方是参照安宫牛黄丸的组成而来的，主要用于发烧不退并有神志昏迷等的疫病。把清开灵配方里的药材，通过水煮萃取，然后过滤和高压消毒，最后密闭、包装，在临床上直接输送到病人的血管里。送到血管里的清开灵注射液的化学成分是什么，它与西医药理、病理的相关性是什么？这种注射液的理论根据是什么？具体地说，是否通过了《药品非临床安全性研究质量管理规定》（GLP）、《药品临床质量管理规定》（GCP）、《药品生产质量管理规定》（GMP）等的认证，这些内容在清开灵注射液的药品说明上都是空白。清开灵这种注射液，西方任何国家都不会使用，也不敢使用。因为它根本就没有通过药品非临床安全性研究质量管理、临床质量管理、生产质量管理的相关规定。世界上没有一个国家敢把这种注射液直接送进国人的血管里去，这种状况只有在管理非常不严格的环境里才会出现。因此中药针剂这种做法，绝对不是中药的现代化，而是对人生命不负责任的做法。

2. 老中医的"五不用"之说

我来香港任教之前，曾一度在中华中医药学会任学术部主任。1999 年中国中医药学会建立 20 周年庆祝活动中，有一场大型的学术交流研讨会。会议邀请了十二位国内知名的老一辈专家做大会专题报告，其间由我主持组织了两次知名老专家座谈会。出席座谈会的有邓铁涛、王绵之、任继学、干祖望、焦树德、路志正、李今庸、张灿玾、周仲瑛、何任、裘沛然、史常永。座谈中老专家们关于中药方面的意见与观点，概括起来主要有五句话。

第一，"中药饮片药，无可奈何用"。因为中药材质量参差不齐，农药化肥污染、伪劣假冒现象十分严重。临床上道地的、如法炮制加工的中药饮片已经很少了，只好在现有的条件下，无可奈何地使用了。

第二，"传统中成药，看准剂型用"。各地都在搞剂型改革，就连北京同仁堂的好多传统中成药，包括六味地黄丸、香砂六君子丸及乌鸡白凤丸，都改成了水丸，与传统的丸药制作已经不大一样了。临床上遇病后康复或慢性病调理治疗时，只好在熟悉的中成药中选择传统的中成药剂型。为了方便病人，有时便直接开成丸散方剂单独制作，供病人服用。

第三，"现代中成药，基本不使用"。这里的现代中成药，主要包括剂型改革后的浓缩水丸、颗粒粉剂、以颗粒粉剂直接制作的微型新成药，以及各种制作包装精良靠广告宣传诱导的种种保健性中成药。其中，说明书功效栏里中医药与西医药的说明混合出现的，以颗粒粉剂制作的微型新成药，大多已经蜕化为临床安慰剂了。这类药大多数是在西医医院里西医师配合西药而使用的，用上无效，不用无害。所以老专家们基本不使用。

第四，"生药提取药，中医不会用"。从中药材里提取的药物，尽管西医认为的有效成分不一定明确，但是功效说明中基本上是西医的临床诊断、西医的病名、西医的用法。如清开灵注射液、牛黄清感胶囊、冠心丹参滴丸、心脑宁胶囊、稳心颗粒、血脉康胶囊等。至于青蒿素，《中华人民共和国药典》里已经纳入了西药，中医就不会使用了。

第五，"各种保健药，劝君莫滥用"。保健药里有许多是补虚的中药。但是，补虚是中医八法之一，分气虚、血虚、阴虚、阳虚，以及五藏、六府之虚。必须区分清楚具体的虚之所在，才可施用方药。不是中医大夫，是无法分清这些问题的。现在社会上通过各种方式蛊惑老百姓拿药当饭吃，老专家共同呼吁"还药于医"。药是中医治疗疾病的工具，不是老百姓拿来当饭吃的食品。因此只好向老百姓进一言："劝君莫滥用。"

第七，中药饮片使用量下降。

中医最常用的是汤剂，汤剂是临床急、危、重病使用最多的剂型。所谓"汤者荡也"，即是此意。汤剂中的基本材料是中药饮片，为什么中医院内饮片的使用量明显下降，主要原因是许多中医院不以中药作为主要的治疗手段了。20世纪50年代，饮片的使用量占中药总销量的70%以上（其余的是中成药），其中滋补类的药物所占的比例不多。1957年到1980年的统计表明，饮片使用量有所下降，维持在63%左右。而1995年的普查发现，多数省级以上的中医院，饮片和中成药加在一起的使用量还达不到50%，在这不到50%的中药里，饮片的使用仅占10%左右。这种现象反映出一个问题，中医治疗危、重、急症的这块阵地失守了，中医院正在逐步走西医化。中医不能治疗危、重、急症，是中医的学术问题，还是中医大夫的水平问题？这值得我们深思。

3. 从战略看出路

如何解决以上所提到的问题？我们提出了"一条原则，两个出路，四个重心"。

第一，医药一家。

一条原则，就是医药一家，还药于医。要煞住在中医剂型改革中以技术领先之名的做法，把中医药的经络藏象、病因病机、诊法治则，以及四气五味、升降浮沉、性味归经理论，使用在临床上，必须在保证疗效的前提下进行剂型改革。

日本的津村顺天堂，在剂型改革上利用先进的技术，获取大量的经济效益。20世纪60年代，日本人借着先进的包装技术，把剂型改得很小，中药的颗粒剂，每次服一两克或两三克，病人很方便，开袋即服，一口水就能冲下。日本在使用经方时，要比仲景时代中药用量小许多，一般是仲景用药量的五分之一到三分之一。现在再把剂型搞成两三克的粉末，粉末里还有许多赋形剂，如此算来这两三克的粉末里到底有多少有效成分呢？因此，我在一篇文章《日本汉方医学衰落轨迹》里，把它称为安慰剂，这种安慰剂，治不好病也吃不坏人。如果中医中药搞成这个样子，那中医中药还会继续存在吗？日本曾经借着"小柴胡事件"，要把日本汉方从医疗保险药里剔除出去，这也应该成为我们的教训。

第二，两条路。

中药战略上的出路，我与香港中文大学梁荣能博士共同写过一篇文章，名为《按照中药理论，推进中药产业》。文中着重探讨了中医的科学原则、规定、中药现代化的问题。文章里提出了两条路，这就是西医走西医的路，中医走中医的路。西医按照西药的标准，从中药材里提取西医认为的有效成分生产西药，这是西医的路。中医中药，应该按照中医中药的理论原则走自身的路。

第三，四个重心。

其一，以中药材的质量控制为重心。

其二，以中医理论依据为重心，开展中药饮片的规范化和标准化。

其三，中成药的调整、整顿、开发、生产过程中，取缔以经济利益为目标的没有治疗效果的中成药。

其四，加强中医、中药知识产权和药物资源的保护。涉及中药的知识产权保护，我们举一个例子。

欧洲一个国家把含有"马兜铃酸"的中药材，配制成"苗条丸"销售。不少女士为了身型苗条，长期错误地服用苗条丸，令一些人患上了尿毒症。这个国家的药商认为相关的中药是从中国进口的，因此把问题归咎于中药，并认为是我国的知识产权把控不严的责任。马兜铃、防己、龙胆草、木通等中药里，的确含有马兜铃酸。对这一问题，要从医疗的具体理论与实践上进行全面具体分析。一方面这几种中药是在中医方剂配伍理论的前提下使用的，临床中从来不单独使用；另一方面，这几种中药是治疗用药，中国从来没有用于苗条美容的临床文献记载。还有，这几种中药即使作为配制丸剂的一种材料，也从来没有长期服用的文献证据。所以长期服用而罹患肾病，首先是用药不当的问题，是苗条丸制作者的责任。把这一盆脏水泼到中医中药头上来，是完全没有理由的。中国应当坚持原则，追究其嫁祸于中医中药的责任，要求其向世人公开检讨错误，以挽回对中医中药的损害。

4. 严守"四至"开创中药质量的未来

人是天地万物之灵，药物是救人于危难的圣品。中药是中医治病的利器，中药的质量事关中医的存废。为此对于中药的质量标准，我认为首先要有"四至"观念，其次才是具体的行业质量标准。我所说的四至是：至圣、至一、至优、至严。

所谓至圣，指的是中药是用来治病救人的，不是用于衣、食、住、行的普通商品，它首先应当是最圣洁的商品。乘人生命之危，制造假药、敲诈钱财，与兜售质量不高的奶粉同样可恶。所以中药的圣洁性，是生产、采集、加工、炮制、运储、经营、销售、管理各个环节必须高度坚持的唯一、至上的原则。

所谓至一，指的是提供临床使用的中药，不论是饮片还是成药，要最大限度地做到统一的标准。不论东西南北中，还是国内与国外，中医讲的是同一个理，医生开的是同一个方。因此提供临床上使用的中药品质，要像西药的原料生产与各种临床制剂一样。全世界不论走到哪里，每一种中药都必须是统一的标准。达到中药品质至一，不存在技术的难度，只是管理、操作的方式而已。

所谓至优，指的是中药生产、采集、加工、炮制、运储、经营、销售、管理各个环节都必须坚持一个质量标准，这就是至优。用于临床的中药材没有一、二、三等，只有一个最优。做到无问富贵贫贱、男女长幼，提供临床的用药都是同一个最优的质量标准。

所谓至严，指的是中药生产、采集、加工、炮制、运储、经营、销售、管理各个环节，必须遵照至圣、至一、至优的要求，严肃立法，从严管理，全力确保质量，做到万无一失。

这里讲中药的"四至"，是针对中药的盲目自残而讲的。只是当代中药方面的问题实在太多，所以社会上"中医亡于中药"呼声不绝于耳。这其中有经济利益的驱使，有中药西化的困扰，有中医与中药相互割裂，有中药管理的严重滞后，有道德良心的沦丧等。"四至"的观念如果能够尽早确立，"中医亡于中药"的悲剧想必可以幸免。中药质量的"四至"观念和相关的具体行业质量标准如能逐步落实，相信中国的中医与中药在世界上就能够做到最强、最大。

第十一讲　跨过文化厄运，迈向中医复兴

一百多年来，中国的传统文化与科学，一直笼罩在持续的自虐、自残冲动，或者灭祖冲动的阴影里。因而造成了空前的中国传统文化精神和思想的失神。中医是中国优秀传统文化的一个组成部分，在这种文化背景中，自虐、自残冲动和灭祖冲动也自然笼罩着中医。今天，是应当对我们民族一百年来的文化历程做一番认真反省的时候了。

一、王权专制说教不等于民族传统文化

自 1840 年的鸦片战争以来，李鸿章（1823—1901）先生把他所在的内外交困的时代特点，称之为"三千年未有之大变局"。应当说，李鸿章所讲的大变局，主要是指政治、外交、军事、经济、文化等现实社会而言的。我们以为，鸦片战争以来真正的大变局还是在人心——在人的文化心理上，其次才是现实社会的方方面面。所谓人的文化心理，主要是指在政治、经济、外交、军事、文化等方面占有一定知识资源，又手握着大大小小的权力，或者在社会上有一定影响力的那些读书人的心理取向。这种心理取向，也就是文化精神。

1. 内外交困时代的亡国灭种危机

中国在长达两千多年的封建专制的社会体制里，曾经发生过多次专制王朝的权力更替。这种更替，基本上是在中华民族特定的范围内进行的。自秦至清，中国社会始终是老瓶装陈酒——专制王朝的体制，两千年来大体上没有改变。虽然常常有一些内部争斗或者局部的战争，也常常有一些天灾饥荒或者瘟疫流行，但是在多数情况下，多数人还是会在固有的体制

内，在固有的文化习惯中，得到一定的安适与和谐。至少在多数情况下的多数人，不会为"亡国灭种"而担忧。

然而，中国清代末年则完全不同。当其王朝内部溃败，面临改朝换代的时候，正是欧美诸国日益富强、急剧膨胀的时候。尤其是那些从海上远道而来的列强，以其船坚炮利闯进中国大门，群起而瓜分中国的野心暴露无遗的时候，朝野上下的读书人，无不为之忧心如焚。相继发生的鸦片战争、火烧圆明园、甲午海战、多项丧权辱国条约、八国联军进北京等，在每一个中国人的心里，一次又一次深深地刺上了"亡国灭种"的伤痕。这些痛楚，至今让中国人不能忘怀。怨恨政府腐败无能，怨恨烈强横行无理，成为流行于近代举国上下的特殊文化心理。

2. 千年文化强国的文化心理重负

过去的三千年里，中国一直是世界上人所共知的强国、大国。中国的强和大，不仅是因为幅员辽阔、民族众多，最主要的因为它是以汉文化为主体的一个文化强国。从整体高度上看，大体有三方面。

其一，是精神文化，这是文化的主体。以儒、释、道哲学为代表的精神、思想、价值观，是其核心。在此基础上，包括习俗、民情在内的风格独具、内容丰富的各种文化现象，都属于这一范畴。而且这个在中国文化主体精神孕育的民族大家庭里，是世界上最大的文化群体，占了全世界总人口的五分之一。

其二，是物质文化，这是建立在文化主体基础上的物质文明。这里仅就经济而言，自从汉代以来，中国的国内生产总值（GDP）持续雄踞世界第一，长达一千六七百年之久。直到 1840 年的鸦片战争前后，中国的GDP 仍然占全世界的三分之一左右。

其三，是中华文化的包容性和影响力。这里仅就幅员广大而言，中国的长江、黄河流域，五千多年来一直是中国的中心，不曾有过改变。尽管历史上中国的版图有大有小，有增有减，但总体上还是增多减少。以江、河流域为中心，包括珠江、淮河、松花江流域在内的，以汉文化为主体的，紧紧地凝聚在一起的民族大家庭，始终是中华民族引以为傲的。随着精神文化和物质文化的传播，以中国文化特有的包容性和影响力，越来越为世界更多的人所瞩目。

从以上三方面看，中国五千年的强与大，主要的基础是文化，而不在帝王。这一点，千万不可忽视。我们在这里还要指出，封建的王权文化、专制文化，是从中国传统文化的异化而来的。它是为封建专制制度服务的，是违背中国传统文化主体的糟粕。因此，决不能把王权文化、专制文化，混同为广大人民创造的文化，更不能把这些糟粕归咎于以儒、释、道为代表的中华民族的文化主体，以及其精神、思想、价值观、哲学这些文化核心。社会的政治、经济、外交、军事，其实只是一种文化现象，它同样不能脱离文化主体的支配。元大帝统一了中国，元帝国后来合一为中国的组成部分；清兵入关建立了清王朝，满族与汉族几乎没有区别了。这其中的合一是文化的力量，是世界上任何一个以民族为主体的国家，无法与之相比的。今天大讲政治、经济、外交、军事为强国之本的时候，中国作为文化强国的历史渊源，同样不可忘记。

正是因为中国三千年文化强国的这一突出特点，才使一百多年来中国朝野上下为之心怀重负。几乎朝野上下懂历史、有理性的所有人，都害怕成为有负于三千年文明大国的罪人。这种深层的文化重负，与世界上任何一个以民族为根基，而不是以文化为根基的国家、地区相比，人们心理上的感受完全不同。也就是说，以民族为根基的国家遇到亡国之痛时，也许在无可奈何之后，很快会以自慰抚平伤痛，但三千年雄踞世界之首的中华民族，不会那样简单。火烧圆明园，八国联军入侵北京，软弱无能、奴颜婢膝的清王朝成员们不会忘记，有血有肉的每一位中国人也不会忘记。八国联军尝到了中国是一块吞不下的肥肉，但是日本人不懂得其中的道理。那场抗日战争即使由八年延长到十六年，中华民族也早晚会把侵略者驱逐出境，或者同化在腹中。中国人应当具有这种文化主体意识，这是一种千年文化强国留在我们基因里的文化自信。

其实，我们为失去强大而求强、求富，为失去强大而悲愤、自卑，都是这种文化积淀的心理反应。自信与自卑，原本是一对孪生的兄弟。而且自信与自卑越是受到压抑，就越是变得强烈。一百多年里，中国人的过度自信与过度自卑，不是中国人天性里的文化基因出了问题。一方面因为内忧外患的形势太复杂、太离奇；另一方面因为慌乱中的文化抉择太偏激、太混乱。所以讲"三千年未有之大变局"的是李鸿章，后来提出"以夷制夷"主张的是他，签署多款丧权辱国条约的也是他。按照中医"急则治其标，缓则治其本"的原则，面对"三千年未有之大变局"，如果急切地求强、求富是治其标，那么从整体性的文化抉择出发，在"西学东渐"形势下的文化整合与重构，则是治其本。这一点是我们研究中国近代文化时，千万不可忽视的。

3. 慌乱盲目的文化抉择

近代中国的文化抉择，是整个国家的大事。这一历史时期的文化抉择，亦即东西方文化的整合与重构。如果手握着大大小小的权力，或者在社会上有一定影响力的那些读书人，能够站在中华文化主体精神的高度上，首先把政治、经济、外交、军事视为一种文化现象，然后选择恰当的、具体的文化战略与技术策略，也许形势与效果会好得多。现在讲这些，当然只不过是一种过时的假设或者想象。因为一百多年里中国的文化抉择，有许多都是在慌乱中的被动应付，或者两极分裂中的争论与内斗。

这种慌乱中的被动应付，在清代专制王朝倒台前后，表现得更为普遍：面对西方的强手，我们奋起反抗；面对大败的痛苦，我们想到图强；面对船坚炮利，我们师夷长技；面对西方的民意治国，我们实行变法；面对西方的观念新、民智高，我们反孔、反传统，革新文化、丢掉自己；见到形势稍有转机，我们便派系林立、主义无穷，相互争斗、内乱不已。我们总是跟在别人的后边，政治家讲政权，军事家讲打仗，知识精英讲主义；或者由着自己的性子，各自为政，自以为是地急于应对。我们很少以正视历史、现实的态度，从三千年中华文化的主体精神出发，自觉、及时、民主、严肃、全局、战略地研究和思考我们所面临的东西方文化整合、重构的问题。

尤其清代专制王朝倒台之后，对于中华文化主体精神基础上的东西方文化的整合、重构，我们一直缺乏足够重视。比如，从现实社会的角度上看，中国在经济、政治、军事、文化、科学、技术、工业、农业等诸多方面，应当如何适应呢？又如，从精神文明的角度上看，中国在文化、思想、价值观、哲学等方面，应当如何调整呢？再如，始于 20 世纪前后的"中学为体，西学为用"与"西学为体，中学为用"的争论，为什么还没有搞清楚何为"中学"，何为"西学"，便各执一偏而又草草地收场了呢？还有，始于 20 世纪 30 年代的"科玄论战"，曾一度引起国内外学者的高度关注。为什么参与者双方不首先把什么是"玄学"、什么是"科学"这两个概念弄明白，而使这场事关近代东西方文化的整合、重构的学术争鸣无果而终了呢？所以，回首过去的一百年，我们在文化的整合、重构上，似乎可以这样讲：大轰大嗡的多，冷静深思的少；"大胆的假设"多，"小心的求证"少；"破"字上做得多，"立"字上用功少；扬弃、解构的多，整合、重构的少。我们不是一边倒，"倒向苏联"，一心跟着"老大哥"走，就是朝西看，"超英赶美"，快步跟着西方追。尤其对于三千年来中华民族在精神、思想、价值观、哲学这一类文化核心层面上的文化珍宝，我们所造成的破坏和扬弃，实在太多了。

社会进步与发展，首先要有和谐的文化主体精神。这种主体精神就是建立在文化核心层面上的"和而不同"的文化渊源、氛围和意识。可以说，一个社会的和谐，首先是民众文化心理的和谐。而有了民众文化心理的和谐，才会有全社会的进步与发展。这种主体精神集中地蕴藏于《中庸》之中。中国《中庸》的哲学思想核心是"致中和"。所谓"致中和"，就是努力在复杂多变的关系世界中，置身于不偏不倚的最佳状态，达到不偏不倚的最佳目标。而《中庸》里的"中"，更是"致中和"这一核心中的核心。因为"中"，是中国哲学最高、最理想的追求目标与精神境界。另外，"中"也相当于佛学里的"中道观"；而中医"阴阳自和""以平为期"的健康预期目标，也是"中"。如果说，当年面对"三千年未有之大变局"，我们顾此失彼、急于应对，缺少理性思维，忽视和谐状态的话，那么今天，该是需要我们认真研究与思考，把我们从"慌乱盲目的文化抉择"中解脱出来的时候了吧！

二、社会进化论造成了民族文化自卑症

近代中国人的"民族文化自卑症"，与 19 世纪末社会进化论（即社会

达尔文主义）的传入，直接相关。清代的后期，陆续有不少年轻人出国留学，学习了西方的近代科学技术及文化。在引进西方文化、科学的过程中，对中国当时社会和民族文化心理产生严重负面影响的，莫过于社会进化论。这一点，在讨论近代文化史时，往往被人们忽略了。

1.《天演论》传扬了社会进化论

西方的进化论学说，首见于达尔文（1809—1882）的《物种起源》。尽管直到今天，西方的不少学者并不一定认同达尔文生物进化论的观点，但是达尔文毕竟根据有限的材料，提出了生物进化这样一种思想。我们可以说它不是一种成熟的理论，但不能说它不是一种新的假设或者学说。其中，物竞天择、适者生存、用进废退等观点，是生物进化论的核心。

达尔文之后的赫伯特·斯宾塞（1820—1903），曾著有《综合哲学》《社会学原理》等。他将达尔文生物进化论的观点，拿来解释社会的变革，解释社会的演进。于是形成了人们所熟知的社会进化论。所以赫伯特·斯宾塞常被人们视为社会进化论的代表人物。按理说，生物世界和人类社会，两者相差很远，或者是两个不可类比的领域。用美国的托马斯·塞缪尔·库恩（1922—1996）在《科学革命的结构》中阐述的"不可通约性"原理来看，生物进化论与社会进化论，这两者是不可通约性的关系。严格地说，不能把生物进化论的观点，搬弄到人类社会进化领域里来。同样也不能用人类社会学的观点来解释生物进化论的问题。而且，社会进化论之说，至今还是诸多社会科学研究者不予接受，广为批判的东西。只是在19世纪后期，斯宾塞社会进化论之说迎合了西方列强向外扩张的需要，因此曾一度倍受吹捧，风靡世界。

赫胥黎（1825—1895），达尔文进化论最杰出的代表，自称为"达尔文的斗犬"，曾著有《进化与伦理》。他追随并捍卫达尔文生物进化论，并不认同对斯宾塞社会进化论的观点。这一事实，也是以后研究生物进化论的学者所共知的。

严复（1853—1921）先生常被誉为中国近代的启蒙思想家、翻译家。他是清代末年把进化论的学说介绍到中国的第一人。他所翻译的正是赫胥黎的《进化与伦理》，中文的译名为《天演论》。严先生因为翻译了赫胥黎的《天演论》，在中国名声大震。然而也因为他的翻译，让中国人从中深受威慑的，竟然是斯宾塞社会进化论的观点。以致不少看过《天演论》的人，还以为赫胥黎是社会进化论的代表人物呢。这是我们谈到《天演论》与中国传统文化关系时，必须首先交代的。

按理说，严先生是忧心中国落后挨打、亡国灭种的爱国名士。他翻译《天演论》的初衷，原本为了鼓民力、开民智。也许严复认为，斯宾塞的社会进化论，有可能激发起国人救国的危机感、紧迫感。所以他在翻译赫胥黎的《天演论》的时候，便将自己所认同的斯宾塞社会进化论的大量观点，塞进了赫胥黎原著的翻译之内。

就翻译学的一般原则而言，严先生的做法是不能容许的——他首先必须忠实于原著，这是一方面。另一方面，造成借赫胥黎之书宣扬斯宾塞观点的原因，也在于严先生翻译《天演论》时，主要采取了意译的方法，而非直译的原则与方法。最近出版的《天演论》在其首页的"编者前言"中明确指出："严复往往就原著某一思想或观点，脱离原文，抒发自己的见解。有的注明'复案'，可以判明是严先生自己的思想；有的则未加注明，将自己的见解直接融于译述之中"。从严先生的按语、译述所表明的思想和见解，可以看出，他真正感兴趣的是社会进化论，而不完全是生物进化论。比如，严先生在"导言二"的"复案"中说："余如动植之长，国种之成，虽为物悬殊，皆循此例矣……天演之义，所苞如此，斯宾塞氏至推之农商工兵语言文学之间，皆可以天演明其消息所以然之故，苟善悟者深思而自得之，亦一乐也。"在这里，严先生把植物、动物进化的观点，直接以斯宾塞的名义，搬到了与国家、社会密切相关的农、商、工、兵、语言、文学诸多方面。又如，严先生在"论十五"的"复案"中直接批评赫胥黎，褒扬斯宾塞说："赫胥黎氏此语最蹈谈理肤浅之弊，不类智学家言……斯宾塞氏得之，故用生学之理以谈群学，造端此事，粲若列眉矣……彼以为生既以天演而进，则群亦当以天演而进无疑。"严先生这里所讲的"生学之理"，即生物进化论之理；"群学"，即社会、人群之学。他把生物进化之理与斯宾塞的社会进化论混同在一起，借着"天演"二字，将斯宾塞的观点推举到普遍性的、无可怀疑的最高地步，这就极不恰当了。严先生为什么不直接翻译斯宾塞的《社会学原理》，而要以达尔文和赫胥黎的生物进化论的名义，传播斯宾塞的社会进化论观点呢？这个问题有待学术界进一步研究。然而，严先生翻译的《天演论》最值得人们深思的是，人类毕竟不是低级动物，人类社会也不是动物世界。当严先生把"种与种争，群与群争，弱者常为强肉""强者倡……弱乃消亡"的社会进化论观点通过《天演论》展现出来的时候，谁是强者，谁是弱者，处于落后挨打、亡国灭种危机中的国人，谁会怀疑自己不是弱者呢？在"弱者常为强肉"的无可怀疑的天演之理面前，展现给中国人的不是虎口，就是狼牙，救国图强的决心，怎么能不遭重创呢？更何况这些道理是留学归来的学界精英讲的，不曾走出国门的广大民众，谁敢怀疑这些"先知"式的人物传递给国人的竟是异端邪说呢？严先生也许当初不会想到世界上有一种"扼杀文化信念的精神原子弹"，但是，应时而来的《天演论》在国人文化心理上确实铸成了巨大负面后果。

2. 社会进化论加剧了民族文化自卑症

其实，一个社会的进步与富强，绝非简单的"强者倡……弱乃消亡"。进步与富强的基础大体有三：第一，外部环境需要公正、平等；第二，内部环境需要民主、和谐；第三，也是更为重要的一点，即丰富、健康的文化，和对文化传承、发展的重视。这三个方面，严复不会想不到的。然而，严先生的《天演论》应时而生，时势接纳了严复的《天演论》。他所传递的异端邪说，不仅摧残了中国人的文化自信心，而且也加深了中国人的文化自卑感。不论五四（新文化）运动的"全面反传统""砸烂孔家店"，还是当代根深蒂固、挥之不去的崇洋媚外心理，从其背后解读到的，都是"民族文化自卑症"。严复的国学根基固然很深厚，他翻译的《天演论》一书确实很浅薄。但是一本小书却把社会进化论观点牢牢地刻在了近代国民的心底，一本小书也把严先生推到了翻译的动机反面。

严先生的《天演论》在当时的学术界引起了人们广泛的关注。鲁迅先生在他的一段杂文里说："一有闲空，就照例地吃侉饼、花生米、辣椒，看《天演论》。"可见《天演论》对当时社会的影响之大了。连鲁迅先生也把它当作手头家常的食品一样不离手边，随时要用。王国维先生在1905

年的《论近代之学术界》(《王国维遗书》上海古籍出版社,1983年第五册之《静庵文集》)一文中说:"近七八年前,侯官严氏所译之《天演论》出,一新世人耳目……祠是以后,达尔文、斯宾塞之名腾于众人之口,'物竞天择'之语见于通俗之文。顾严氏所奉者,英吉利之功利论及进化论之哲学耳。"那时候的王国维先生及社会上的多数人,完全不可能明辨生物进化论和社会进化论的本质区别。而且读了《天演论》的王国维,留在他记忆中的人物却是达尔文和斯宾塞二人,而不是真正的作者赫胥黎。足见严先生借着赫胥黎而宣扬斯宾塞的做法的确造成了混淆视听的后果。

实践表明,社会进化论观点不仅影响了康有为、梁启超、陈独秀等政坛名人,同时影响了以陈独秀为首的李大钊、鲁迅、胡适、吴虞、钱玄同、傅斯年、蔡元培等五四(新文化)运动的先导者。面对着手握洋枪洋炮、烧杀抢掠的强敌,面对着"种与种争,群与群争,弱者常为强肉"的洋理论,社会进化论严重挫伤了近代中华民族的自尊心,助长了"民族文化自卑症"。所以直到今天,当我们反思"民族文化自卑症"在中国的形成和延续时,心底里还有那么一股酸酸的恐惧与悲情。可以说,我们在亡国灭种的恐惧与悲情中,艰难地挣扎到今天。而这种挣扎,其实是整个中华民族文化主体精神的挣扎,苦苦地煎熬了中华民族一百多年!

今天,也许我们刚刚进入"民族文化自卑症"的重病恢复期,但是形势并不容许我们过于乐观。我们距离大病之后的"亚健康状态",其实还有很长的一段路。如果以一颗平常心来看这一百年的传统文化,那就是,身患"民族文化自卑症"的一百年,导致了中国传统文化三千年未有之大倒退。这一点,严复在他的晚年已经预感到了。

3. 严复翻译《天演论》的教训与启示

严先生翻译《天演论》,是在他的壮年时期。论翻译西学,他在中国是当之无愧的先行者;然而论研究西学,他却是实实在在、地地道道的初级涉猎者。一方面是他对国内脊弱急切有余的心情;另一方面是他对国外学术学养不足的实情。这就是当年翻译《天演论》时,那个真实的严复先生。其实,严复身上的这种两面性,带有一定的普遍性。与他同时代的不少"海归派"学人是这样,在他以后的不少"海归派"学人也是这样。冷静地看，"海归派"学人学习的热情与推动社会进步的激情值得称赞，但是自身的文化精神和文化心理却未见得成熟。仅仅学习了西方某一方面的科学或者技术，而没有东、西文化的主体精神作为支撑，严复的操好心、帮倒忙之事，以后仍将会发生。另外，尊重有知识、有学养的人，既是中华民族的传统美德，也是不言而喻的一种习惯。所以身在"三千年未有之大变局"中的中国人，对"海归派"严先生的尊重，有时甚至达到了崇拜或迷信的程度。这一点，从吴汝纶写在《天演论》的序文中，已经看得很明显了。倘若严先生当初既能以一分为二的辩证法来看待自己，又能以忠实于原著的原则对待他所翻译的《天演论》，他本人和他所翻译的《天演论》，也许不会成为近代"民族文化自卑症"的关键的推波助澜者。

严复先生到了晚年，在他 1918 年的一封信中说道："（西方）一百年来之进化，只做到'利己杀人、寡廉鲜耻'八个字。回观孔孟之道，真最同天地，泽被寰区。"这些说法与他在《天演论》中的观点，可以说完全相反。可惜到了这个地步，他的反思也罢，醒悟也罢，一切都为时已晚。因为严先生暮年的时候，夹杂着"民族文化自卑症"的五四（新文化）运动，已经是山雨欲来，无可改变了。而且，"海归派"学人又一次左右着五四（新文化）运动的方向，并把中国的传统文化抛向了消亡的边缘。

三、五四运动异化而来的近代科学主义

五四（新文化）运动对中国当代文化、科学发展方向产生了决定性的影响。中医的兴衰存废与五四（新文化）运动直接相关。所以讨论近代中医的自残，必然要联系到五四（新文化）运动对传统文化的自虐。

1. 一分为二地看新文化运动

对于五四（新文化）运动，应当一分为二地看。它有积极性的一面，也有其破坏性的一面。

就积极性讲，五四（新文化）运动提出了引进国外的德先生和赛先生，也就是科学和民主。那时候讲的科学，全然是西方的近代科学，即由近代物理学、化学奠基的近代还原性科学。那时候讲的民主，则是西方社会近代

通行的民主政体。引进科学，是因为我国的近代科学远远落后于西方。引进民主，是针对我国封建专制王朝讲的，专制当然应该让位于民主。这两方面本来是我国当代所需要的，所以其积极性是肯定的、毫无疑问的。

就破坏性讲，五四（新文化）运动在引进国外科学和民主的同时，对中国文化带来了两种巨大的副作用。

其一，由于对外来的近代科学崇尚到了迷信的程度，因而从一开始便滋长了严重的近代科学主义思潮。什么叫近代科学主义呢？用一般人容易理解的语言讲，把物理学和化学的观念、方法，作为衡量一切科学的至上信条和唯一标准，即是近代科学主义。也就是说，要问某一学科是科学还是不科学，他首先端出来物理学、化学的观念和方法，并以此作为衡量或检验的唯一标准。所以，近代科学从进入中国那一天起，就被加封了意识形态的外衣。由于给近代科学加上了"主义"二字，近代科学就被意识形态化、政治化了。在整个文化领域里，尤其对中国传统科学而言，加上了"主义"二字的近代科学，就变得强势和霸权了起来。倘若近代科学主义再发展到泛滥的程度，它的危害更是难以估量。

其二，由于"民族文化自卑症"的顽固存在，形成了近代中国对民族传统文化的百年自杀。北京大学哲学系张祥龙先生把这种文化自杀，称之为"令外人吃惊不已的文化自虐冲动、灭祖冲动"。更重要的还在于这种文化自虐冲动、灭祖冲动所造成的深层危害。这就是：它造成了空前的中国传统文化精神和思想的失神；导致了近代民族文化虚无和传统哲学贫困，甚至造成了在几代人的头脑中对中国优秀传统文化、科学、哲学的记忆丧失。

五四（新文化）运动时期，中国专制王朝已经覆灭，民主共和初现端倪。即使出于急切的社会变革的政治冲动，也不应当喊出全面反传统、砸烂孔家店的口号。这些口号对近代科学而言，有些太势利、太献媚了；对中国传统文化和儒家思想而言，有些太偏激、太无情了。提出这些口号固然与"民族文化自卑症"直接相关，也与当事人缺乏实事求是的科学态度，更缺乏"对具体问题的具体分析"的负责精神有关。

2. 五四（新文化）运动与文艺复兴的差异

讨论五四（新文化）运动，自然会联想到欧洲的文艺复兴。五四（新文化）运动与欧洲文艺复兴相比，有着不容忽视的重大区别。在讨论两者的差异之前，我们先就文化精神与文化核心问题，进行一些说明。

其一，关于文化精神的意义。文化精神，指的是催生文化和文化传承的基本观念与态度。应该说，欧洲的文艺复兴，是以复兴古希腊、罗马的文化精神为基础的。而我们的五四（新文化）运动从一开始，便显示出强烈的文化自虐冲动、自残冲动，或者灭祖冲动。要知道，文化精神是催生文化和文化传承的真正动力。对于一个历史悠久的民族而言，文化精神的溃败比传统文化的毁灭更可怕。前面讲的"民族文化自卑症"，就是文化精神溃败的集中反映。催生和传承文化的动力泯灭了，任何文化都难以存在，也不会再生。

其二，关于文化核心的内容。欧洲文化的基础是基督文化，在此基础上的精神、思想、价值观、哲学等，是其文化的核心。所以16世纪的欧洲文艺复兴，首先是以欧洲文化核心为前提的全面的文化复兴。随着全面的文化复兴，才形成了以物理学、化学为龙头的近代科学的崛起。中国的传统文化成熟、兴盛于春秋秦汉之际，中国的文化核心，诸如精神、思想、价值观、哲学等，当然是其灵魂。正是这些举世无双的文化核心，支撑着两千多年来中华民族的繁荣和昌盛。

明确了文化精神的意义和文化的核心之后，关于五四（新文化）运动与欧洲文艺复兴的差异，就便于比较了。

其一，五四（新文化）运动的"全面反传统"和"砸烂孔家店"，矛头直接指向了中国文化的核心。即中国传统文化中关于精神、思想、价值观、哲学这一类的内容。前面讲了，欧洲的文艺复兴，是要复兴古希腊、罗马时期在基督文化基础上的文化核心。一个是从文化核心上自虐、自残、灭祖，一个是以继承文化核心，来推动文化的全面复兴。这是五四（新文化）运动与16世纪欧洲文艺复兴的根本差异。

其二，既然不要自己的文化了，也就等于不要自己的文化精神了。这就从根本上摧残了中华民族的文化精神，遏制了中华民族催生和传承文化的内在动力，形成了近百年来文化精神的溃败。而在自我摧残的情况下引进西方的科学和民主，无疑是对民族传统文化精神的双重冲击。这便史无前例地摧残了中华民族继承传统文化的热忱，以及在文化、科学、技术研究上的创新能力，从而使中华民族逐渐沦为崇洋媚外、丧失传统文化和文化精神的文化浮萍。而16世纪欧洲文艺复兴的先驱者，在复兴核心文化的同时，更重视文化精神的复兴。随着催生文化和文化传承的精神、动力的真正复兴，以物理学、化学为龙头的西方近代科学、技术，才如雨后春笋般地发展、兴旺了起来。一个是民族文化精神因摧残而溃败，一个是催生和传承文化精神的真正复兴。这是五四（新文化）运动与欧洲文艺复兴的又一巨大差异。

其三，近代中国之所以沦为可悲的文化浮萍的总根源，其实是一个极其严肃、极其复杂的问题，在这里我们不详细讨论。

以上我们简单地讨论了五四（新文化）运动与欧洲文艺复兴的差异。发生在中国近代的"跛腿式"的五四（新文化）运动，是人类文化历史上十分罕见的特殊现象，也是中国文化史上"三千年未有之大变局"。

过去，我们往往因为引进西方的科学和民主而把五四（新文化）运动视为新的启蒙运动。现在看来，它只能称之为一次"跛腿式"的启蒙，一次失去自我的启蒙。从这个角度上看，五四（新文化）运动之后，中国注定还有一场对文化启蒙的新启蒙。这就是关于复兴中国优秀传统文化和文化精神的启蒙。在改革开放的今天，关于这一文化的新启蒙，相信正逢其时。

3. 社会政治与文化科学并行不悖

社会政治与文化科学，是两个不同的概念，分别归属于两个不同的领域。政治是社会管理范畴的问题，文化科学则是人类共同创造的财富。从社会政治与文化科学的整体高度上，首先要将文化的本质搞清楚。

其一，就文化科学而言，它既是历史的，也是现代的；既是东方的，也是西方的。或者说，凡是符合客观与历史规律的文化科学，都是超越时间和空间的。

其二，就文化、科学的发展而言，它与政治的变革不可同日而语。内在于自身传统的历史性演进，是文化科学发展的自然法则。即使是社会管理这一领域的文化演变，也不是由一时的政治情怀来决定或左右的。

社会的改朝换代，社会权力的再分配，清代专制王朝的腐败与衰落，这些都是社会政治方面的问题。这与五四（新文化）运动是完全不同的两回事。

其一，不能因为引进民主政治，便要废除传统文化。把社会政治问题完全归咎于传统文化，把封建王权文化、官学文化完全归咎于传统文化，用"砸烂孔家店"来发泄一时的政治情绪，是完全没有道理的。五四（新文化）运动在提出反传统的口号时，用"全面"二字把矛头指向中国传统文化科学的一切领域，连中国文化核心的人文、哲学也要统统扫进垃圾堆，那才是真正亡国灭种的做法！

其二，中国在近代科学方面落后于西方国家，这一点与清代专制王朝的闭关锁国政策直接相关。不能把专制王朝的问题转嫁给传统文化，更不能因为中国的近代科学落后于西方，便一口否定在中国的历史上从来没有科学。在中国的近代，令人压抑的"科学对科学的误解，文化对文化的摧残"，就是五四（新文化）运动的影响而形成的。

其实，历史上每一次改朝换代，每一次权力再分配的时候，各派力量往往因为形势的需要，都可能派生出种种过激的言论，以彰显自己、取悦民心。五四（新文化）运动过激的言论与口号，也是在这样的社会、历史背景下出现的。社会政治是文化的一个组成部分，或者只是文化整体中一个有限的组成部分。文化是多元的，人文哲学为其核心，科学也包含在其中。社会政治常常因时而变，而文化科学却是超时空的。因此可以说，"跛腿式"的五四（新文化）运动，在一定程度上把社会政治与人类整个文化科学的关系，人为地搞混淆了。

四、文字改革与自虐传统文化的思潮

20 世纪的前 80 年，中国社会基本上处在一种复杂多变、连绵不断的权力再分配的纠葛之中。而五四（新文化）运动，始终困扰着整个 20 世纪中国的文化方向和文化精神。

1. 文字改革中文化名人的非理性表现

百年的社会动荡，造成了中国传统文化和文化精神的百年衰落。这里仅将"废除汉字"上一些文化名人的言论，抄录于后。从这个侧面，或许可以看到传统文化和文化精神的衰落，看到鼓吹那场运动的文化名人的势利、冷漠和残忍。

政党要员瞿秋白（1899—1935）先生说："汉字真是世界上最龌龊、最恶劣、最混蛋的中世纪大茅坑。"

近代文魁胡适（1891—1962）先生说："陈独秀主张'废汉文，且存汉语，而改用罗马字母书之'的办法，我极赞成。"

文学巨擘鲁迅（1881—1936）先生说："方块汉字真是愚民政策的利器""汉字也是中国人身上的一个结核，病菌都潜伏在里面。倘若不首先除去它，结果只是自己死""汉字不灭，中国必亡。"

著名文字学家钱玄同（1887—1939）先生说："欲废孔学，不可不先废汉字，欲驱除一般人之幼稚的、野蛮的、顽固的思想，尤不可不先废汉文……千分之九百九十九为记载孔门学说及道教妖言之记号。此种文字，断不能适用 20 世纪之新时代。"

后来，中国也确实发生了汉字拉丁化的文字改革运动。《中国拉丁化新文字的原则和规则》第一条写道："汉字是古代与封建社会的产物，已变成了统治阶级压迫劳动民众的工具之一。"

众所周知，文字与文化，是一体而两面。文化活动催生了文字，文字是文化的载体。在文化活动中，文字是文化传播的工具，并不断推动着文化的进步。若从名实关系而言，文字语言属名，文化、思想、科学的成果属实。所以，文字就是文字，它不从属于什么时代，不从属于什么地域，不从属于什么社会，更不从属于什么阶级。就五四（新文化）运动的时代意义来说，它需要彻底告别的是中国封建社会的王权文化、官学文化，而不是"全面"的传统文化，更不是以精神、思想、价值观、哲学为代表的文化核心。身为五四（新文化）运动旗手的主流知识分子，竟然连自己传播文化的载体都可以不要，都可以告别，这就意味着他们是在向自己的灵魂告别，是在蛊惑中华民族向五千多年来的文明告别！

2. 无力的反悔与历史的经验教训

五四（新文化）运动中的那些文化名流，大都有深厚的国学功底。陈独秀（1880—1942）先生对儒学多有研究，早年曾刻苦钻研过清代朴学（小学）。鲁迅兄弟皆有朴学根基，在日本留学期间曾于章太炎先生门下学习《说文解字》。蔡元培（1868—1940）先生不但精于考据、辞章之学，尤其爱好训诂与义理。钱玄同先生五四（新文化）运动之前是"国粹派"的一员虎将，在日本期间曾在"国学讲习会"听章太炎先生讲习古文字，并著有《说文窥管》《小学问答》《新出三体石体考》等书。胡适先生朴学情结最浓，自称有"考据癖"，终生没有脱离考据行业，并努力寻求西方近代实用主义与中国传统学术之间的"相通之处"，与美国近代实用主义哲学的代表人物杜威先生相交甚密。然而，他们身为"国学名师"，却偏激地反对传统文化，终使五四（新文化）运动成为畸形的跛腿式的启蒙运动。不久之后，他们又一次滑稽地自己捉弄自己——五四（新文化）运动后，他们都在不同程度上像他们前辈严复先生那样，自我反悔了。

比如，陈独秀先生一再说过："应该对传统文化和中国历史采取理性的分析态度，批孔过勇有悖客观真理。"这句话说得完全对。他还表示："我反对孔教（本人注：这里的孔教，是那些以儒学名义包装起来的封建王权文化、官学文化的说教），并不反对孔子个人，也不是说他在古代社会无价值""其实孔子精华，乃是祖述儒家，组织有系统之伦理学说""（儒学）为吾国历史上有力之学说，为吾国人精神上无形统一人心之具，鄙人绝对承认之，而无丝毫疑义。"（《陈独秀选集（上）》，三联书店1984年版。）

又如，胡适先生对待孔子与儒学，与陈独秀先生有过大致相同的经历。他后来著有《说儒》一文，文中曾说："（对）伟大的领袖孔子，献上崇高的礼赞。"并在一些学术论文中，把"大胆怀疑"的科学精神，追溯到孔子、王充、朱熹和欧阳修等历代大儒身上。他在晚年自我辩护说："许多人认为我是反孔非儒的。在许多方面，我对那经过长期发展的儒教的批判是很严厉的。但是就全体来说，我在我的一切著述上，对孔子和早期的'仲尼之徒'如孟子，都是相当尊崇的。我对12世纪'新儒学'的开山宗师的朱熹，也是十分崇敬的。"（《胡适口述自传》传记文学出版社，台北，1983年。）

然而，反悔也罢，自我辩护也罢，只不过个人在良心上的一种自我安慰、解脱而已。对于那场跛腿式的五四（新文化）运动，如果不能"采取理性的分析态度"，从文化整合、重构的层面上进行全面的战略反思和重大调整，那些自我安慰与解脱，没有任何积极的意义。

五四（新文化）运动以后，中国对待传统文化那种"完全、彻底、干净、全部消灭之"的做法，仍然接二连三地重复着，而且大有愈演愈烈之势。

中国社会科学院哲学研究所罗希文先生和广州中医药大学邓铁涛先生在许多场合讲过同样一句话："亡国不可怕，怕的是亡文化。"粗一听，觉得有些夸张，细一想，其说不无道理。国家是以民族为基础的国家，文化是以民族为特色的文化。勤奋的民族使文化丰富，丰富的文化使国家强大。从古到今，文化贫瘠与落后的民族可能逐步消亡。静观当今，不善于文化整合与重构的国家很难真正强大。文化的整合与重构，必须以自身的文化传统为根基，而扬弃传统文化的整合与重构，最多只能是丢失传统的一种卑劣的抄袭。而五四（新文化）运动，其实就是这种抄袭。在胡适先生那里，就是他所提出的"全盘西化"。抄袭和"全盘西化"，绝不是理性的战略意义上的文化整合与重构。中国人决不要轻信依靠抄袭和"全盘西化"，就能够换取国家的真正强大。

历史的经验告诉我们，如果当年的五四（新文化）运动能够从理性的战略高度出发，那时候中国面临的文化整合与重构的原则应当是：

其一，在请进西方民主的同时，继承和发扬中国传统的文化核心及其催生的一切优秀文化产品，并向封建专制的王权文化、官学文化彻底告别。

其二，在请进西方近代科学、技术的同时，继承和发扬中国一切传统的科学、技术，并向形形色色亵渎文化、科学、技术的言论与行为彻底告别。

可惜当年的五四（新文化）运动，未能是我们今天所理解的这个样子。以致将一百年前的中国文化整合与重构的任务，拖延到了今天。相信具有深厚文化传统的中华民族，必将会随着改革开放的逐步深入，通过复兴中国优秀传统文化和文化精神的新启蒙，一步一步地修正以往的抄袭和"全盘西化"，在中国传统的文化核心的基础上，逐步完善五四（新文化）运动以来的文化整合与重构。

五、国学名流推波助澜下的近代中医自虐自残

国学名流贬中医，是清末民初时期在中医兴废上典型的"自己人打自己"的离奇而遗憾的现象。所谓典型，因为最早自贬中医的人，竟是以俞樾（1821—1907）先生与章太炎（1869—1936）先生师徒为首的"国学大师"，以及章先生的追随者们。所谓离奇，因为身为"国学大师"的他们不懂得中医可以理解，而盲目地用西医来曲解中医，既有损于学者的人格，也有失学者的严谨。他们或以理据不足的皮毛之见，或以与己相关的个别事件，感情用事，出语偏激，尤其令人感到离奇。所谓遗憾，是指俞、章等人虽然精于文字语言和考据之学，却在国学核心的传统哲学上显得空疏。而他们既无视西方哲学的逻辑原则，也不顾中国哲学的名实关系，更把自己专业内考据之学的基本原则，置之于脑后。这不能不使人为他们头顶上的"国学大师"四字，深感遗憾。

1. 以小学之功说大学之理

朱熹在解释儒学经典《大学》时，引用二程的观点说："大学"是大人所治之学，是关于哲学、伦理学这一类大道理的学问。而相对于"大学"的"小学"，指的是文字学、语言学之类的学问。一个人文化素养的提升，总是先治"小学"，而后治"大学"。亦即先攻文字、语言之学，再攻哲学、伦理之学。

我在《中医学的科学定位》一文中，对中医学的定义，有这样一种表述："中医是传统哲学与系统理论孕育下的医学科学。"所以，如果对中医学进行考据方面的研究，应当是持"大学"之道理，来考据中医之学理。而俞、章师徒二人，皆是当年研究"小学"的大国手。他们对中医的考据，其实是用"小学"之功力，考据"大学"之义理。那就本末颠倒、力所不逮、无以服人了。为什么俞、章师徒二人充当了"国学名流贬中医"

的尴尬角色呢？一方面，他们在文化精神方面的涵养似欠不足；另一方面，从他们用"小学"来考据"大学"的做法来看，所谓的"国学大师"，其实不过是"小学"的名师而已。

2. 违背名实关系的典型

章太炎先生的老师俞樾先生，似乎可以称作一个"因卜废医"的代表。

俞先生出身书香世家，曾为政，后从教，与张之洞齐名，同李鸿章交往颇密。他的《俞楼杂纂》里有《废医论》一卷，含有《本义》《原医》《医巫》《脉虚》《药虚》《证古》《去疾》七篇。多数学者认为："《废医篇》违反逻辑学之处很多……凡与古籍记载不一，即指为妄而议废。全文七篇，无一篇立论确实者。"俞先生因此成为近代提出中医学之道可废的第一位知名学者。比如，他在该书《本义篇第一》里是这样考据的：《周礼》里曾经有"医卜并重"的记载，后来的事实是"卜渐灭而医盛"。接着，俞先生依据由"医卜并重"到"卜灭医盛"的文字表面，轻率地提出为什么"卜可废而医不可废"的质疑。于是进一步以这一质疑为理由，在完全没有触及《周礼》与中医二者本来义理的情况下，写下了"中医当废"的结论。其他各篇的所谓考据，俞先生基本上沿袭着同样的思维方式。俞先生可能懂得"卜"，但他并没有讲到"卜"为什么会灭。俞先生其实不懂中医，他也只字未提中医理论本身有什么错误而应该灭。所以他的逻辑显然是，占卜因其愚昧与迷信的做法，逐渐趋于消亡，与此同时期的科学与文明也要随之而陪葬。这算什么考据，算什么推理！文字是文化人表达思想的工具，但文化人不仅要为文字负责，更要富有严肃谨慎、实事求是的文化精神。否则，有白纸黑字为证，这如何向历史交代呢？

俞樾先生的学生章太炎先生，似乎可以称为"以西废中"的第一位代表人物。

章先生的《猝病新论》（亦称《章太炎医论》，人民卫生出版社2006年第1版）一书，共包含三十八篇短论。其中，《论五藏腑五行无定说》《论旧说经脉过误》《论三焦即淋巴腺》《论鼠疫即阴毒并治法》《论急性粟粒结核证》《论痉》《论百合癫狂》《论狐𧏾及疠》《论＜素问＞＜灵枢

>》等九篇，不是用西医的解剖学为标准来曲解中医的基础理论，便是把西医的病名与中医的病名直接对号入座的议论。比如，他先把中医的"经脉"等同于西医的"血管"；把中医的"三焦"等同于西医的"淋巴腺"。然后指责中医的藏象理论没有解剖学的根据，而是以"五行来比附"所编造的。他的《论＜素问＞＜灵枢＞》一篇，开头便说："《素问》《灵枢》《八十一难》所说藏府部位经脉流注，多与实验不相应，其以五行比附者，尤多虚言。"接着他还说："五行五运不可据也。远西医之术，解剖至精，其治藏府积聚，胜于中土。"这就将作为中医理论核心的藏象学说全盘否定了。上海的恽铁樵先生对于中医藏象与西医脏器的根本区别，是这样表述的：中医的藏象是"四时阴阳之五藏"，西医的脏器是"血肉之五藏"。这一表述既形象，又准确。而章先生的《猝病新论》在立论上既无此深度，也缺乏严谨。他在批评中医藏象理论是"五行比附"的同时，恰恰是他自己在玩弄"比附"的手段——用西医的脏器，"比附"中医的藏象；并借"比附"之说，以诋毁中医的藏象学说。作为文字语言大师和考据大师的章先生，他完全抛开中医与西医产生的不同历史文化背景，无视中医藏象理论形成的医学与哲学基础。他只把眼睛盯在文字的表面上，便轻率地望文生义、妄做判断。这种做法违背了考据之学应当信守的严谨，颠覆了考据之学应当恪守的原则。他在《猝病新论》中所表现的刚愎自用、主观武断，委实令人不敢苟同。

3. 两种桂冠制造成的权威

然而，当时的章先生头上戴着两种桂冠。一者是文字语言家、考据家、国学大师；一者是近代民主革命家、思想家。这两种桂冠，把章先生及其同时期的许多人，制造成为时代的权威。所以他在近代文化界，影响不小。章先生当年流亡日本期间，追随他的旅日学者有陈独秀、蔡元培、鲁迅（原名周树人）、周作人、钱玄同、余云岫等人。后来，章先生和他的追随者不仅把日本明治维新时期崇尚科学、民主的思想引进了中国，也把明治维新时期在医学上"灭汉兴洋"的做法搬到了中国。

这里说的"灭汉"，即消灭汉医；而汉医，正是公元 8 世纪传入日本的中医。这里说的"兴洋"，即独尊洋医；而洋医，正是后来从荷兰、德国传入日本的西医。可见，日本的"灭汉兴洋"，一是消灭在日本国民健康事业上卓有贡献、历时一千多年的中医，二是独尊由西方传入日本不久的西医。而把"灭汉兴洋"搬到了中国之后，那就是在中国"废止中医"，只留下西医。那些当年追随章先生的旅日学者，不少人彻头彻尾地充当了废止中医的打手。其中，有的人散布过许多攻击中医的过激不实的言论，有的人滥用手中的行政权力做过压制中医的错误决定。

因此，如果说"国学名流贬中医"是近代中医生存危机中的一种文化现象，那么，中国的文化人带头自残中医，就是一百年来中医不断走向衰落的文化环境。如果要问中医为什么会在本土上全面衰落，那就是因为中国的文化人在本土复制了日本"灭汉兴洋"的模式。所以，俞先生与章先生师徒二人，以及章先生的追随者对于近代中国自残中医的大悲剧，负有不可推卸的文化责任。

六、是中医自强的时候了

讨论至此，我们似乎觉得篇幅太长了些。不过就三千年未有之大变局、民族文化自卑症、跛腿式的五四（新文化）运动、国学名流贬中医这四个问题来说，好像又太简略了些。好在粗略地讨论传统文化自虐和自残中医的这些背景，对于从中医的百年自残中走过来的人而言，已经够用了；对于珍惜改革开放新时期、新形势的人而言，也已经够用了。而今，"实现中华民族的伟大复兴""弘扬优秀传统文化"，已经越来越受到全社会的重视。在这峰回路转的关键时刻，许许多多的事情，正等待着我们的努力。可以说，中医复兴，是其时矣。

近代人常说，中医是中华民族优秀传统文化中的瑰宝。然而建构这一瑰宝的核心是中国传统哲学的思想与方法。要使中医这一瑰宝走向复兴，解铃还须系铃人——还必须由中国的文化人在中医文化上做出努力。当务之急是同心同德，解放思想，切实做到学术自由、学术民主、学术面前人人平等。有了这样的文化环境之后，接下来应当做的，就是彻底揭开"具有中国特色的灭汉兴洋"的面纱。因为具有中国特色的"灭汉兴洋"，名义上称之为"中西医结合"，实际上做的是"中医西化"，其结果造成了"自残中医"。而这一切，都是在一种非典型性文化专制的情况下堂而皇之进行着。历史与现实，都在等待着中医的自强与奋进。

第十二讲　中医务必抓住机遇，奋力自强

　　前一讲里，我们重点讨论了一百多年来中国传统文化悲惨的经历。在清代末年专制王朝内外交困、亡国灭种的重重危机面前，朝野上下错误地将罪责归咎于中华民族数千年的优秀传统文化。西方列强入侵中国的时候，在当时流行的社会进化论思潮的裹挟下，使近代中国人患上了严重的民族文化自卑症。五四（新文化）运动引进西方近代科学的文化选择，在不少身患民族文化自卑症的中国人心头，滋长起顽固排斥民族传统文化的近代科学主义思潮。近代许多学界名流带头贬低民族优秀传统文化，带头摧残中医药学，成为近代中国文化史上的一种畸形现象，至今在中国文化平台上依然随处可见。应当说，民族文化自卑症、近代科学主义、学界名流贬低传统这三种思潮，是中国近代文化领域的特殊现象，一种相互交织而成的传统文化自虐、自残综合征。它直接造成了当代传统哲学贫困，形成了当代中国队伍哲学思维能力的溃乏。直到今天，这种传统文化自虐、自残综合征，依旧在中国流行着、泛滥着，依旧困扰着"实现中华民族的伟大复兴""弘扬优秀传统文化"的中国当代大潮流。

　　1978 年我国改革开放的初期，社会上下对中医后继乏人的呼声很高。我本人就是在那一年，考取中医教育史上的首届研究生。然而在今天，中医学术界自虐、自残中医的状况愈演愈烈，中医后继乏人的状况几乎是越来越严重。然而当代中医学术的严重危机却常常被掩盖在事业宣传的表面繁荣里。满足于雾里看花的局外人，需要深入到中医学术的真实里，才可以见到自虐、自残中医的真面目。因此在香港这一学术自由、教授治校的大学教育环境中，我们要将当代中医自虐、自残的学术现实讲清楚。

　　记得本课程开课的第一学时，我曾讲过四句话："热爱中医，饱拥知

识，少走弯路，健康成才。""热爱中医"是同学们进入大学时的自我选择；"饱拥知识"是同学们今后学习的基本任务。"少走弯路"是同学们应该注意的事；"不铸大错"却是教育、医疗的事。其实开设中西医比较一课之初，我们既希望同学们少走弯路，又希望在中医教育、医疗上不铸大错，不重蹈中医西医化的覆辙。今天在这里讲中医务必抓住机遇奋力自强，是针对中医学术的后继乏人讲的，更是对在座的同学们讲的。一年以后，在座的同学们将大学毕业，然而你们往后的路更长。希望你们不要被事业上的表面繁荣，挡住自己深入探究中医学术底蕴的初衷；更希望你们要永远开启自己理性思维的大脑，共同思考中医学术复兴的未来。

中医的自虐、自残，在中国持续一百多年了。面对发生在中国的中医自虐和自残，我们第一要有揭开现状的勇气，第二要有改变现状的决心。这一讲着重讨论四个问题：中医自强的先决条件、中医自强的目的、中医自强面临的突破口、从中医复兴到人类医学革命。

一、文化精神的复兴是中医奋力自强的先决条件

1. 中医复兴需要的文化精神

面对中医的衰落，文化精神的因素属于内源性的，应当是复兴中医的真正动力。我在《医医》一书对中医复兴需要的文化精神是这样表述的：文化就是文化，只对文化负责，是不为功利所使的那么一种彻底的治学态度或纯粹的学究气。

以往关于科学精神的表述，只有四个字：实事求是。既简洁，又明快，但我觉得笼统了一些。文化精神与科学精神，其本质意义大体相同。对于中医衰落而言，中医复兴的文化精神更应该增加一些排他性和内动力。既要排除因为过于功利而造成的假文化、假科学现象，又要强调学者自身内源性的动力，即彻底、纯粹的态度和气质。这种内源性的动力还包括寻求中医复兴时，能够主动回到中医的原典，即回到中医产生的文化源头，回到《黄帝内经》时代，把中医我是谁（学科定义与研究对象），中医我是怎么来的（文化背景与研究方法）真正搞清楚、搞明白。具体地

讲，这种忠实于中医学术的彻底、纯粹的治学态度和气质应当是不囫囵吞枣、不人云亦云、不因名而来、不因利而往、不以今非古、不泥古非今、不朝三暮四、不浅尝辄止。这种彻底、纯粹的治学态度和气质还应当是言必有据、论必有理，是就说是、非就说非，仰慕先贤、不计自我，兴衰与共、死生可托。这就是中医的文化精神，亦是中医兴衰存亡之际最可贵的治学态度。

2. 我们正面临着传统文化复兴的新时代

值得庆幸的是，当今是我们期待已久的全面复兴中国传统文化的新时代。十年前的提法是"实现中华民族的伟大复兴"，而现在具体的目标是"全面复兴中华民族传统文化"。可见十年前后，国家复兴传统文化的力度明显地增强了。与三十多年前"科学技术是第一生产力"相比，这是我国不断改革开放的又一重大进步。

从生产力的角度上看，文化是生产力，是经济基础，是推动社会进步真正的力量。社会进步要以文化为基础，这正是生产力决定生产关系、经济基础决定上层建筑的理论意义。毫无疑问，中医是中国传统文化中不可忽视的重要组成部分，中医事业的发展、全民健康水平的提升、中医学的实力是不可忽视的，更不容削弱和衰落。

2010 年，习近平主席在澳洲孔子学院的揭幕式上说："中医是打开中华民族传统文化的钥匙。"中医学要真正成为这一把钥匙，就要率先走在传统文化复兴之前，抢先实现中医学的全面复兴。2012 年 10 月，习近平主席来到孔子的家乡曲阜。2014 年 5 月 4 日，他又到五四运动起源地的北京大学，在讲话中不仅大段提到了《论语》及其启示，而且指出了传统文化在中华民族精神中的重要地位及其作用，标志着国家对五四运动过激地反对传统文化的拨乱反正。2014 年 9 月的教师节，习近平主席前往北京师范大学，在谈到中小学课文中传统文学与诗词收录较少时，明确指出这是文化上"去中国化"的问题。这也让我们联想到中西医结合名义下的中医西化，也是"去中国化"的现象。

当此之时，需要我们反思的是，中国提供给"一带一路"的是举世无双的传统的中医学，还是被中国人西医化了的所谓中医？如果连这一基本问题还没有想明白，我们就将在"一带一路"面前再一次受到历史的谴责。而且，如果没有中医文化精神的复苏，就不会点燃对中医学的自信与自强，就不会自强不息地承担起复兴中医的历史使命，就不会把一个完整、健全、疗效卓著的中医学交给我们的一代又一代，送到世界各地人们的手上。

3. 以文化精神夯实我们的中医学文化自信

讲到文化精神，自然会联想到欧洲文艺复兴，联想到欧洲文艺复兴对我们的一些启示。15世纪以达·芬奇为代表的欧洲文艺复兴，本来的宗旨是复兴一度衰退的希腊与罗马文化。而文艺复兴在启蒙阶段，首先激发了意大利北部被称为"文化犬儒"的知识分子独立思考、自由讨论的热情。最终促成了古希腊、罗马文化的复兴，促成了近代以物理学、化学为基础的科学技术的萌生，从而形成了举世闻名的传统文化科学与近代文化科学在欧洲的双重崛起。

当今的中医学领域，学风颓废的现象十分突出。有学者谈到明朝的学风浮躁、颓废时，说了十六个字：束书不观，游谈无根；朝立一旨，暮即成宗。这与当今的中医药学术领域现状惊人地相似。人们还没有把中医原创性经典搞清楚，不明白"中医我是谁""我是从哪里来的"，就热衷于编书、著书、写论文。不明白中医自身的理论源流，不明白中医的科学源头在哲学，一见到国外有什么新学说、新提法、新观点，便立即在中医界搞得风起云涌。这分明是典型的不知自我、丧失文化精神的颓废现象，却常常被吹捧为中医学术的现代化繁荣。北京大学哲学系钱理群教授所指的"精致的利己主义"现象，在当今的中医学领域几乎随处可见。在寻求中医自信、自强，在复苏中医文化精神的今天，一定要防止这种文化颓废现象在中医领域的蔓延。

4. 中医复兴要有大科学观

复苏文化精神，首先需要树立大科学观。所谓大科学观，就是把古今中外哲学体系下的科学和近代物理、化学体系下的科学统一纳入科学体系之中的立场和观念。我们在前面曾讲到人类文化的两次高峰。第一次人类文化高峰在春秋秦汉之际，人们在认识自然、社会、思维的过程中成就了哲学，推进了农业、军事、政治、商业、文学、艺术及其他诸多思维科学的繁荣，中医即在其中。第二次人类文化高峰在欧洲文艺复兴以来，人们在改造自然的过程中成就了物理学、化学等近代科学，推进了工业、信息业的革命性发展及诸多近代工程、技术的空前繁荣，西医即在其中。

哲学与近代科学，都是科学。前者是认识自然、社会、思维的科学，后者是改造自然的以物理学、化学为代表的近代科学。哲学与近代科学的共同繁荣，才是大科学观所涵盖的真正意义上的文化繁荣。近代中国最大的遗憾是，作为人类文化古国的中国人，把曾经引领人类第一次文化高峰的哲学，在近百年里彻底地毁掉了、批臭了、遗忘了。以至于我们许多人，至今仍然是罹患严重哲学贫困的"文化半身不遂者"。为什么说"哲学是科学的科学"，相信在座的许多人不一定能够说得明白。前不久，我看了一位前国家总理的书，他临终也没有明白哲学为什么是科学的科学。这其实不是个别例子，而是一种普遍现象。如果不尽快在每一个人头脑里确立起大科学观，那么流行于中医界的哲学贫困和近代科学主义思潮就不会退却。中国当代哲学贫困与近代科学主义思潮的状况不改变，中医的复兴将无法实现。

5. 亟待一场围绕大科学观的学术大讨论

这里讨论的大科学观，源于《周易》"形而上者谓之道，形而下者谓之器"的公理。这一公理的具体解释，我们在前面已经交代清楚了。而且在这一公理的基础上，在人类两次文化高峰的基础上，推导出六条公理性原则。其后结合中西医的实际情况，在这六条的基础上增补为十条公理性原则。有了这十条公理性原则，我们才会真正明白中医和西医的科学定位。

从十条公理性原则来讲，中西医的科学定位是无可辩驳的、无须证明的。因为上述原则是公理性的，所以《中华人民共和国宪法·总则》关于"发展现代医药和我国传统医药"的规定，"中西医并重"的卫生工作总方针，都是无可辩驳、无须证明的公理性的规定。因此我们要把这些根据及其内含的真理，在社会上广泛地普及和传扬开去。为了达到这一目的，希望就上述公理性原则，展开一场"中医公理性科学原理大讨论"。这既是一场学术大讨论，也是一场中医科学原理大普及，更是一场把学术交给学者、交给科学、交给"科学面前人人平等"的学术自由民主大解放。我盼望这一天的早日到来，我相信这将是中医迈向复兴的起跑线。

二、中医自强的核心是复兴中医、不铸大错

一百多年来，中医头上戴着五顶黑帽子：落后的、过时的、封建的、不科学的、经验性的。前三顶黑帽子，是出自历史唯心论与社会意识形态的模糊看法；后两顶黑帽子，显然是出自近代科学主义与哲学贫困的偏见。由于未能充分认识中医是和西医并存的医学科学，这就在人们的潜意识里形成了对中医的长期误解。尽管这些说法是肤浅而非理性的，却在不少人的习惯上累积为重西轻中、以西代中、西医比中医先进的肤浅而非理性的偏见。

1. 何为中医之魂

用人们容易理解的话来说：如果把中医学比作一棵硕果累累的大树，那么中国传统文化的文、史、哲（尤其哲学）是其根，以《黄帝内经》为代表的基础科学体系是其本，以《伤寒杂病论》为代表的辨证论治的临床技术体系是其主要枝干，而内、外、妇、儿各科的治疗及方剂、药物等则是其分支、花叶与果实。这里的根、本和主要枝干，是中医学的主体，是中医学之魂，是我们复兴中医的核心。中医的内、外、妇、儿各科的治疗及方剂、药物，如果偏离或者失去了中医学的灵魂，就变成了枯枝、败叶、干苹果，成为失去了源头活水和生命力的经验疗法。

2. 半个多世纪以来造成中医失魂的学术原因

这里可以概括为四个方面。

第一，来自近代科学主义潮流下的中医西化。

长期以来，在近代科学主义潮流的影响下，人们顽固地坚持以西医的观念与方法对中医进行验证、解释、改造。有些甚至赤裸裸地坚持废医存药的错误导向。

第二，来自哲学贫困的经验主义。

近代中医学术上的哲学贫困，直接导致了中医经验化的倾向。长期以来，人们总是把中医视为经验医学、经验疗法，开口闭口就是经验传承。哲学贫困与经验主义的共同之处，都是不承认、不懂得中医学之魂。

第三，忽视了对中医学科学定位的研究。

忽视对中医学科学定位研究的结果是，至今没有准确地把中医学的研究对象与研究方法明确地揭示给我们这一时代。因而失去了以中医学的科学定位为根据，有效地抵制近代科学主义与哲学贫困的良好时机。

比如，习惯于用西医的研究方法来研究中医，却忘记了建立在哲学基础上的综合演绎方法才是适应于中医的研究方法。长期以来的中医科学化、现代化、标准化，以及创新发展等口号下所进行的，都是用西医所依托的物理学、化学的方法对中医进行的解释和改造。尽管中医界在这方面的反应十分强烈，但由于缺乏学术自由、学术民主、学术面前人人平等的学术大环境，未能通过理性的讨论、思考来及时进行调整和纠正。这是半个多世纪以来，造成中医失魂的最主要的学术原因。

第四，长期以来中医管理职能的失误。

从 20 世纪 50 年代起，中医行政管理的基本职能有两条：一是管理中医，二是管理中西医结合。也就是既要搞好中医，也要搞好中西医结合。今天看来，这两条职能显然是相互冲突、相互矛盾的。在中医学的科学定位未能完成，而西医是世界上主流医学的当代大环境下，在既要管理中医，也要管理中西医结合的同一个体制里，中医自然处于被动的劣势。在中国长期处于"计划经济"管理的特定时代里，没有人敢于对这种行政管理职能提出质疑。

今天我们面临的事实是，管理体制造成了中医西化，中医西化绑架了管理体制。而更值得我们高度警惕的是，现行的中医管理体制若不进行彻底的改革，中医终将丧生于这一西化的体制之中。因为现行中医管理体制，已经成为阻挠中医复兴的障碍、滋养中医西化的温床。

2009 年，国务院专门下发了《关于扶持促进中医药发展的若干意见》。在国务院的文件下发后，国家为中医增拨了大量的扶持经费。然而这些经费，绝大多数一如既往地用在了中医西化上。令人焦虑的中西医结合名义下的中医西化，至今还不停步。而重铸中医之魂的中医复兴大业，至今依然只有雷声不成雨。

三、重铸中医之魂，是实现中医复兴的突破口

文化精神的复苏对于重铸中医之魂、实现中医复兴而言，既是思想、智慧、精神的动员，也是中医学术领域具有启蒙意义的一件大事。所谓启蒙，就是开启蒙蔽。只有把人们思想上沉积的糊涂认识加以澄清之后，中医才有重新振作、走向复兴的可能。也就是说，要实现中医复兴，必须从启蒙开始。这是中医复兴的战略性突破口，而不是一般意义上的宣传说教。以下几个方面，是值得重视的战略性突破口。

第一，哲学、系统科学的补课是认识中医本质特点的突破口。

哲学的补课不能停留在哲学史的表面上，要深入到哲学的体与用的层面，深刻掌握哲学方法论、认识论、逻辑学、伦理学、形上学。同时应当懂得，阴阳五行学说是以中国哲学为基础的，世界上成熟最早的、成功运用于中医学之中的系统科学。

1995 年我在《论中医学的定义》一文中，对中医学的定义是这样表述的："中医学是研究证候及其变化规律而形成的防病治病医学体系。如果把研究方法也包括进来，那么中医学则是以哲学、阴阳五行学说的理论方法研究证候及其变化规律而形成的防病治病的医学体系。如果从现代的眼光和现代的语言来讲，以系统科学方法研究整体层次上的机体反应状态所形成的防病治病的医学体系，谓之中医学。"

哲学、系统科学大补课的意义有三个方面：一是有利于牢固地确立起大科学观、大医学观，正确理解中医与西医在人类科学与医学中的地位；二是有利于熟练地运用哲学和系统科学的理论思维方法，深刻地认识中医、理解中医；三是有利于提升中医从业者临床辨证论治的思维能力，提高中医临床诊疗水平。

第二，提升中医临床疗效的突破口。

当前影响中医疗效的障碍主要有两方面：一方面是理论思维的西医

化；另一方面是临床思维的经验化。中医人的头脑里没有中医临床思维而只有经验，中医临床辨证论治的临床思维能力就难以提高。

当代中医队伍最大的问题是我们偏离了原汁原味的中医学知识体系，对中医的经典医著理解得太肤浅了。我曾经多次提出中医要回到原典的问题。这里的原典，与中医学的起点不同。起点是医疗实践经验积累的阶段，原典是中医理论成熟的阶段。要想提高临床疗效，首先要学好原汁原味的中医学知识。而要学好原汁原味的中医学知识，就应当回到原典，狠抓中医经典医著的大补课。第一是重温以《黄帝内经》为代表的基础科学体系，第二是重温以《伤寒杂病论》为代表的辨证论治的技术体系。可以说，提升中医临床疗效的突破口，就是整个中医队伍的经典医著的大补课。

有了这两个重温，哲学基础上的中医理论思维和临床思维的根基，就牢牢地建立起来了。只有到这一步，中医经典才能成为中医人心里的经典，而不是放在书架上的经典了。只有到这时候，中医人才有资格对自己说："我是一个合格的中医继承者。"既不是对中医理论一知半解的经验型临床者，也不是以满脑子的西医观念而站在中医理论大门之外的非议者。

第三，走出中医科研误区的突破口。

我们应当对中医科研进行一次大总结、大检验、大讨论。科学研究是学科发展的龙头，龙头偏离了方向，往后的学科发展就彻底地脱轨了。按照我们常讲的中西医关系的十条公理性原则，中西两种医学之间不是同者求同的关系，而是异者求异的关系；不是合二为一的关系，而是并存并重的关系。用西医的观念与方法改造和西化中医，从大科学观、大医学观的立场上看，本来是行不通的一条死胡同。因此这一大总结、大检验、大讨论，必须在学术民主、学术自由、学术面前人人平等的原则下进行。记得当年在中国中医药学会工作时常说："讨论会场皆同事，学术面前无权威。"只有通过如此的总结、检验、讨论，人们才能够真正从灵魂深处确立起大科学观、大医学观。那时候，对于中西医之间的十条公理性原则，将会认识得更清楚、更深入。相信到那时候，中西医结合名义下的中医西化，也将不攻自破了。到那时候，将会彻底叫停名义上的中西医结合而实际上的中医西化。

其实任何一门学科的发展，既是现代的，也是历史的。归根到底，是内在于传统的历史性演进。历史是一个学科传统基础上演进的过程，现代是一个学科传统基础上演进的结果。中医的现代化不能离开中医传统基础上演进的过程，中西医结合名义下的中医西化是对中医传统基础与演进过程的彻底背离。这一点已经在中西医关系的十条公理性原则中做出公理性的结论了。

基于以上讨论，这一大总结、大检验、大讨论，不仅是中医学发展史上的一次思想大解放，而且是中医学复兴前夜的一次学术新启蒙。告别中医科研的全盘西化，使中医科研回归到中医基础理论与辨证论治的临床思维上来，必须有这样一次大总结、大检验、大讨论。

第四，中医教育改革的突破口。

改革中医教育的呼声，学术界呼唤几十年了。许许多多振聋发聩的话，几乎都已经说尽了。

1997 年，中医界的老专家李今庸教授写给我的一封信中有这样一首小诗："余人生性太愚钝，发展中医太无能。卅年中医教学苦，培养自己掘墓人。"后来知道，这首小诗李今庸教授转给了许多人，也转给了当时卫生部的部长和国家中医药管理局的局长，后来在社会上广为流传，今天的网络上也常常会看到。2002 年，广州中医药大学邓铁涛教授，北京中日友好医院焦树德教授，在光明日报上联合撰文质疑："当今的中医教育还能培养出真正的中医吗？"1962 年北京中医药大学的"五老上书"，是要求中医教育改革最早的呼声。而今半个多世纪过去了，中医教育改革不仅毫无声息，而且越来越西化。是什么原因让中医教育固执地西化，坚持不改革、不按照中医的内在规律走中医教育之路呢？

2005 年 7 月在香港执教期间，我写给温家宝总理一封信。我在信的开头说："在中医科研和人才培养上，用人民的血汗钱，用青年人的青春和生命，以科学研究的美名而导致中医学术衰落、后继乏人的行径，令人痛心疾首、五内俱焚。"信中一方面建议对"中医的科研工作进行一次深入、广泛的，包括哲学、社会科学专业人员共同参与的评估"；另一方面建议开设"中医教育特区，迈出中医教育改革的关键一步"。希望"本着蔡元培当年提出的教育理念，参考港、台大学的管理模式；以国学的文化思想为基础，以中医的'三基'教育为核心，以社会的医疗需求为方向；教师自聘，课程自设，教材自选，学制自定；把造就合格、正统的中医临床型人才，作为中医大学教育的根本目标"。由于2004年4月我曾就中医宏观的发展问题，给温家宝总理写过一封一万余言的长信，而且他亲自做了批示。因此接下来，才有现在讲的这一封信。

我自知人微言轻，不能因为中医教育的具体问题，事事烦劳国家领导人。不过我们应当把需要讲的话，讲给这个时代，讲给需要听到的所有人。这一点，也正是开设中西医比较一课的初衷。倘若十五年前的愿望有幸成为现实，几代老中医专家期盼的合格、正统的中医临床人才及这一类型的中医博士生，今天都已经毕业了。中医界应当加强合作，积极努力，力争把开设教育特区作为中医教育改革的实验园、突破口。

第五，改革中医管理的职能是中医管理的突破口。

前面我们提到，要改革中医管理体制，首先要改革中医管理的职能。半个多世纪以来中医管理体制内的职能定位，是既管理中医，又管理中西医结合名义下的中医西化。这种职能定位，使整个管理处于自我矛盾、目标相悖的体制之中。这种职能定位，与《中华人民共和国宪法》（简称《宪法》）"发展现代医药和我国传统医药"的规定，与"中西医并重"的卫生工作总方针完全相悖。因此，中医管理的职能定位必须与《宪法》规定和卫生工作总方针的精神保持高度一致。中医管理的职能定位应当与西医一样，只管中医而不管中西医结合。必须把中西医结合从中医管理职能中彻底拿出来。

1995年我在《论中西医结合定义的研究》一文中，对中西医结合这一命题是这样定义的："中西医工作者相互合作，中西医学术相互配合，以提高临床疗效为目的的实践过程。"它的核心，是中西医两者临床优势的配合，对病人有好处。但是，配合是两方面工作人员与两方面学术优势之间的事情。所以配合不应当是中医学术机构内由中医独立来完成的，而应当在中西医管理层统筹规划之下，由高层次临床工作者共同在临床治疗中合作、配合的，优势互补，以利病人。这是一项严肃的、开创性临床研究，是中西医两种医学体系之间的大事，不是靠一个人或一些人可以独立完成的。

当初提出中西医结合的时候，其中即隐含着一定程度的近代科学主义的偏见。后来进一步被近代科学主义思潮所利用，形成了大张旗鼓的中西医结合名义下的中医西化，祸及中医学术与医疗、教育、科研、管理的各个环节。中医管理制度违背中医内在科学规律的问题如果不彻底突破，中医学术复兴只能是个空话。时代已经不允许我们再耽误中医了。

以上讲了很多令人沉重的话题，我觉得沉重一点也许有好处。正因为沉重，才需要鼓足勇气，奋力自强。香港是言论自由之地，内地也在改革开放之中，把这些摆在中医复兴突破口上的话题讲到明处，相信今天正是其时。

四、中西医并重和人类医学革命

以上讲了那么多沉重的话题，这里突然又提到人类医学革命，是不是有些飘飘然，有些太狂妄了呢？我认为不是的，我很冷静。这里简单地讲一些前瞻性的基本观点，不只是给大家鼓鼓气，而是长期思考之后的一些想法。

第一，有中西医并重才有中医学的独立生存与复兴。

在前面的几讲里，我们围绕人类文化两次高峰，谈到了人类文化、科学、哲学关系上的十项公理性原则，谈到了大科学观、大医学观及中西医之间的本质区别。同时，这也是对我国"中西医并重"的卫生工作总方针完整、系统的科学论证。长期以来，由于人们把"中西医并重"卫生工作总方针扭曲为中医体制内中医与西医并存的理由，为的是给业已存在于中西医结合名义下的中医西化制造护身符。"中西医并重"是我国医疗卫生工作的总方针，也是确保我国中医与西医两种医学科学体系繁荣发展的总方针。

世界上只有中国存在着中医与西医两种医学科学，因此国家《宪法》

"发展现代医药和我国传统医药"的规定与"中西医并重"的卫生工作总方针，是我国高瞻远瞩的科学决策，也是国家法规的英明所在。不坚持"中西医并重"的总方针，就不会有中医独立生存的空间，就不会有中医未来的复兴。决不能允许有人将"中西医并重"的医疗卫生工作总方针歪曲为中医西医化的理由或借口。这是一个国家战略的大事，绝对不能等闲视之。

第二，有中医学复兴才有真正的中西医配合。

请大家注意，这里我们讲的是"配合"，而不是"结合"。在十项公理性原则基础上，在大科学观、大医学观的精神之下，中医与西医两种医学科学体系之间，只有中西医在技术层面的临床优势配合，不存在中西医在基础科学理论层面的合二为一。把一个人学一点中医，又学一点西医称之为中西医结合，这是不着边际的妄想。

我在《医医》一书中，对中西医配合是这样表述的：中西医在基础科学层面并存并重、共同繁荣；中西医在临床技术层面相互配合，优势互补；中西医在临床经验层面彼此尊重、合理借鉴。这里最需要注意的是，不能把中西医在临床技术层面的相互配合、优势互补，误解为中西医结合。两者在基础科学层面的并存并重，决定了中西医在基础科学层面的合二为一只能是一种天方夜谭。在这一前提下，若把临床技术层面的相互配合称之为合二为一的结合，也只能是痴人说梦。

在中医长期饱经西化之灾后，当前最大的危机是原创性的中医概念范畴体系的严重异化与解体。面对这一现实，只有重铸中华中医之魂，实现中医基础科学体系与辨证论治的临床技术体系的全面复兴，我们才会获得中西医在技术层面的临床优势配合的前提条件。

第三，有高水平的中西医配合才会有人类医学革命。

当今西医的发展遇到的问题，比中医的问题大得多。一方面，在西方起家的称之为生物医学的西医，是从告别人的生命整体而开始的。它把人身整体拆为局部的零件，用非生命领域的物理学、化学方法研究人身局部零件的结构与功能。当西医进一步将生物大分子拆成原子、元素时，西医的研究便彻底走到了生命领域的尽头。另一方面，用元素构成的西药是针对非生命局部的对抗性治疗，而它对人身生命其他部分的不良反应，是西方医学看到了自身的局限性而渴望传统医学弥补其不足。还有，20世纪70年代来自西方的生物医学、社会医学、心理医学三个医学模式，相互之间是并列存在的不可能融为一体的三个分支。社会医学、心理医学完全不可能化解生物医学偏离生命领域的问题，也不可能化解西药不良反应的问题。这就是说，生物医学、社会医学、心理医学三个医学分支，将永远不可能合三为一。令人兴奋的是，中医从一开始，就把天、地、人三个方面与人的生命相关的诸多因素，完全融合于天人相应、整体系统、动态平衡的同一个整体医学之中。因此我们应当懂得，西方三个医学分支模式出现之后，对包括中医在内的传统医学的呼唤日趋强烈，其根本原因是渴望传统医学对西方医学模式自身局限性的补充和替代。

在世界传统医学的大家庭中，中医是其中唯一的理论体系最完整、医疗方式最丰富、临床疗效最卓著和最可靠的传统医学。中医也是世界唯一可以与西方医学模式并存互补的传统医学。尽管有不少中国人总在算计着中医西医化，而西方急切盼望着的，正是中国真正的而不是西化了的天人相应、整体系统、动态平衡的中医学。因此我们完全可以肯定，中医学全面复兴的时候，就是全世界人类医学革命到来的时候。这一天我可能看不到，但是在座的年轻人不能不奋力自强呀！

五、多一些独立思考

记得何光明先生有这样一首诗："像一株孤独的灵魂，站立在沉思的土地上。像一个巨大的问号，成长着怀疑的精神。即使枯枝落黄叶，还要不断举手发问。问风、问云、问天、问人。"这些年，我常常不由得想到这一首诗。诗里的孤独、沉思、问号、怀疑、举手发问，是每个知识分子最宝贵、必须具有的精神和性格。诗里面讲的问风、问云、问天、问人，是文化追求者根本的习惯和境界。哪怕枯枝落黄叶，知识分子不能不坚守这种节操，不能不坚守这种人格。希望在座的青年中医人，都是如此善于质疑、勤于思考的人。因为告别中医西化需要这样的人，实现中医复兴需要这样的人，中医学走向世界更需要这样的人。

为中医终生努力的每一位中医人，他们一定知道什么才是最传统、最优秀、最世界的中医。未来每一位中医学人，不仅要知道中医在人类医学科学中的地位和作用，还要知道中医学在全球未来医疗市场中的地位和作用，更要知道不能毁灭古在、今在、未来必将也在的中医。"春江水暖鸭先知"，当今是中国传统文化复兴的时候，当今也是中医学行将复兴的时候。奋力自强，跨越误区，曙光已经在我们的前头。

附 录 哲学公理与中医源头的讨论

按语 2007 年是我在香港浸会大学中医学院讲授中西医比较一课的第六年。那一年春，我将开设这一课数年来的体会概括为《中西医之间的公理化原则和人类医学革命》一文。《浙江中医药大学》在当年第 6 期的头条位置，刊登了全文。香港《明报月刊》于 2007 年第 8 期以"中西医学之间的公理性原则"为题，摘要刊登了本文的部分观点。2008 年《明报月刊》第 3 期刊登了《中医到底是科学还是玄学》一文，对"中西医学之间的公理性原则"提出讨论、商榷。应《明报月刊》之约，我在 2008 年第 4 期发表了题为《中医的科学源头在哲学》的争鸣文章。学术讨论与争鸣，是文化、科学发展进步的重要途径。中医应该走什么路、如何发展，至今仍然是亟待讨论与争鸣的热门话题。我在《中西医比较》中的诸多观点、提法，也正需要在学术讨论、争鸣中补充、修正。为此，附录中将三篇文字一并录入，供关心中医走什么路、如何发展的同仁们参考。

附一 中西医学之间的公理性原则

（香港《明报月刊》2007 年第 8 期）

《明报月刊》编者按：按照亚里士多德、阿奎纳的哲学思想，自明的，即无须证明；无须证明的，就是公理性。作者认为，在处理中医与西医两种主流医学之间的本质、定义、发展等种种关系时，必先清楚这些公理性原则。

中医和西医是《中华人民共和国宪法》所规定的两种主流医学。然而在中医学术界长期以来有不同的看法：有人认为中医是经验医学，主张用西医的观念和方法对中医加以解释和改造；有人认为中医是与西医并存的另一种医学科学体系，主张按照中医自身的科学规律独立发展，争论不休。

中医"形上"、西医"形下"

当今的东方和西方都一样——既处于一个哲学贫困时期，同时又处于一个科学迷信时期。尤其在医学问题上，表现得更为突出。与只有西医而没有中医的国家或地区相比，中国在中医与西医之间的冲突中所经历的困惑和压力，时间更长、损失更重、感受更深，所以责任也更大。

自 20 世纪 80 年代以来，笔者从东西方哲学史、科学史的比较入手，对中西医科学层面的观念、原理、方法进行了长期的比较研究。在 1995 年发表的《论"中医学"的定义》一文中，对中医学是这样表述的："中医学是研究证候及其变化规律而形成的防病治病的科学体系。如果把研究方法也包含进去，那么，中医学则是以阴阳五行学说的理论、方法研究证候及其变化规律而形成的防病治病的科学体系。如果从发展的眼光看，用本文上述讨论中使用的现代术语来讲，中医学的定义应该是以系统科学方法研究整体层次上的机体反应状态所形成的防病治病的科学体系，谓之中医学。"

在讨论中西医学关系时所讲的"西医"，其实是指西医的生物医学部分。所以那时候对西医生物医学的定义是"以还原性科学方法，研究人的器官、组织、细胞、分子层次上的结构与功能，所形成的防病治病的科学体系"。

其实，中医是哲学和系统理论孕育的医学科学，当中许多思想与原理，与西方的哲学与科学系统不谋而合。20 世纪 90 年代以后的相关著述中，笔者对中西医做了以下进一步比较说明：

其一，中医是以活着的、整体的，或者"形上"的、"原形"的人为其出发点。它把自然、社会、精神情志和整个机体这四方面因素共同作用之下的，表现在生命过程中整体层次上的反应状态（即证候）作为自己的研究对象，来研究状态（证候）发生、发展、运动、变化、消失的全过程。而西医的生物医学则是以"人是机器"观念，把人作为"形而下"的"器"来对待，主要研究构成人的不同层次上的"原质"，亦即研究各个层次或各个部分的结构与功能。

其二，中医是在哲学观念的直接指导下，运用综合、系统性科学研究方法。西医的生物医学是在"形下"观念的直接指导下，主要运用分析、还原性科学研究方法。

其三，中医是"形上"的医学，或称之为关于"原形"的医学，其理论范畴采用了"类比（抽象）概念"来表述。西医的生物医学则是"形下"的医学，或称之为关于构成人体的"原质"的医学，其理论范畴采用了"具体概念"来表述。

其四，从中西医各自的出发点、研究对象、思想观念、研究方法，到各自的概念（范畴）体系，相互都是两种不同的范式。按照美国科学哲学家孔恩的"不可通约性"原理，不同范式的学科之间是不可通约的，而不可通约的也就是不可翻译的。

上述定义从 20 世纪 80 年代起，历经了十余年研究、思考才公开发表；发表后，又经过了十余年实践检验。不论从科学、哲学、逻辑学上审视，还是从中西医关系上推敲，是准确的，不会有错。

自明就是公理性

按照亚里士多德、阿奎纳的哲学思想：自明的，即无须证明；而无须证明的，就是公理性的。所以在中国乃至世界上，对于中西医学术发展和事业管理而言，以下六条原则，应当毋庸置疑。

第一，《周易》关于"形而上者谓之道，形而下者谓之器"的论断，是人类科学史上最早、最准确的科学分类原则。因为人们所观察到的客观世界，不是事物的运动过程，就是物质的形态结构；不是事物运动的时间特性，就是物质结构的空间特征。从古到今，仅此而已。因此，第一条原则是：只要地球不毁灭，万事万物呈现在人们面前的形上与形下两类研究（认识）对象，将不会改变；人们研究（认识）万事万物而产生的形上与形下两类科学的总体格局，也将不会改变。

第二，人是天地万物之灵，与天、地并列为"三才"；天、地是极其复杂的，人也是极其复杂的；天地万物分为形上与形下两大类，人则有形上与形下二重性。而且在天地万物中，人的二重性最全面、最典型。因此，第二条原则是：只要地球不毁灭，只要人类尚存在，人的形上与形下二重性就将不会改变；人类医学上形上与形下两种科学体系的格局，也将不会改变。

第三，中医学是以综合（系统）性方法研究人的形上（"原形"）属性而形成的医学科学体系；西医的生物医学是以分析（还原）性方法研究人的形下（"原质"）属性而形成的医学科学体系。因此，面对中医走向世界和人类医学未来的发展，第三条原则是："人的形上与形下二重性"、亚里士多德的"原形"与"原质"原理、"综合与分析"两类研究方法，只要此三者任何一者所包含的两个方面不可能合二为一，医学中并存的中医与西医两者，就不可能合二为一。

第四，形上与形下两种医学在科学层面上的差异，是各自的本质特点，也是各自不可避免的局限。彼此的特点和局限，也反映在各自的临床技术与临床经验层面上。因此，第四条原则是：面对各有特点和局限的中医与西医，在医疗实践中发扬两者所长、避免两者所短、组合最佳疗效、携手造福人类的明智选择，只能是"中西医配合"。这种"配合"，不同于将两种医学"合二为一"的"中西医结合"。而且这种"配合"必将是长期的，甚至是永远的。其具体含义是：中医与西医在科学理论层面上并重并存；在医疗技术层面上优势互补；在临床经验层面上相互借鉴。

第五，当代生命科学和医学科学上的最大偏见和失误有三：其一，企图把复杂的、活着的、具形上与形下二重性的人，与人所制造的、简单的、非生命的，形下性的机器相混淆；其二，企图把复杂的具形上与形下二重性人的生命过程，统统归结为物理学、化学的现象来解释；其三，企图把以物理学、化学所代表的分析（还原）性的科学观念与方法，作为实现"中医现代化""中西医结合"的至上信条和唯一标准。而按照亚里士多德的哲学思想，这些观念与方法原本是用来解释"原质"的。在依据中医与西医的定义揭示上述偏见和失误之后，这里尤其需要重申第五条原则：只要今后人类仍然不能用物理学、化学的方法合成或者制造出生命，西医就不可能解释生命科学领域的全部课题；只要西医不可能离开物理学、化学的观念和方法，它就无法克服自身的局限；只要西医存在一天，中医的存在不仅是合理的，更是必需的。

第六，中医的全面衰落不仅是学术问题，也是社会问题和管理问题。基于上述公理性原则，这里还需要重申第六条原则：当代中医工作上的基本任务必然是医治中国人的民族文化自卑症，重树中医的科学信念；尊重中医的原理和特点，营造"和而不同"的文化科学氛围；保护学术民主、学术自由，宣导学术争鸣，实现中医的全面复兴；以《中华人民共和国宪法》"发展现代医药和中国传统医药"的规定为准绳，首先在中国全面革除中医学术与事业中一切形形色色的、违背科学和宪法的行为。

先要摆脱哲学贫困

2005 年 12 月，我在关于禽流感的一篇论文中流露了长期蕴藏在心底的三大愿望："人们应当摆脱哲学贫困，西医应当在反思中改造，中医应当在猛醒中复兴。"在此三者中，只要首先摆脱哲学贫困，中西医学之间上述公理性原则将立即现实化。那时候，不只是中国，而将是国际上必将产生以中西医并重、优势互补为核心的人类医学的真正革命。而且那时候，人类也许还将以清醒的哲学态度重新构思科学的未来。

附二　中医到底是科学还是玄学

（香港《明报月刊》2008 年第 3 期）

正在撰写中医和西医的第三场战争，拜读了《明报月刊》八月号李致重先生的大文《中西医学之间的公理性原则》（以下简称李文），颇为讶异。

19 世纪末年，西医挟着现代化的优势进入中国之后，抢救中医的哀鸣就不绝于耳。李文逆势出击，左手挥舞着《中华人民共和国宪法》，右手挥舞着公理性原则，要求"西医应当在反思中改造"，实现"中西医并重、优势互补为核心的人类医学的真正革命"的宏规，不可说不远大。但是，笔者也想针对李文提出一个小小的问题："经过西医冲击一个多世纪之后，中医到底是科学还是玄学？"

李文以"中医和西医是《中华人民共和国宪法》所规定的两种主流医学"肇始；文末又提出"以《中华人民共和国宪法》'发展现代医药和中国传统医药'的规定"为准绳；笔者的理解，似乎《中华人民共和国宪法》并不以中西医为"两种主流医学"，而是一主一从的医学。

笔者拙著和李文几乎同时刊布，拙文却以大陆和台湾两地的西医医院、医生和中医医院、医生的比例约略都是10∶1的现实起始。《中华人民共和国宪法》过去无法抑制西医医院、医生的增长；未来岂能阻止中医医院、医生的人数持续下降？

李文认为中医是"在哲学观念的直接指导下"的"形而上"的科学；西医则是"在'形下'的观念指导下"的科学。

其实，西医学者绝不讳言希波克拉底、亚里士多德、盖伦等西医的先圣先贤也都是寻求正常的或病理现象的哲学解释，勉力把医学与哲学联系起来，甚至使医学俯顺于哲学的主观解释。19世纪之前的西医更受到圣哲的规范，沉溺于经典诠释学和玄学的泥淖中；四元素论和体液论支配西医学直到19世纪中期才退潮，只有以人的形下实体为对象的解剖学，能够维持最低限度的实证精神蜗步寸进。19世纪后半叶，细胞病理学和病原微生物学相继出现，为西医的病因学奠定基础，西医的科学化才出现契机。

伦琴发现X射线之后，许许多多新型科技器械陆续投入诊断和治疗的行列。巴甫洛夫的条件反射学说和第二信号系统论的提出，使得心因性疾病的研究——心身医学受到重视；弗洛伊德的心理分析理论，也使得医学心理学成为显学；生物化学的出现，使得医学家认知体内环境的重要；基因的研究方兴未艾，使得医学的领域更扩及未来。现代医学终于脱离玄学以疗效证明医学近乎科学。

可是，许多医学家仍然认为：现代医学以医生有能力科学地诊断疾病却无力治疗为特征。德国学者恩斯特、博伊姆勒估计，当今大约只有30%的疾病能治愈，其他的疾病除了依赖人类的自愈能力之外，也只能给几粒安慰剂、止痛药，尝试缓和治疗。

十六七世纪，中医仍优于西医；18世纪二者旗鼓相当；19世纪后半叶，西医终于摆脱了形而上的玄学，迈向形而下的综合科学的现代医学道路，现在则强调"整体病理学"，同时关心身、心、灵、社会，无论其实践的实况为何，至少已经成为文明的象征。

李文又为"中医学"下定义，"中医学则是以阴阳五行学说的理论、方法研究证候及其变化规律"的学问，我宁可相信这是李文的独断和偏见。因为笔者所知道的中医学者，多半都努力扬弃阴阳五行的玄学。

2003 年 7 月，笔者发表《神话与现实——SARS 的大流行与传染病心理学的建立》（《历史月刊》186 期），就是深感西医面对新兴传染病时的左支右绌亦近黔驴技穷，故而回到历史甚至神话的原型世界中去寻找灵感。在中国传统医学著作中，笔者注意到清代大盛的瘟疫学，细读了吴有性的《瘟疫论》，吴有性扬弃《黄帝内经》《伤寒杂病论》的玄学牢笼，进行科学的认知，对于致病因子的偏中性"牛病而羊不病，鸡病而鸭不病，人病而禽兽不病，究其所伤不同"等语，若译为白话文，置于现代的《传染病学》《兽医学》的医书中，没有人会认为那是三百多年前（1642年）刊行的医学作品。笔者也参酌吴说，2006 年 5 月（《如鬼魅般的禽流感 H5N1 病毒，可能引发人传人的大流行吗?》）一文，批判 WHO 和美国CDC 过分渲染 H5N1 病毒变异的可怕，引发全球 H5N1 恐怖症的不当。

吴有性归纳出传染病的流行规律，譬如区域性、季节性、周期性和流行病史的强度演变等，都是中西医学旷古未有的确论，直逼病因微生物学和细胞病理学兴盛之后的现代流行病学。吴有性《瘟疫论》的天才和努力，造成清代瘟疫学派兴起的氛围，可惜那些腐医又重新拥抱玄学理论甚至激起了同行们的守旧逆流。

再以清道光年间的王清任为例，他以勘察腐尸为基础写成的《藏府图记》和《医林改错》，梁启超认为是"中国医者极大胆之革命者"；但是，现代的中医学者也只肯定他是"比较正确地描述内脏器官、血管等解剖位置"，他对于横膈膜的叙述，仍然得之于传闻。而在此之前，西方的解剖学家，解剖二三千例的大有人在，只是表演性质大于病理解剖，故而直到19 世纪中才出现细胞病理学。

笔者无意长西医志气、灭中医威风，只是想尝试说明实事求是的态度才是中医科学化的唯一选择。医学哲学固然可以指导医学的发展方向，那也必须是植根于基础医学、临床医学和科学的药理学的医学哲学，而不是以阴阳五行的玄学为基础的医学哲学。

至于要求好不容易才摆脱亚里士多德魅影而科学化的西医，重新回归亚里士多德"公理性原则"的魔咒下"在反思中改造"，不如期待"中国传统医学"在《中华人民共和国宪法》庇佑下，发展成现代医学。不过，在笔者看来，五四时代科学与玄学的争辩未息，中医学必须选边站，"两种主流医学"的情景，曾经出现在两种医学的玄学时代，而不是现代。至于中医学能否跻身于两种主流医学之一，更非《中华人民共和国宪法》所能规定。

附三 中医的科学源头在哲学

（香港《明报月刊》2008 年第 4 期）

《明报月刊》2007 年第 8 期刊登了笔者《中西医学之间的公理性原则》一文，介绍了中西医比较研究的部分结论性观点。

中西医比较的目的，在于厘清中医的科学定位及中西医的相互关系。而比较过程中令人最感痛切的，是中医在故乡日渐衰落的主要原因——外来的近代科学主义和自身的哲学贫困。

科学一词的来历与含义

在希腊，科学最早的含义即知识。亚里士多德在《形而上学》开卷第一句话便说："求知是所有人的天性，对感觉的喜爱就是证明。"苗力田在其翻译《形而上学》（台北出版）一书的序言中强调："科学是目的不是手段，（是）关于永恒和必然的认识……知识也就是科学。"在中国，《礼记·大学》里"格物致知"的表述，与亚氏的意思极其近似。因此当科学一词在中国出现之前，外来文献中凡应译为科学的地方，皆译作格物致知，或者格致之学。

科学一词是"出口转内销"来的。日本明治维新以后，西方学术蜂拥东渐。译者按照分科之学的意思，把融入日文的"科"与"学"二字组合在一起，故科学一词发明于日本。科学一词是 1893 年传入中国的。在康有为翻译的日本书目中，首先见到了它。接着 1896 年严复在翻译《原富》一书时，将过去译作格物致知的地方，全部改为科学。所以，科学一词源于中国文字，渗透着日本人的智慧，后来又回到了中国，成为今天妇孺皆知的词汇。然而从本意上讲，科学就是知识，知识就是科学。进而准确、严密地讲——科学是分门别类的知识体系。

科学门类涉及自然、社会、生命、思维各个领域。在自然科学里，有以事物运动、变化的过程为研究对象的科学；有以物质形态、结构为研究对象的科学。前者以哲学的观念与方法为指导，从观察事物运动、变化的现象（亦即状态、信息、物候、证候等）起步；后者以近代物理、化学的观念与方法为标准，从认识每一具体物质的形态与结构着手。用《周易》和《形而上学》的概念讲，前者是研究事物形上属性或原形的科学；后者是研究事物形下特征或原质的科学。主观地把近代物理、化学的观念与方法视为一切学科的至上信条或唯一标准，那就犯了近代科学主义的错误。这一错误，在医学领域尤其突出。

哲学是科学的科学

哲学一词也是"出口转内销"来的。在希腊，哲学最早的含义是"爱智慧"。《尚书·皋陶谟》有"知人则哲"之说，所以在中国，哲人通常指才能见识超越寻常的人。明治天皇六年，日本人西周取意于哲人之学，将西方的爱智慧之学译为哲学。到民国初年，耶稣会士马相伯将西方的哲学依然译为格致之学。说明在当时中国人的眼里，哲学与科学都是格致之学。民国初期，教育部的大学教程中始有哲学一课，标志着哲学正式从日本落根到中国，成为中国通用的新名词。

当代对科学与哲学的界定是：科学是关于自然、社会、思维的知识体系；哲学是关于自然、社会、思维的一般规律的总概括。这里的一般，即普遍的意思。一般规律，即关于自然、社会、思维领域各种事物共同规律的总概括。所以哲学是研究一切事物共同规律的学问，科学是研究某一具体事物的知识体系。显而易见，哲学概括的层次高于科学。台北哲学家邬昆如用"定位宇宙、安排人生"八个字来形容哲学的价值。德国哲学家胡塞尔有一本哲学专著，书名就叫《哲学作为严格的科学》。所以"哲学是科学的科学"这一说法，在中华文化圈早已为世人耳熟能详。

邬昆如在哲学分类上的观点是：伦理学是哲学的用，知识论是哲学的体，形上学是哲学的哲学。所以他认为，形上学可称之为哲学的核心、哲学的皇冠。因为形上学示人的，是认识一切存在（万有）时必须遵循的思想的逻辑、思维的法律。台北哲学家曾仰如在其《形上学》一书的《导论》中强调："形上学是一切学问的基础……形上学一被忽略、藐视，学术的进步及真理的揭发就无形中大受阻碍，人类的推理能力也普遍地趋于薄弱，知识界也将变得混乱不堪，各学科所研究的对象、范围也认识不清，因而在学术界里常有越俎代庖之事的发生。"足见对一切学问的学习与研究，思想的逻辑、思维的法律是须臾不得偏离的。

在哲学、形上学方面，今天的西方人远比中国人聪明得多。据美国的《多玛斯学志》报道：美国每年有五百多本书籍及二十五种刊物问世，以专门介绍亚里士多德、阿奎纳的哲学体系，全国有一千所以上的大学及研究中心传授此学说。这对于全面反传统、砸烂孔家店，自掘文化祖墓的近代中国人来说，不知能否生出一点羞愧和遗憾呢！

中文里的"玄"字，有奥妙、微妙之意。《老子》"玄而又玄，众妙之门"，讲的就是这个意思。魏晋时期玄学家里所谓的名士，以出身门第、容貌仪止和虚无玄远的"清谈"相标榜，使"玄"字蒙上了负面的阴影。民间的占卜、命相、风水之客，又多以玄学自我包装、自命不凡。所以，近代常有不问历史、不读经书、道听途说、人云亦云者，常常借一个被扭曲了的"玄"字，生出了许多非议哲学（包括阴阳五行）、形上学，诟病《周易》、老庄的"高论"来。每每目睹其言，总是令人啼笑不得。

近代有一种偏见，以为哲学阻碍了科学的发展，而且喋喋不休。前面说过，哲学是科学的科学。既然哲学包括自然、社会、思维等领域，那么社会科学、思维科学（包括逻辑学）里的种种分支学科，都属于哲学体系之下的科学；在自然科学中，凡以事物运动、变化的过程为研究对象的学科，也属于哲学体系之下的科学。比如，信息论、控制论、系统论，物候学、气象学、生态学、中医学及生物进化论等，皆属此类。如果说哲学阻碍了哲学体系之下的科学，那是滑稽之谈——母亲怎么会阻止儿子的生长呢？如果说哲学阻碍了近代物理、化学带头下的以物质形态、结构为研究对象的科学，那当然是张冠李戴——物理学和化学为什么不在西方哲学成熟之前，不在原子论雏形提出之时便成熟起来呢？而且以后又如何摆脱哲学的束缚而逐步走向辉煌的呢？

人的含义与中医理论

人是哲学的核心。哲学中的社会与思维领域，全部是关于人的学问；哲学中的自然领域，基本上是人化了的自然，即人的能力所能了解到的自然。另外，哲学研究的对象，其根本特点是变易，故哲学也可以称之为生命哲学。《周易》中的"生生之谓易"如此，亚里士多德、阿奎纳讲的生成、变动也如此。法国的柏格森力倡生命哲学，台北的罗光更将他的哲学专著命名为《生命哲学》。由此推之，研究生命问题的医学家，首先必须回答的问题是人是什么？人的生命是如何变易的？

包括中医与西医在内，医学家面对的人大体有七方面属性或特点：其一，自然属性的人；其二，社会属性的人；其三，精神情志属性的人；其四，整体状态的人；其五，人的组织器官层次的特点；其六，人的细胞层次的特点；其七，人的分子层次的特点。应该说，中医的研究对象，主要是人的前四方面的形上属性；西医生物医学的研究对象，主要是构成人的后三方面的形下特点。

如果按照亚里士多德、阿奎纳关于"人是理性动物"的定义来看，人可以从四个层次来理解：其一，人是实体的物；其二，人是有新陈代谢能力的生物；其三，人是生物中的动物；其四，人是动物中唯一有理性的高级动物。应该说，中医研究的人，是"理性的高级动物"的人。西医生物医学研究的人，则是"人是理性动物"定义中人的前三方面的特点。包括人的思维在内的理性，至今西医生物医学的基础理论中，关注与研究十分有限。20世纪70年代，美国学者恩格尔关于建立生物、心理、社会三种医学模式的呼声，也说明了这一点。

迄今为止，近代物理、化学的辉煌，基本上定位在非生命领域。而把物理、化学的观念与方法引入生命领域的医学之中，其最大的成功是揭示了人的实体物性层次上的奥秘。尽管西医借助物理、化学方法可以把人解剖到组织器官水平、细胞水平、分子水平，但是在层层解剖的过程中，人在整体状态意义上的生命和思维，统统不存在了。更不可忽视的是，西医不仅不能用零散的细胞组装成一个整体状态的人，而且就连用几个基因片段连接出一个最简单的病毒也做不到。所以，人类生命科学和医学领域，绝非物理、化学独占的领地——形上性的中医，非存在不可。

一门科学是否成熟，以下三条，缺一不可：其一，特定的研究对象；其二，特定、有效的研究方法；其三，独有的概念范畴体系。这三条，中医都具备了。中医以整体层次上的证候为对象，以建立在哲学和系统科学基础上的阴阳五行为方法的理论，形成了以藏象经络和病因病机为核心的基础理论体系，《黄帝内经》是其代表。而且《黄帝内经》对其所建立的理论体系的充分肯定，召唤着两千年来中医人的理论自信。该书在《阴阳应象大论》里说："论理人形，列别藏府，端络经脉，会通六合，各从其经；气穴所发，各有名处；溪谷属骨，皆有所起；分部逆从，各有条理；四时阴阳，尽有经纪；外内之应，皆有表里。"所以德国汉学家 M. 波克特说："中医是成熟的科学，而且在两千多年前就达到了成熟科学的水平。"这一句话，丝毫没有错。否则，《黄帝内经》是不会用"各从其经""各有处名""皆有所起""各有条理""尽有经纪""皆有表里"等如此坚定明确的语词来自我肯定的。

18 世纪西方哲学家康德针对自然科学忽视形上学的问题强调说："自然科学以形而上学为先决条件。"19 世纪西方哲学家黑格尔尤其幽默地说："一个有文化的民族没有形而上学——就像一座庙，其他方面都装饰得富丽堂皇，却没有至圣的神那样。"本性上属于形上性科学的中医，如果疏远了哲学，如果偏离了形上之思，是没有其他道路可走的！